超声造影
≫ 由入门到进阶

Contrast-Enhanced Ultrasound from Simple to Complex

主编 ◎ [俄罗斯]亚历山大·N.森查(Alexander N. Sencha)

[俄罗斯]尤里·N.帕特伦诺夫(Yury N. Patrunov)

主审 ◎ 徐辉雄

主译 ◎ 李志艳　许晓华　周　鹏

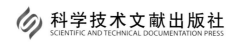

科学技术文献出版社
SCIENTIFIC AND TECHNICAL DOCUMENTATION PRESS

·北京·

图书在版编目（CIP）数据

超声造影：由入门到进阶 /（俄罗斯）亚历山大·N. 森查（Alexander N. Sencha），（俄罗斯）尤里·N. 帕特伦诺夫（Yury N. Patrunov）主编；李志艳，许晓华，周鹏主译. —北京：科学技术文献出版社，2023.10

书名原文：Contrast-Enhanced Ultrasound: from Simple to Complex

ISBN 978-7-5235-0475-8

Ⅰ.①超⋯　Ⅱ.①亚⋯　②尤⋯　③李⋯　④许⋯　⑤周⋯　Ⅲ.①超声波诊断　Ⅳ.① R445.1

中国国家版本馆 CIP 数据核字（2023）第 125523 号

著作权合同登记号 图字：01-2023-3204

中文简体字版权专有权归科学技术文献出版社所有

First published in English under the title

Contrast-Enhanced Ultrasound: from Simple to Complex

edited by Alexander N. Sencha and Yury N. Patrunov

Copyright © Alexander N. Sencha and Yury N. Patrunov, 2022

This edition has been translated and published under licence from

Springer Nature Switzerland AG.

超声造影——由入门到进阶

策划编辑：张　蓉　责任编辑：崔凌蕊　郑　鹏　责任校对：张吲哚　责任出版：张志平

出　版　者	科学技术文献出版社	
地　　　址	北京市复兴路15号　邮编 100038	
编　务　部	（010）58882938，58882087（传真）	
发　行　部	（010）58882868，58882870（传真）	
邮　购　部	（010）58882873	
官 方 网 址	www.stdp.com.cn	
发　行　者	科学技术文献出版社发行　全国各地新华书店经销	
印　刷　者	北京地大彩印有限公司	
版　　　次	2023年10月第1版　2023年10月第1次印刷	
开　　　本	889×1194　1/16	
字　　　数	412千	
印　　　张	16.75	
书　　　号	ISBN 978-7-5235-0475-8	
定　　　价	228.00元	

主审简介

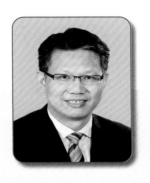

徐辉雄

教授，主任医师，复旦大学附属中山医院超声科主任，上海超声诊疗工程技术研究中心主任，复旦大学超声医学与工程研究所所长

【社会任职】

现任中华医学会超声医学分会委员兼浅表组织和血管超声学组副组长，中国医师协会介入医师分会常务委员，上海市医学会超声医学专科分会候任主任委员。

【专业特长】

擅长腹部及浅表器官超声诊断与介入治疗。

【工作经历】

2022年1月至今在复旦大学附属中山医院超声医学科工作。

【学术成果】

标志性成果发表在 *Journal of Clinical Oncology*、*Nature Communications*、*Advanced Materials*、*Radiology*、*Advanced Science*、*EClinicalMedicine*、*EBiomedicine*、*JCEM*、*Thyroid* 等权威期刊；获高等学校科技成果奖一等奖1项，上海市科技进步奖一等奖1项，广东省科技进步奖一等奖1项，中华医学会科技奖二等奖2项，高等学校科技成果奖二等奖2项；在2020年至2022年，连续多年入选Elsevier中国高被引学者。

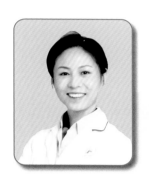

李志艳

主任医师，硕士研究生导师，深圳市
第三人民医院超声医学科主任

【社会任职】

现任中国医药质量管理协会常务委员，深圳市超声医学
工程学会常务理事，深圳市医师协会超声影像科医师分会副会
长，深圳市中西医结合学会超声医学专业委员会常务委员等。

【专业特长】

从事腹部、血管、表浅器官、妇产及各类疑难疾病的超声
诊断、肝肿瘤早癌筛查、超声造影、器官移植超声监测，尤其
擅长疑难肝病诊断及超声引导下系列介入诊疗技术。

【工作经历】

1996年7月至2007年7月在解放军昆明总医院工作；2007年
8月至2010年5月在解放军医学院攻读博士研究生；2010年6月至
2020年6月在解放军总医院第五医学中心工作，担任超声医学科
主任；2020年8月至今在深圳市第三人民医院工作，担任超声科
主任。

主译简介

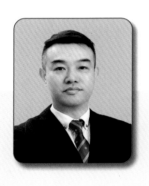

许晓华

主任医师，硕士研究生导师，香港大学深圳医院医学影像部超声医学科主管、顾问医师，香港大学深圳医院超声医学科住培基地主任

【社会任职】

现任中国超声医学工程学会肌骨超声专业委员会常务委员、浅表器官专业委员会委员，中国中医药信息学会超声医学分会理事会常务理事，中国研究型医院学会肌骨及浅表超声专业委员会委员，中华超声医学培训工程肌骨专家委员会全国委员，广东省临床医学学会甲状腺专业委员会委员，深圳市医师协会超声影像科医师分会副会长、介入医师分会第一届理事会常务理事，深圳市医学会超声医学分会常务理事，深圳市超声医学工程学会常务理事，深圳市生物医学工程学会智能超声与临床应用专业委员会副主任委员，深圳市卒中学会超声分会副主任委员，深圳市医疗器械审评专家库审评专家，香港大学深圳医院临床研究学术审查专家。

【专业特长】

擅长常规超声及超声造影在心血管、腹部、浅表小器官、妇产、肌骨神经等疾病的诊断，以及各类疾病的超声介入诊疗等；研究方向包括浅表器官及肌骨超声人工智能、超声分子影像学。

【工作经历】

1996年7月至2005年12月在江西省武警总队医院工作，担任住院医师；2005年12月至2008年11月在深圳市第二人民医院工作，担任主治医师；2008年11月至2012年9月，担任副主任医师；2012年9月至今，在香港大学深圳医院工作，担任主任医师、超声医学科主管、顾问医师。

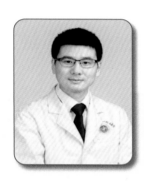

周 鹏

主任医师，硕士研究生导师，深圳市
第二人民医院超声医学科

【社会任职】

现任中国民族卫生协会超声医学分会理事，中国医药教育
协会超声医学专业委员会超声学组委员，广东省医师协会超声
医师分会腹部与介入专业组委员，广东省医院协会超声医学学
科建设专业委员会委员，深圳市医师协会超声影像科医师分会
委员，深圳市医学会超声医学分会、影像医学分会青年委员会
理事，深圳市超声医学工程学会介入超声专业委员会委员。

【专业特长】

擅长腹部、浅表及胃肠疾病疑难病例的常规超声诊断，超
声造影临床诊断及超声介入治疗工作；主要开展超声造影、高
能聚焦超声临床应用及超声分子影像学基础研究工作。

【工作经历】

2009年至今在深圳市第二人民医院超声医学科工作，担任
腹部、浅表组组长。

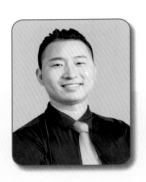

郑 剑

医学博士，主任医师，博士研究生导师，
深圳市龙岗区人民医院超声科主任

【社会任职】

美国Thomas Jefferson University访问学者，中华医学会
《E成像临床应用指南》编委，中国研究型医院学会肿瘤介入
学专业委员会青年委员，广东省医学会超声医学分会青年委
员，广东省医师协会超声医师分会青年委员，广东省健康管理
学会脂肪肝多学科诊治专业委员会委员，深圳市医师协会超声
影像科医师分会常务委员。

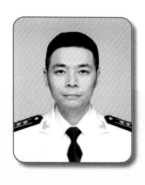

蒋 栋

海军军医大学第三附属医院超声诊疗科
主任，党支部书记

【社会任职】

上海市医学会超声医学专科分会腹部学组委员、内分泌专科分会甲状腺学组委员，上海市医师协会超声医师分会技术组副组长，上海市社会医疗机构协会超声医学分会委员。

【专业特长】

从事超声医学科医、教、研工作20余年，擅长肝脏、胆囊、胃肠、乳腺、心脏等脏器的超声诊断及鉴别诊断，尤其擅长超声造影下肝脏、胆道等的介入治疗，以及超声弹性成像、剪切波定量、生物声学脂肪分数（UDFF）等新技术的临床应用。

【工作经历】

1999年9月至2020年12月在海军军医大学第一附属医院（上海长海医院）工作，担任超声医学科医师；2020年12月至今在海军军医大学第三附属医院（上海东方肝胆外科医院）工作，担任超声诊疗科主任。

副主译简介

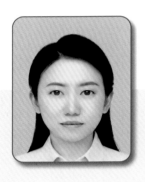

苏　琳

医学硕士，副主任医师，硕士研究生导师，香港大学深圳医院医学影像部超声医学科顾问医生教学副主任

【社会任职】
中国超声医学工程学会超声分子影像专业委员会青年委员、颅脑及血管超声专业委员会青年委员、急重症超声专业委员会委员，深圳市医师协会超声影像科医师分会青委会副会长，深圳市卒中学会超声分会常务委员。

【专业特长】
长期从事腹部及浅表器官超声造影工作。

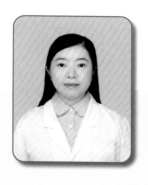

李玉丹

医学硕士，副主任医师，深圳市
第三人民医院超声医学科

【社会任职】

中国超声医学工程学会颅脑及颈部血管超声专业委员会青
年委员，中国医师协会介入医师分会超声介入专业委员会疼痛
介入学组委员，广东省康复医学会超声介入康复分会理事，广
东省临床医学学会整合康复专业委员会委员等。

【专业特长】

从事超声工作近20年，擅长肌骨、神经、腹部、血管、
浅表、妇产等超声诊断，精通肌肉与骨关节超声检查及介入治
疗，具有丰富的临床经验。

编委会

内容简介

在临床工作中，超声在正确诊断和治疗方面起到非常重要的作用。随着科技的发展、新技术和诊断设备的出现，应用于各种疾病的超声诊断方法和技术也在不断地改进和完善，其功能和覆盖面都在持续扩大。近些年，超声造影剂已经广泛应用于常规临床实践中，所积累的经验也不断增加，超声诊断发挥出越来越多的作用。

大多数情况下，现代成像技术的核心是提高图像对比度，尤其是在诊断肿瘤患者时，提高对比度更为重要。尽管各种成像方式使用的造影剂不同，但它们的成像目的都旨在提高对比度、分辨率。X线片和CT的造影剂都含碘（iodine），MRI造影剂含顺磁性物质，而超声造影剂含大量微气泡。静脉内施用的造影剂随血流分布在全身各处。在基于X线成像技术的情况下，造影剂通过选择性地增加器官和组织的放射密度来提高图像质量。MRI是通过改变磁特性提高影像质量。超声造影的原理则完全不同，多数造影剂微泡停留在血管腔内，在不影响组织的情况下只显示血管分布。超声造影是一项新技术，是多模态超声的重要组成部分。

本书由在各自研究领域享有盛誉的科学家和专业医师编写，他们是俄罗斯联邦不同地区的国家医学中心和医疗机构中德高望重的专业人员。他们根据各自的经验和已发表的论文，总结和分析超声造影在各种疾病诊断中的不同问题，展示其应用价值，并确定其在诊断流程中的地位。

作者分析了2000多例涉及手术、治疗或妇科方面疾病的超声造影病例，如腹部器官、腹膜后间隙、盆腔、浅表器官和血管方面的疾病。在妇科方面，作者还进行了500多例经子宫输卵管超声造影的对比研究，以评价输卵管的状况。这些深入和广泛的研究经验使我们能够应用超声造影准确、快速地评价正常和病理条件下的血供情况。

本书揭示了超声造影当前的困境和问题，并提出了解决方法；还讨论了超声造影的发展趋势与应用前景。超声造影的许多问题有待探讨，大家可以对这些问题进行分析、评论、建议、进一步的科学探索和实际验证。我们希望能看到或听到来自读者深思熟虑的意见和建议，这将指导我们进一步的实际工作和科学研究。

亲爱的读者，感谢你们的关注和信任。不断增加的专业知识、技能和经验将使我们的患者有更多机会获得更好的医疗保健服务。

原书序言

影像技术的发展为临床实践提供了巨大的机遇，新的诊断模式正在展示惊人的能力。现今，诊断目的可以通过更简单、更安全的方法来实现。现代的超声影像技术使诊断更高效、更具成本效益。超声造影是一种新兴的、发展迅速的超声成像技术。它不仅能对人体解剖结构进行准确、实时的无创评估，还可以提供血供和灌注的生理数据。其有效性已经在临床应用中得到证明，并有进一步发展和改进的前景。超声造影技术在许多方面仍处于研究阶段，有些问题还存在争议，有些数据模棱两可或相互矛盾。因此，其仍有待影像医师的进一步验证、系统分析和普遍认可。

由于其实用性和便捷性，超声造影不仅吸引了影像医师的关注，也吸引了其他专业医师的关注。

本书由来自俄罗斯主要医疗机构的高资历医师团队编写，他们在日常诊断实践中有大量使用超声造影的经验。书中准确地展示了超声造影在手术、治疗和妇科等领域的应用及对各种疾病早期发现和鉴别诊断的价值，并提供了相关研究和经验丰富的使用心得、技巧等。

本书包含了大量的原始病例材料、临床诊断结果及很多相关文献分析，是一本用于肝脏、胰腺、肾脏、甲状腺、甲状旁腺、乳腺、子宫、卵巢、膀胱、前列腺及其他器官的实用影像诊断书籍。书中详细讨论了超声造影剂的血管外应用，特别是子宫输卵管造影剂。超声造影在妇科方面的应用最近已被引入实践，并越来越多地用于评估输卵管的通畅性、分析子宫腔的状态及判断女性生殖系统的缺陷和异常。书中对应的图像及文字说明，可以使读者更清楚地理解在正常和病理条件下使用超声造影观察到的各种影像特征。

希望本书能帮助读者充分理解超声造影在临床中的应用，并鼓励读者在工作中开展超声造影，不断提高相关技术水平。

Scientifc-Research Department of New
Technologies and Imaging Semiotics of the
Diseases of Organs and Tissues
Federal State Budgetary Institution
"Russian Scientifc Center of Rentgenoradiology"
of the Ministry of Healthcare of the
Russian Federation
Moscow Russia

Russian Federation
Moscow Russia

Peter M.Kotlyarov

原书前言

　　亲爱的同仁和朋友们！非常荣幸能够介绍这本关于超声诊断的新书。本着以由浅入深地研究学习超声技术当作一种乐趣的初衷，我们出版了这本代表现代顶尖超声影像技术的工具书——*Contrast-Enhanced Ultrasound From Simple to Complex*，它适合那些富有活力和前景的，同时执着于超声影像的初学者和专业人士阅读。

　　我们的专业团队基于大量的原始研究，以及运用超声造影诊断各种疾病的丰富临床经验创作了本书，并尝试尽可能地涵盖超声造影的各个方面，以期望本书成为一本超声造影实践指南。

　　感谢同事们在编写本书的过程中提供的切实帮助。如果没有朋友们的密切合作和建议，本书是不可能完成的，其内容也不可能是完整的。在此向为本书带来明智建议和推荐有益插图的各位诊断和临床专家表示衷心的感谢。

　　本书从超声造影在各器官中应用的物理原理和技术等基础知识开始阐述，讨论了在正常情况下造影增强的各种变化及不同疾病早期表现和鉴别诊断的特征，并用超声图像进行说明。对受累器官血供情况的分析可以为疾病的诊断提供有力的证据和诊断价值。然而，超声造影在临床实践中存在的一些不足，限制了该方法的诊断效能。为此，我们分享一些心得和技巧，以便在临床实践中获得最佳的应用效果。

　　造影剂的广泛应用帮助我们详细地了解超声造影技术，包括其适应证和禁忌证、定性和定量分析，在肿瘤早期鉴别诊断中的效能（使用SonoVue®），在肿瘤新生血管评估中的作用及在诊断中的重要性。本书还详细介绍了超声造影在儿科实践中的具体特点，特别关注其安全性、适应证和不良反应的监测。

　　除了经静脉注射超声造影剂，本书还介绍了造影剂经腔内和其他途径的使用方法。本书还用了一个完整章节专门介绍使用各种超声造影剂的子宫输卵管造影及其在评估子宫内膜和输卵管中的作用。

　　本书对于经常接触超声诊断的住院医师、实习医师及更有经验的影像医师和其他专业人士来说，都是一本有用的工具书。超声造影作为一种简单而有效的方法，可以帮助肿瘤医师、外科医师、妇科医师、治疗医师和其他专业人士对各种疾病做出早期诊断和鉴别诊断。

Moscow, Russia   Alexander N. Sencha

Yaroslavl, Russia   Yury N. Patrunov

　　超声造影是继实时灰阶超声（B超）、彩色多普勒超声之后超声医学的第三次革命。近年来，随着超声造影技术的迅速发展，其临床应用范围也在不断拓展。对于超声医师来说，不断丰富自身专业知识，提高超声造影诊断水平变得日益重要。*Contrast-Enhanced Ultrasound From Simple to Complex*是由Springer出版的在超声造影医学领域中重要的参考工具书，适合超声专科医师、住院医师、医学生及对超声造影感兴趣的其他专业医师阅读。

　　本书内容涵盖超声造影的基础知识及相应各个脏器等领域超声造影技术的应用和方法，内容丰富详实，通俗易懂。本书图片精美，图文并茂，可帮助读者清晰地了解超声造影图像特征，便于掌握超声造影技术。同时所有章节均提供了大量相关参考文献，供读者深入延展学习。

　　多位国内知名超声专家和青年才俊参与了本书的翻译与审校。在本书翻译过程中，译者们对译稿反复推敲与修改，在确保精准再现原文内容的基础上，力求术语准确规范、译文自然流畅。但学无止境，知识有限，译文中可能存在错误或不足，敬请读者指正！

尊敬的读者:

非常荣幸有机会翻译这部由浅入深、能指导医师深入了解超声造影进阶知识的作品。本书以超声造影基础知识入手,逐步深入地介绍了超声造影技术的进阶应用,涵盖了超声造影的理论基础、技术方法、应用领域等方面,对于从事超声影像工作的医师和医学生来说都是一本有价值的参考书。

超声造影作为一种无创、无辐射、安全可靠的影像诊断技术,近年来,在医学领域中得到了广泛的应用和普及,尤其是在肝脏、胰腺、乳腺、甲状腺、肾脏等部位的疾病诊断中,已经成为一种重要的诊断手段。

本书内容详尽、易懂,书中涉及了超声造影的基本原理、超声造影剂的种类和作用机制、各器官的超声造影检查技术和临床应用、超声造影检查的注意事项等方面的知识,希望本书能带给您有价值的造影知识和实践经验。

在翻译本书的过程中,译者对超声造影技术有了更深入的了解,也更加深刻地理解了医学翻译的重要性和难度。为了保证翻译质量,译者们不仅进行了大量的文献调研和专业知识的学习,并通过线上、线下的多次讨论切磋,力求语言表达通俗、准确,尽量将原著的思想和知识,准确、完整地呈现给您。

最后,感谢原书作者的辛勤劳动和开创性思维,为我们提供了宝贵的学习资源。同时,也要感谢您的阅读和支持,希望这本书能够帮助您更好地理解和应用超声造影技术。如果在阅读过程中有任何问题或建议,欢迎与我们联系,我们将非常愿意与您交流和分享。

目录Contents

3D	三维	HyCoSy	子宫输卵管超声造影
AASLD	美国肝病研究协会	IBD	炎症性肠病
ACR	美国放射学会	IPMN	导管内乳头状黏液性肿瘤
AML	血管平滑肌脂肪瘤	ITT	肝内渡越时间
BI-RADS	乳腺影像报告和数据系统	IVC	下腔静脉
BPH	良性前列腺增生	IVF	体外受精
CDI	彩色多普勒成像	LI-RADS	肝脏影像报告和数据系统
CE-CT	对比增强CT	LN	淋巴结
CE-TRUS	经直肠超声造影	MI	机械指数
CEUS	超声造影	MRI	磁共振成像
CEVUS	尿路超声造影	NPV	阴性预测值
CI	置信区间	OLT	原位肝移植
CT	计算机断层扫描	PDI	能量多普勒成像
DNA	脱氧核糖核酸	PET	正电子发射断层扫描
DV	沉降速度	PI	峰值强度
EASL	欧洲肝脏研究协会	PPV	阳性预测值
EFSUMB	欧洲超声医学与生物学联合会	PSA	前列腺特异性抗原
FLL	肝脏局灶性病变	ROI	感兴趣区域
FNH	局灶性结节增生	SHAPE	亚谐波辅助压力估计
HCA	肝细胞腺瘤	TIC	时间-强度曲线
HCC	肝细胞癌	TIPS	经颈静脉肝内门体分流术
HIFU	高强度聚焦超声	TRUS	经直肠超声检查
HSG	子宫输卵管造影术	UCA	超声造影剂
HVAT	肝静脉到达时间	US	超声
HVPG	肝静脉压力梯度	VUR	膀胱输尿管反流

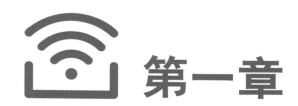

第一章

超声诊断中造影剂使用概况、超声造影技术的历史和现状、造影剂综述

Alexander N. Sencha, Ella I. Peniaeva,
Munir G. Tukhbatullin, Elena A. Zubareva,
Liubov A. Timofeyeva, Yury N. Patrunov,
Roman A. Barmin and Polina G. Rudakovskaya

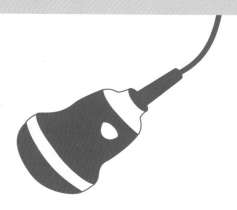

没有造影剂，就没有现代医学成像。基于 X 射线方法（例如 CT）的造影剂使用含碘介质，MRI 的造影剂使用顺磁性物质。造影剂是一种可以注射到血管、体腔或空腔脏器的药物，它们可在医学成像（包括超声）过程中增强成像对比度。基于 X 射线方法的造影剂可以选择性地增加器官和组织的放射密度，提高影像质量，MRI 和超声（ultrasound，US）则通过增加信号强度提高图像质量。其最终结果是提高对比度、分辨率和信噪比，从而增加影像的诊断价值。

根据不同的成像方式，造影剂的成分、作用机制和给药方式有所不同，因此可以分成两大类：

1. 通过静脉给药的造影剂

（1）血管内。

（2）细胞外。

（3）器官特异性。

2. 其他给药方式的造影剂

（1）口服给药。

（2）逆行给药。

（3）管腔内给药。

（4）鞘内注射给药。

超声造影（contrast-enhanced ultrasound，CEUS）是一种超声成像技术，它利用静脉注射或其他途径给予造影介质来改变回声信号强度，进而提高超声诊断的分辨力、敏感度和特异度，以此获取被检查器官状况的更多信息。

超声造影剂（ultrasound contrast agents，UCA）的发展始于 20 世纪 60 年代，当时 Raymond Gramak 和 Pravin Shah 描述了在进行 M 型超声心动图研究时，发现左心房注射吲哚菁绿产生对比增强的效果，注射生理盐水和葡萄糖溶液也产生了类似效果。参照血管造影，这项研究被称为"超声造影"。在上述研究发表前不久，心脏科医师 Cloude Joyner 在第一届国际超声诊断会议上宣布了他的观察结果，即注射放射造影剂后，血管造影的回声信号增强，但这些观察结果后来并未发表。

其后，类似的报告不断出现。任何液体，特别是在注射器中将液体与患者血液混合后再注射给被检查者，都会出现回声信号增强的效果。Steve Feinberg 博士报告称，这种回声信号增强现象是由液体中含有空气微泡所致，而血清白蛋白可以使这些空气微泡变得更加稳定。他还注意到，注射器中的压力增加会破坏空气微泡。这种效应可以应用"震荡均匀的生理盐水"来更直观地观察超声心动图的左向右分流。

从发现这种现象到首个商业超声造影剂的出现，大约用了 20 年的时间，而且这些首先出现的造影剂都是短暂的、非标准化的手工产品。曾经尝试用作超声造影剂的物质有硫酸钡、胶原蛋白和明胶微球、脂肪乳剂、灌注液、胆道造影剂、超声葡萄糖溶液、含 CO_2 的维生素溶液、振荡的血浆、声振白蛋白及更多的其他物质。然而，血流的不稳定性导致这些物质的结构在几秒内被破坏，因此限制了它们的实际应用。

1991 年，总部位于德国柏林的先灵制药公司（Schering AG，Berlin，Germany）在欧洲市场推出了第一个商用超声造影剂——Echovist。由于在肺毛细血管中被破坏，其由半乳糖稳定的气泡寿命较短。它曾被用于检查心内分流、心肌结构、血管、眼睛、眼眶等，也有报道使用这种造影剂进行子宫输卵管造影、瘘管造影。S.B. Feinstain 等于 1984 年提出了第一种能够穿过肺毛细血管和心脏瓣膜，并且比较稳定的超声造影剂。他们使用超声波处理过的白蛋白溶液，并证实经外周静脉注射后能在左心室中发现微泡。这种造影剂于 1994 年在美国推出，商业名称为 Albunex®（MallinckrodtMedical，Inc.，St.Louis，Missouri，USA）。

另一种商用的超声造影剂是 Levovist（1996，Schering AG，Berlin，Germany），其中含有由半乳糖和棕榈酸稳定的气体微泡。它也能通过小的肺毛细血管，但是超声暴露诱导了微泡的快速破坏，因此作用时间限定为 2 分钟。Levovist 被用于心脏、主动脉、颈动脉、下腔静脉、门静脉、外周血管、小动脉的研究和乳腺、肝脏、甲状腺、眼睛、眼眶等部位恶性肿瘤的鉴别诊断，胰腺、前列腺疾病的诊断及妇科超声研究。

超声造影研究开始采用的是彩色多普勒成像（color Doppler imaging，CDI）模式，后来提出了特定的对比增强模式。Levovist 的一个重要特征是能被肝脏和脾脏的网状内皮细胞吸收。这使其被广泛用于肝脏肿瘤的鉴别诊断和寻找无 Kupffer 细胞的转移灶。目前，该药物已停产。

第二代超声造影剂由于加入了难溶性气体（如氟碳化合物），微泡在超声下表现出更佳的稳定性，如今已在世界 70 多个国家获得批准应用。最受欢迎的产品有 SonoVue®（Bracco，意大利），Optison（Mallinckrodt，美国），SonoGen（Sonus Pharmaceuticals，美国），Sonazoid（Nycomed Imagent Alliance/Schering，美国），Defnity（Lantheus Medical Imaging，美国）。

1996 年推出的第二代超声造影剂——EchoGen（Sonus，Bothell，美国），其弥散相中含有十二氟戊烷，药物进入血流后立即变成微泡。它被用于心脏、小血管、肝脏、乳腺、前列腺等疾病的诊断。

Optison（1998，Molecular Biosystems，美国）目前由挪威奥斯陆的 GE 医疗生产，微泡直径为 $3.0 \sim 4.5\ \mu m$，为人血清白蛋白与八氟丙烷气体混悬液。它被用于心脏研究、肝脏和胰腺局灶性病变的鉴别诊断及乳腺疾病的诊断。

Definity/Luminity（Laantheus Medical Imaging，美国）是直径为 $1.1 \sim 3.3\ \mu m$ 的脂质壳微泡，里面填充八氟丙烷气体。这是一种相当稳定的制剂，即使在低剂量（肝脏研究为 $0.2 \sim 0.4$ mL）下也能有效增加回声强度。它被用于心血管系统疾病的诊断。

Sonazoid（Daiichi Sankyo，日本）是单核吞噬细胞特异性的超声造影剂，含有由氢化卵磷脂酰丝氨酸构建成、直径 $2.6\ \mu m$、无定形蔗糖单分子膜稳定的全氟丁烷微泡。其显著特征是能够被 Kupffer 细胞吸收。因此，它不仅能在血管腔内增强超声信号，也可以与网状内皮系统相互作用。肝脾实质从血管系统吸收了超声造影剂，在造影晚期实质内信号明显增强，而缺乏 Kupffer 细胞的恶性肿瘤则表现为较弱的信号，从而被发现。因此，Sonazoid 被广泛用于肝脏疾病的诊断和研究，也推荐用于乳腺病变的评估。

使用超声造影剂诊断肝脏、肾脏、胰腺、前列腺、甲状腺、乳腺、血管和心脏疾病不仅具有科学意义，而且具有实际应用价值（表 1.1）。

现代超声造影剂的基本要求：

• 与其他成像方法相比具有实用性和成本优势。

• 静脉注射的可能性。

• 在诊断期间保持稳定性。

• 低毒性或无毒。

• 改变器官和组织的一个或多个声学特性，并可通过超声检测到。

超声造影剂最常用于肝脏。欧洲超声医学与生物学联合会（European Federation of Societies for Ultrasound in Medicine and Biology，EFSUMB）于 2004 年发布了超声造影剂使用指南，全部集中在肝脏的应用。肝脏超声造影的个性化指南和良好临床实践建议进行了多次修订，最后一次更新是在 2020 年。该文件是 EFSUMB 同亚洲超声医学与生物学联合会（Asian Federation of Societies for Ultrasound in Medicine and Biology，AFSUMB）、美国超声医学学会（American Institute of Ultrasound in Medicine，AIUM）和拉丁美洲超声医学与生物学联合会（Latin American Federation of Societies for Ultrasound in Medicine and Biology，FLAUS）合作编写，在国际上备受推崇。

在胃肠病、肾病、泌尿、妇科、肺脏、血管、关节、创伤等领域，使用超声造影诊断器官病变的研究都获得了丰富的经验，EFSUMB 在超声造影临床实践指南和建议中进行了总结，2011 年更新非肝脏应用，2017 年再次更新。

第二代超声造影剂 SonoVue®（2001，Bracco Swiss CA，意大利）现已在许多国家和地区得到广泛认可。它是欧洲药物管理局（European Medicines Agency，EMA）于 2001 年批准的最流行和最常用的超声造影剂，其后进行了更新。2014 年，SonoVue® 在美国以商品名 Lumason 获得批准，用于心脏超声；2016 年扩展到成年人和儿科的肝脏研究诊断；2017 年，批准腔内使用，主要针对儿科患者的膀胱输尿管反流（vesicoureteral reflux，VUR）的研究诊断。

SonoVue® 是含有六氟化硫微泡的磷脂结构，棕榈酸为微泡稳定剂（图 1.1）。1 mL 的制剂中

表 1.1　超声造影剂的基本信息

超声造影剂名称	生产商 / 注册时间	主要成分	适用领域	注册国家和地区 / 注释
Echovist	Schering AG，德国，1991	含气半乳糖	心脏	当前已停用
Albunex®	Molecular Biosystems，美国，1995	含气白蛋白	心脏	当前已停用
Levovist	Schering AG，德国，1996	含棕榈酸和气体的半乳糖	心脏、肝脏、膀胱输尿管反流	当前已停用
Optison	GE医疗，挪威，2008	白蛋白壳包裹全氟丙烷	心脏、血管	奥地利、比利时、巴西、保加利亚、塞浦路斯、捷克共和国、爱沙尼亚、德国、荷兰、爱尔兰、拉脱维亚、立陶宛、卢森堡、马耳他、挪威、波兰、葡萄牙、罗马尼亚、斯洛伐克、斯洛文尼亚、西班牙、瑞典、英国、美国
SonoVue®/Lumason*	Bracco，意大利，2001/2014*	磷脂壳包裹六氟化硫	心脏、肝脏、乳腺、血管、膀胱输尿管反流*	奥地利、比利时、巴西、保加利亚、中国、塞浦路斯、捷克共和国、爱沙尼亚、芬兰、法国、德国、希腊、荷兰、中国香港、匈牙利、冰岛、印度、爱尔兰、意大利、日本、拉脱维亚、立陶宛、卢森堡、马耳他、挪威、波兰、葡萄牙、罗马尼亚、俄罗斯、新加坡、瑞士、斯洛伐克、斯洛文尼亚、韩国、西班牙、瑞典、英国、美国*
Sonazoid	GE医疗 日本，2007/2012	磷脂壳包裹全氟丁烷	心脏、乳腺	日本、挪威、韩国、中国
Defnity	Lantheus MI 美国，2001	磷脂壳包裹八氟丙烷	心脏、乳腺、肾脏	澳大利亚、巴西、加拿大、印度、以色列、墨西哥、新西兰、新加坡、韩国、阿联酋、美国
Optison	GE医疗挪威，2008/Mallinckrodt 美国，1998	白蛋白壳包裹氟丙烷	心脏、血管	日本、挪威、韩国

注：*为Lumason在美国上市的时间。

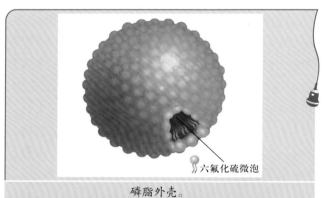

磷脂外壳。

图 1.1　SonoVue® 微泡

含有约 8 μL 的六氟化硫及 2 亿个微泡。微泡小于 10 μm，与红细胞大小相当。这允许超声造影剂与血流一起通过很小的毛细血管（图 1.2）。超声造影剂不穿透血管壁，始终留在血管腔内。SonoVue® 是一种单独的血管内超声造影剂，不同于可以扩散到细胞间质的放射用造影剂和顺磁性物质。

SonoVue® 允许超声医师用 5 ~ 6 分钟进行超声造影检查，这足以评估所有血管期被检查区域内的微血管和大血管特征。超声造影剂的半衰期约为 12 分钟（范围为 2 ~ 33 分钟）。降解后，六氟化硫通

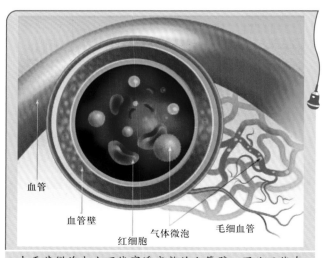

由于其微泡大小不能穿透完整的血管壁，因此只能在血管内观察到强化。

图 1.2　血管内 SonoVue® 微泡的示意

过呼吸被消除，磷脂外壳的成分在肝脏中代谢。

SonoVue® 具有良好的安全性。大量回顾性研究报告严重不良反应的发生率在 0.0086% ~ 0.9%。基于 34 478 例应用研究表明，不良反应的总发生率为 0.12%。SonoVue® 未显现任何心脏、肝脏或肾脏毒性作用，因此检查前无须评估肝脏和（或）肾脏功能。由于超声造影剂成分的严重超敏反应发生率低于含碘造影剂。

按照制造商的说明，使用 SonoVue® 的超声造影主要适应证包括：

· 超声心动图检查（对于怀疑患心血管疾病的患者，用于增强心腔和左心室心内膜边缘的精确显像）。

· 大血管研究（主动脉、颈动脉、外周动脉、门静脉及其他静脉病变的诊断，需要增强回声和改善信噪比）。

· 器官微血管研究（组织灌注影像以评估局部病变的血管形成）。

目前，在临床实践中，SonoVue® 主要用于以下研究：

· 心脏和大血管。

· 肝脏和胆囊。

· 肾脏。

· 膀胱和 VUR。

· 阴囊。

· 胰腺。

· 脾脏。

· 胃肠道。

· 腹部创伤。

· 评估监测介入和微创消融的疗效。

· 腔内使用，包括子宫输卵管超声造影。

尽管进行了积极的研究并获得了一些有价值的结果，但目前超声造影在下列器官中的临床应用仍存在争议：

· 前列腺。

· 甲状腺。

· 乳腺。

· 涎腺。

· 淋巴结。

· 妇科领域。

根据制造商的说明，使用 SonoVue® 的禁忌证包括：

· 对超声造影剂成分过敏。

· 已知患有右向左分流型心脏病。

· 重度肺动脉高压（肺动脉压大于 90 mmHg）。

· 未控制的原发性高血压。

· 成人呼吸窘迫综合征。

· 患有需要借助呼吸机进行呼吸的疾病。

· 不稳定神经系统疾病。

· 不满 18 岁。

最好避免在怀孕期间使用 SonoVue®。哺乳期妇女在使用 SonoVue® 后 2 ~ 3 小时可以恢复母乳喂养。对于急性心内膜炎、人工心脏瓣膜、伴有或不伴有败血症的急性全身性感染、伴有或不伴有近期血栓栓塞的血液高凝、终末期肾病或肝病的患者，在实施超声造影时均需谨慎。

SonoVue® 不能与多巴酚丁胺联合应用于对其有使用禁忌的心血管功能不稳定的患者。建议在使用 SonoVue® 期间和之后至少 30 分钟，对患者进行密切的医学观察。

不良反应是比较罕见且轻微的。不常见的情况有头痛、感觉异常、头晕、味觉障碍、咽炎、恶心、腹痛、瘙痒、皮疹、背痛、胸部不适、注射部位反应、发热、高血糖。罕见的不良反应（0.01% ~ 0.1%）可能包括过敏（皮肤红斑、心动过缓、低血压、呼吸困难、意识丧失、心脏/心肺骤停、过敏反应、类过敏反应或过敏性休克）、窦性头痛、视物模糊、低血压、胸痛、疲劳。使用 SonoVue® 曾发生死亡病例，但都发生在有严重心脏病的患者。然而，在大多数情况下，尸检均未能证实这些患者的死亡原因与使用 SonoVue® 有关。在相互作用方面，在接受各种最常见的联合用药患者的临床研究中，没有发现 SonoVue® 的联合用药与不良事件的发生有明显的关系。

参考文献

识别二维码查阅

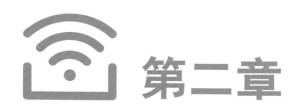

第二章

超声造影的物理原理和技术

Ella I. Peniaeva, Alexander N. Sencha,

Yuly R. Kamalov, Yury N. Patrunov,

Elena P. Fisenko, Natalia N. Vetsheva,

Roman A. Barmin and Polina G. Rudakovskaya

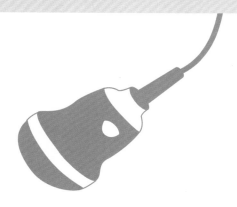

超声造影旨在评估组织微血管形成情况，这在其他超声检查方法中几乎是不可能的。常规超声检查中，周围组织回声较高时，会遮蔽小血管内的血液回声。除了使用超声造影剂增强血液回声，还应用了特殊模式来放大血液回波和抑制组织回波。这是因为超声波与微泡之间的特定相互作用机制，以及其散射特性在幅度和频率上的差异导致的。

在最初应用的低声功率造影模式中，微泡的背向散射较高，这导致了血液回声增加。当声压功率增加到 50～100 kPa 时，微泡开始振动并反射具有谐波成分的声波，现代的谐波和脉冲反转成像技术也使用该方法。当声压接近标准扫查模式的阈值时，微气泡随着渗入气体的释放而被破坏。为了避免微泡过早被破坏，超声扫查设备使用低机械指数（mechanical index，MI）模式扫查，此时设备释放的压力接近该处的组织平均压力。指数本身有一个估计值，由于计算过程复杂，在不同设备上显示的指数并不完全相等。因此，一种设备设置的参数不一定适用于其他品牌的设备。

当使用谐波成像模式时，系统将过滤掉除接近二次谐波之外的所有信号，从而筛选出双频反射波。这种信号处理方式会导致空间分辨率降低。

脉冲反转成像技术克服了谐波成像的局限性。该技术现被应用于各种设备中的大多数超声造影模式。超声扫查产生两个相互镜像映射的连续脉冲（相位变化180°）。在线性响应（组织反射）的情况下，反射回波的总和为零。在非线性响应（微泡反射）的情况下，由于谐波微泡直径的变化，反射的回波信号将不是彼此的镜像映射。因此，此时反射回波数量总和不等于零。在这种情况下，信号频宽没有限制，可以利用全频率范围重建高分辨率宽频图像（图 2.1）。

每个生产商都开发了各自的超声造影技术。适当降低组织回声信号会导致器官实质在增强图像上几乎不可见（黑色部分）。然而，良好的反射物，如血管结构和横膈膜，仍然隐约可见。因此，超声造影可在专门的特定增强模式下进行。

为了获得最佳效果，正确设置超声扫查模式非常重要。在大多数情况下，可以使用设备生产商的预设配置，但可能需要进行一些调整。

低 MI 有助于减少微泡破坏，但会导致回声信号穿透力和强度降低。因此，对比度分辨率随深度增加而降低。降低扫查频率可以提高回声信号的穿透能力，且不会影响微泡的破坏程度，但会降低空

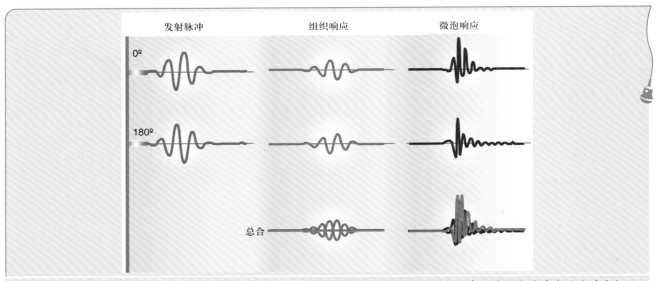

两个脉冲信号接连发射。它们的形状不同（振幅调制和相位反转）。当从组织反射回来，其反射脉冲准确地对应初始脉冲的形状（线性响应）。由于与单个共振频率的振荡，微泡产生自身的信号（蓝色），该信号与初始脉冲信号不同（非线性响应）。产生的回波信号经过数学计算再减去组织的线性响应信号和微泡的非线性响应信号，成为最终对比度图像（红色）。

图 2.1　组织回波信号与微泡分离示意

间分辨率。

微泡破坏最易发生在超声聚焦区内，可能会产生超声造影剂"退出"表现。然而，焦点位置太深可能导致近场的"丢失"。最佳聚焦点应位于目标区域的下边界后方。

为获得足够多便于分析和记录的造影图像，推荐使用 10 Hz 或更高的帧频，因为一些富血供病灶表现出非常快的翻转，可能在 1 秒内完成。因此，需要重复回放分析放慢的动态影像（图 2.2）。在扫查整个器官时，高帧频有利于发现病灶。然而，增加帧频会加速微泡的破坏。在静脉期及延迟期，降低帧频可以延长造影剂增强时间。

正确设置动态范围也是超声造影的一个关键点，它决定回声信号显示的强度范围（图 2.3）。较宽的动态范围可增加信号等级（"灰度"）的数量，从而能更好地区分增强程度。动态范围小会减少图像中的"灰度"数量，并增加视觉对比度。因此，动态范围小可能更适合于显示低灌注区域或病变。动态范围过小会减少不同增强区域之间的差异。例如，肝转移的特征性外周环形增强可能会被遗漏，因为此时它与整个病变的"灰度"相同。

增益设置与接收回声信号的放大有关。超声造影时，初始增益通常设置为略高于噪声水平，以便在气泡出现之前图像较暗，高回声结构略显可见。

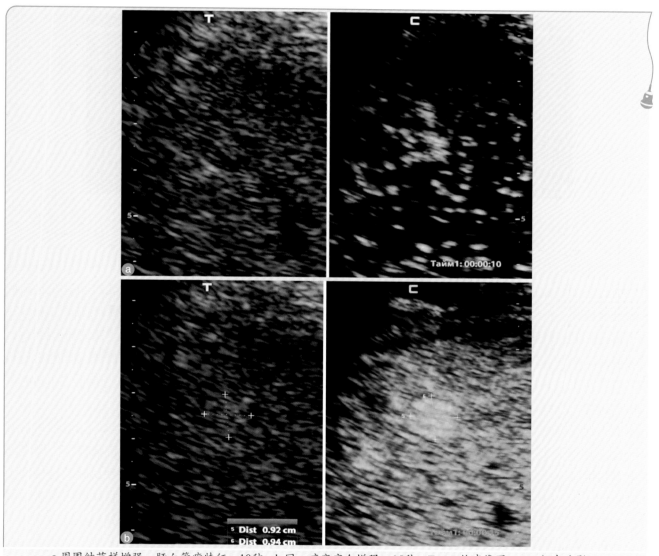

a.周围结节样增强，肝血管瘤特征，10秒；b.同一病变完全增强，15秒。T：二维声像图；C：超声造影。

图 2.2　肝血管瘤快速增强的超声造影

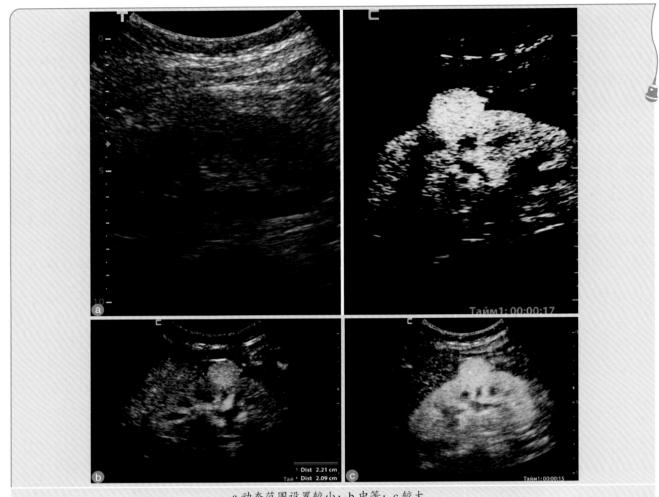

a.动态范围设置较小；b.中等；c.较大。

图2.3 不同动态范围设置的超声造影

如果增益设置太低，超声造影则缺乏小血管中微泡的反射，只能观察到大血管。增益设置过高会导致图像过度饱和。

目前，几乎所有超声仪器的生产商都会提供广泛的探头选择，很多探头针对超声造影进行了优化。在大多数情况下，凸阵探头被认为是检查内脏器官的最佳选择，而线阵探头用于检查浅表组织和小器官。探头的频率越高，需要超声造影剂剂量越高。

决定超声造影质量的另一个重要因素是超声造影剂剂量的选择。剂量过高会产生伪影，尤其是在动脉早期。这些伪影可能是声影、微细结构的过度增强和回声信号的过饱和，将限制进一步的定量分析。剂量过低可能导致无法对低增强的病灶作出诊断，尤其是在远场，并且难以对造影剂的退出作出判定（图2.4）。

在肝脏超声造影中，若未改变的肝实质表现为强而快速的廓清，则认为剂量可能过小。在复杂的成像条件下（肝硬化、脂肪肝、肥胖等），衰减往往显著增加，从而阻止回声传播。为了补偿衰减，可以提高MI。在低MI情况下，肝脏局灶性病变与正常肝脏组织几乎有相同的声压。因此，在某些情况下，这可能需要增加造影剂剂量。

如果在静脉注射造影剂后的30～60秒，没有观察到靶器官内的造影增强（微泡显像），则考虑注射错误。此时，大血管中（如颈动脉）也检测不到造影剂微泡。注射部位的造影剂可以在肘静脉（或其他静脉）附近的软组织中观察到，在造影模式下（图2.5），呈现形态不规则的增强。这种渗入通常不会引起疼痛或其他明显的不适，并在3～5天完全消失。

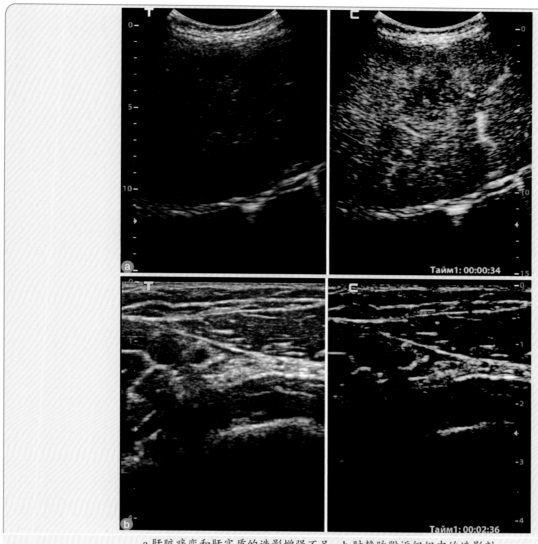

a.肝脏病变和肝实质的造影增强不足；b.肘静脉附近组织中的造影剂。

图 2.4　由于给药不当导致缺乏超声造影剂而严重影响图像质量

有文献报道了伪强化在无血管回声组织中的情况，这时组织的回声反射被当成微泡信号。这种假性增强是由超声探头和该区之间的声束存在微气泡，造成声波的非线性传播，即线性反射体产生了非线性反射，从而导致图像失真。尤其是在深部区域，因为声束通过大量微泡，图像失真会更加明显。为了减少这种伪影，应避免使用过量的造影剂，尤其当检查区域的位置较深及声束穿过大血管时更应该注意。

从组织中减去回波信号对于评估实质器官的病变是有效的。然而，在某些组织中，如皮下脂肪层和肝脏脂肪变性时，发生的相位畸变导致减影效果较差。此外，为了提高较深区域或造影剂后期微泡

的信号，如果逐步提高声功率，可能会使背景组织的非线性谐波信号过分放大，出现伪增强的现象。使用造影剂前，选择适当功率和放大设置可减弱这些伪影。为区分真假增强，"爆破"功能有一定作用。在实际增强的情况下，"爆破"会导致微泡破坏并随后重新累积。假性增强在"爆破"前后保持不变。

背景噪声可能是由 MI 设置过高，没有充分降低组织回波信号或增益过高造成的。在这种情况下，伪影在注射超声造影剂前就存在，不能通过高 MI 脉冲（快闪"爆破"）消除。与增益相关的噪声均匀分布在整个超声图像中，或与增益／深度调整设置相关。同时，与 MI 相关的噪声出现在高回声组

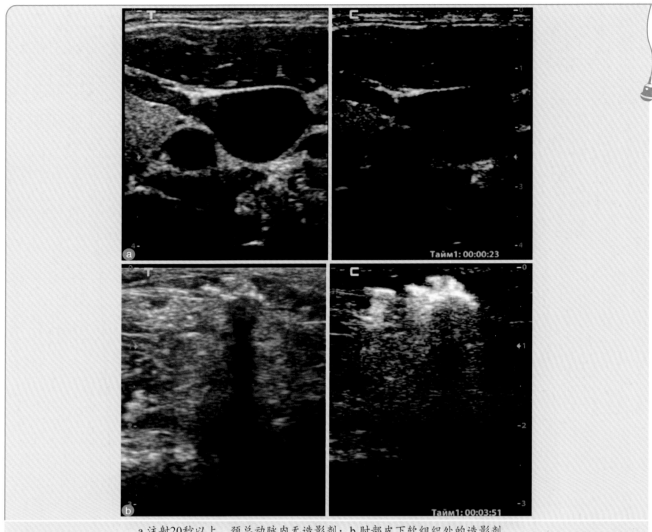

a.注射20秒以上，颈总动脉内无造影剂；b.肘部皮下软组织处的造影剂。

图 2.5　未正确注射造影剂的超声造影

织中，背景噪声影响了增强和非增强区域的准确分辨。调整增益和 MI 可以消除这些伪影。

声影是一种最常见的与声束反射、吸收和折射有关的伪影。在超声造影中，大部分超声能量被良好的造影剂（微泡）反射或被高衰减结构吸收。通过高衰减结构后，超声能量显著降低，导致了气泡集聚的后方出现声影。当气泡随时间消退时，增强程度降低，声影不再显著。

假性退出与灌注异常组织中造影剂微泡的破坏有关，如在低速血流的肝血管瘤中。在扫描区域内微泡运动缓慢，由于超声扫查时间较长，其被破坏的风险较高。这将导致相应区域的增强下降更快。

超声造影剂的消退特征对肝脏恶性肿瘤的诊断非常重要，这种伪影的出现可能会显著影响诊断结论，容易作出假阳性报告。

由于扫查区域的声压不均匀，在近区和聚焦区出现峰值，不可避免地在近场会造成气泡破坏。这始于近场回声渐进性消失，并导致靠近探头表面组织内出现带状低—无增强区。MI 值、超声频率和帧频越高，气泡破坏速度越快，近场中的"耗尽"效应越严重（图 2.6）。

进行超声造影需要特别注意仪器的正确设置、造影剂剂量及其给药方式和给药部位，并应考虑超声造影过程中可能存在的其他影响。

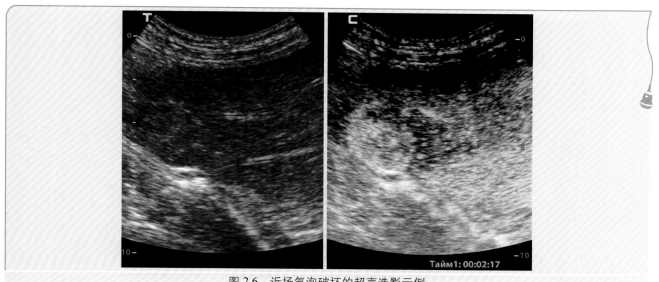

图 2.6　近场气泡破坏的超声造影示例

参考文献

识别二维码查阅

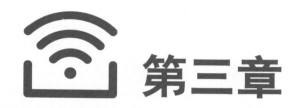

第三章

超声造影技术与数据分析

Ella I. Peniaeva, Alexander N. Sencha,
Alexey V. Pomortsev, Liubov A. Timofeyeva,
Yury N. Patrunov and Ekaterina A. Sencha

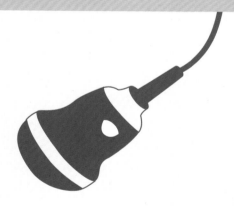

超声造影应在微创操作的无菌条件下进行，在洁净空间遵守无菌原则所要求的各项程序。必须备有针对过敏反应的急救药物，同时具有转运患者至重症监护室进一步观察的流程。超声设备必须具有专用的造影模式，才可能进行造影。

超声造影分为以下 3 个阶段：

1. 准备阶段

（1）回顾患者的临床病史、实验室数据、既往影像学检查，并签署造影知情同意书。

（2）合理安排，提前与患者确认时间，并确保设备可用。

（3）常规超声检查，确定造影目标、病变等，评估成像条件。

（4）完成超声设备预配置，调整造影模式设置。

（5）超声造影剂的准备：打开包装，按照说明书溶解药物，将所需剂量的造影剂抽进注射器，以备静脉注射。

2. 实施超声造影检查

（1）经外周静脉注射超声造影剂，同时启动动态图像存储。

（2）在低 MI 的模式下同步进行超声检查，注意增强开始时间点，监测超声造影剂进入和退出、廓清等，采集单帧静态图像。

（3）评估是否需要再次注射造影剂。

（4）包扎 / 处理注射针，造影结束。

3. 检查结束后处理

（1）缓慢回放存储的动态图像，全面重新评估造影图像，并进行定量分析。

（2）讨论检查结果，书写报告。

（3）完成诊断报告，为患者提供进一步建议。

进行造影前，针对患者个体评估该模式的适应证和必要性，并评估禁忌证。告知患者造影可能出现的不良反应，签署知情同意书。造影患者需做的准备和常规超声一样。

注射造影剂前，进行常规超声检查。确定不同患者造影检查时所需的参数条件。明确目标区域的位置、解剖特征和实时状况。显示病灶及其数量和大小，便于选择最佳扫查断面。检查过程中，目标区应清晰可见，并保持在扫查范围内，减少移动。

应避免声影和其他影响成像的伪影。

确认进行超声造影后，需要根据说明书制备造影剂。

SonoVue® 包装内包含以下材料（图 3.1）：

• 含有六氟化硫冻干粉的西林瓶。

• 装满 0.9% 氯化钠的注射器。

• 配液穿刺器——用于溶解西林瓶内容物。

• 产品说明书。

（译者注：SonoVue® 中国包装中配备了一个静脉留置针，这个国外的没有，有所区别）

SonoVue® 微泡混悬液需在使用前制备，方法是将溶剂（注射器中 5 mL 0.9% 氯化钠）通过配液穿刺器注入西林瓶中。之后，摇动西林瓶，直到西林瓶内物质完全溶解。已经证实，微泡混悬液的化学和物理稳定性为 6 小时。使用注射器抽取所需量，并立即注射到患者静脉内。如果西林瓶中留有一些悬浮液供下次使用，则应在使用前摇动西林瓶，以"再生"气泡悬浮液。

SonoVue® 微泡混悬液的制备过程见图 3.2。SonoVue® 剂量取决于要检查的器官、扫查条件、设备和探头频率。生产商建议静态或应激状态下的心腔剂量为 2.0 mL，血管多普勒成像为 2.4 mL。然而，

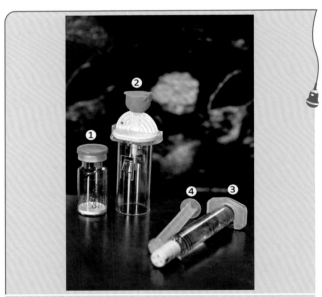

①六氟化硫冻干粉；②配液穿刺器；③装满0.9%氯化钠的注射器；④注射器柱塞杆（译者注：SonoVue® 中国包装，为 5 mL 一次性注射器，需要另外抽取生理盐水）。

图 3.1　SonoVue® 包装中的材料

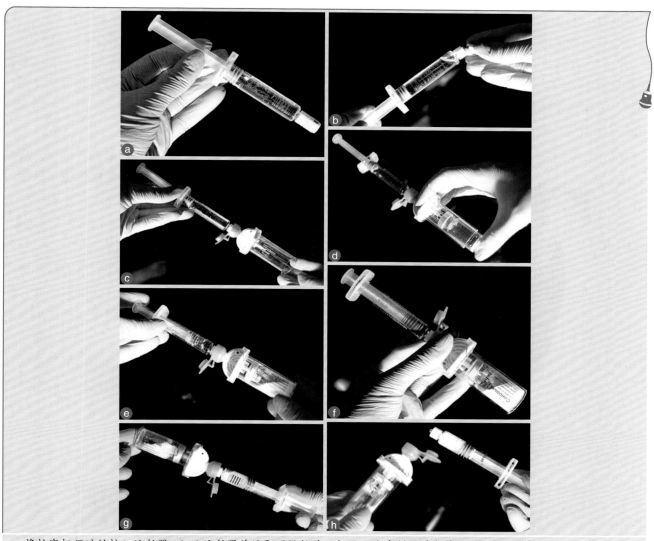

a.将柱塞杆顺时针拧入注射器；b.从注射器前端取下保护盖，打开配液穿刺器外包装；c.打开转移器盖，顺时针旋入注射器；d.从西林瓶瓶塞上取下保护性塑料盘盖，将西林瓶置入转移器的透明套筒中，用力按压以将西林瓶锁定到位；e.推动柱塞杆，将注射器中的生理盐水注入西林瓶；f.用力摇晃20秒，将西林瓶中的所有内容物充分混合，得到白色的均匀液体；g.倒置转移器，小心地将所需剂量的SonoVue®抽到注射器中；h.从转移器上拧下注射器。准备完毕可以使用（译者注：在中国，因相关注射器不含生理盐水，配置流程参见SonoVue®中国说明书）。

图 3.2　SonoVue® 制备过程

一般成年人的剂量范围为 0.8 ~ 5.0 mL，具体取决于检查部位与方式。本书相应章节将讨论各个器官检查所需的剂量。

静脉注射微泡混悬液，速度为 1 ~ 2 mL/s，以避免突然加力推压注射器柱塞杆。压力过大可能会导致不必要的气泡破坏（图 3.3）。每次注射造影剂后，应立即使用 5 ~ 10 mL 0.9% 氯化钠注射液进行冲洗，速度约为 2 mL/s。

建议使用 20 G 或更粗的外周静脉留置针进行给药（图 3.4），这样可以最大限度地减少造影剂通过狭窄注射针头导致微泡的破坏。在给药前，应检查留置针是否畅通。如果没有留置针，也可以使用中央静脉通道和特殊静脉通道。造影剂到右心房所需时间及之后到达目标区的时间完全取决于注射部位，当使用中央静脉通道时，时间会缩短。出现以下情况时，可能需要再次注射造影剂：

• 在不同位置存在其他病灶。

• 由于某些技术问题，第一次注射未能获得预期的诊断信息。

• 超声造影的结果与其他检查不符，如发现造影剂消退区域，但常规超声并未检测到。

在前两种情况下，根据患者的年龄和体质，间隔 10 ~ 15 分钟进行第 2 次注射。然而，为了观察在常规超声中没有发现的造影剂消退区域的动脉期特征，应在强度降低之前再次注射造影剂以维持适当的图像质量。美国食品药品监督管理局（United States Food and Drug Administration，US FDA）规定

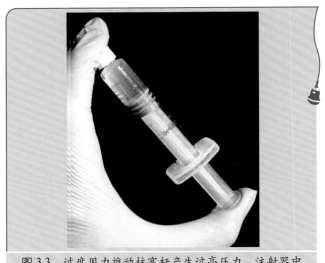

图 3.3　过度用力推动柱塞杆产生过高压力，注射器中SonoVue® 气泡会被破坏，混悬液变得更加透明

一次检查重复注入造影剂的总剂量不超过 1 瓶。

在靶目标区或病变动脉呈高灌注时，需对动态图像进行慢速回放分析。因此，及时开启动态图像存储非常重要。此外，动态图像允许进行定量分析，这有助于评价与时间相关的数据，如灌注时间、峰值时间、峰值减半时间等。

大多数专家建议在开始注射造影剂时，应立即开启动态图像存储。也有专家建议在检测到目标区域内的第一个微泡时开启记录。然而，在后一种情况下，对于血供丰富的病灶，由于造影剂的快速进出，非常容易错过增强的初始时刻。

对于肝脏超声造影，建议从注射造影剂开始连续扫查和记录动态图像 60 秒，然后每间隔 30 ~ 60秒，间歇记录小段动态图像，以便采集到造影剂消退的图像。这种扫描方式的目的是减少长时间超声暴露导致的气泡破坏。然而，目前指南推荐连续记录 / 评估动脉期和门静脉期，并考虑在延迟期间隔扫查。

进行超声造影时，图像分成两部分，分别对应灰阶模式和造影模式，可以有效地监测扫查范围内

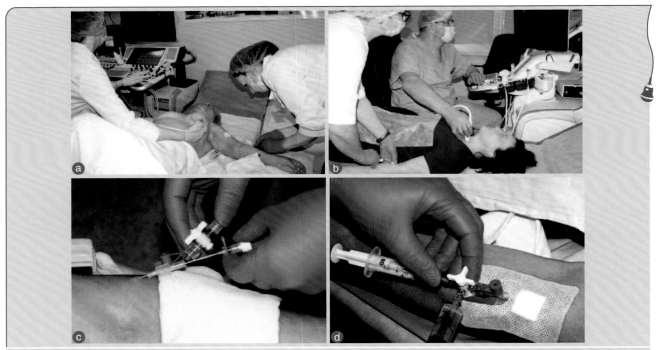

a、b.患者周围医务人员的位置；c.安装三通旋塞阀；d.三通旋塞阀方便盐水冲洗。装有SonoVue®溶液的注射器连接到一个端口，盐水冲洗通过另外一个端口。

图 3.4　典型超声造影检查

目标病灶的位置。

超声造影的检查结论通常是基于对已存储动态图像的进一步分析，并结合增强的定性和定量数据而作出诊断。

一、超声造影数据的定性分析

目前，超声造影主要是通过分析造影定性参数，准确显示目标区内血供丰富程度，其特征有助于鉴别诊断，尤其是增强模式下更易显示的病变。

与周围正常实质组织相比，超声造影的定性参数可直观地评估检查区域造影剂的进入、积累、分布和随后的退出。

在描述增强时，需要使用标准术语。这样可以避免不同专业之间和同专业内部由于描述不同而产生异议，以便在后续工作中进行更客观的随访。世界超声与生物医学联合会的专家使用以下术语：

（1）病灶增强表示其信号强度相对于相邻实质的信号增加。可以描述为：

• 等增强——相同强度。

• 高增强——更高强度。

• 低增强——更低强度。

• 无增强——完全没有增强。

（2）持续造影增强是指超声造影剂在目标区域长时间存在。

（3）增强缺失：器官特异性的超声造影剂在血管后期增强背景上显示的无增强区域。

（4）造影剂进入是指微泡开始出现到增强峰值，即超声造影剂逐渐到达目标区域的一段时间。

（5）造影剂退出是指增强的消退期，出现于峰值后。

除肝脏和脾脏外，大多数器官的造影增强可形成以下2个血管期：

• 动脉期，从造影剂到达时开始（通常在外周静脉给药后 10 ~ 20 秒），持续到 30 ~ 45 秒，造影增强。

• 静脉期，通常在注射造影剂后 30 ~ 45 秒开始，持续到微泡完全消退。

肝脏有肝动脉和门静脉的双重血供。因此，对于肝脏超声造影，诊断基于以下 3 个血管期的动态评估：

• 动脉期通常在注射造影剂后 10 ~ 20 秒开始，持续到 30 ~ 45 秒。

• 门静脉期通常从 30 ~ 45 秒开始，持续到 120 秒。

• 延迟期在门静脉期之后。

超声造影时，应评估以下主要的增强时间和空间特征：

• 出现造影增强，说明目标区域血供丰富。

• 造影剂到达的动态情况（早或晚）。

• 病灶在不同血管期相对于相邻实质对比增强。

• 检查区域内造影剂的分布。

△ 快或慢。

△ 动脉早期的典型模式，如轮辐状、篮筐状、周围结节或环状强化等。

△ 增强分布（弥散、向心、离心或其他）。

• 均匀性增强（灌注缺失或高增强）。

• 超声造影剂退出。

△ 与时间有关的特征（快或慢）。

△ 明显程度（显著或轻微）。

三维重建可能会提高超声造影的诊断价值和视觉感受。它有助于在增强的各个阶段进行实时图像监测，了解解剖结构，对大病灶进行空间定位，并进行超声引导下的干预。

二、超声造影数据的定量分析

超声造影的定量分析主要指的是对时间 - 强度曲线（time-intensity curve，TIC）的分析，可以通过客观评估扫查获得的数据、比较几种不同的成像方法、定量评估肿瘤灌注情况以进行鉴别诊断及对治疗效果进行随访。

作为评价肿瘤治疗效果的方法，它可以记录肿瘤灌注的变化，这更类似于修订版实体瘤疗效评价标准（modifed response evaluation criteria in solid tumors，mRECIST），而通常实体瘤疗效评价标准（response evaluation criteria in solid tumors，RECIST）则多是基于瘤体大小。

定量分析和半定量分析最初用于胃肠道间质瘤、

肾细胞癌、肝细胞癌（hepatocellular carcinoma，HCC）和结直肠癌转移的早期治疗效果评价。目前，它有望用于炎症性疾病和其他肿瘤的诊断。

定量分析是根据靶病灶内对比增强的时间与强度的关系，定量地描述血流灌注的特征，需存储动态图像。

超声设备自带的软件或独立的专用应用软件，如 VueBox™（Bracco）、Sonoliver®（TomTec Image Sytems）及其他的专用软件都可以使用。在目标病灶和（或）参考区内手动定位出感兴趣区域（region of interest，ROI）框。通常，可以同时分析多个 ROI。扫查获得的数字数据在每个 ROI 上自动显示为 TIC。X 轴为增强时间，Y 轴为强度。有以下两种方法可以进行定量超声造影。

（1）采用标准静脉推注造影剂来评价其进入和退出。在整个检查过程中，选用低 MI 模式，并保持在一个静止扫查平面上。ROI 中回声信号的强度以线性单位计算，并表示为 TIC（图 3.5a）。将

ROI 放置在不同的区域，可以客观比较超声造影剂进入和退出的动态情况。

（2）采用"爆破"再灌注模式评价灌注。使用快闪（flash）模式，这是超声设备的一种特殊功能，在血液中造影剂含量不变的情况下，发射增加 MI 的超声脉冲，破坏造影剂微泡。此时，用可使气泡再悬浮的特殊输液器或滴管（用于 Defnity 造影剂）在 5 ~ 20 分钟缓慢静脉输注造影剂。输注开始后，在标准低 MI 模式下进行扫查，然后用 flash 破坏气泡，随即扫查记录新气泡的到达。TIC 显示目标区域内气泡积聚和灌注逐渐增强（图 3.5b）。

目前，常用的定量分析方法是团注法。它可用于补充增强定性分析，而无须第二次注射造影剂。此外，团注法可以定量监测造影剂退出，这对肿瘤鉴别诊断很有价值，而滴注法则不能。

定量数据不是直接从原始数据中推导出来的，而是基于 TIC 计算。构建 TIC 曲线，未经处理的线性数据是最佳的，因为可接受的回波信号和输出视频信号的强度之间存在显著差异。原始信号的动态范围（0 ~ 60 dB）超过了屏幕显示和视觉感知的能力。因此，嵌入信号处理中的对数压缩会导致 TIC 失真。基于线性数据的曲线在呈现原始数据时更为准确。然而，一些专家认为使用对数数据更方便。对数数据以分贝（dB）为单位衡量，线性强度以常规单位衡量。

所有数据都可以有条件地分为时间 / 速度和血流量参数。目前，定量参数及其仪器中的呈现方式尚无统一标准（表 3.1、图 3.6）。TIC 参数的示意见图 3.7。

最常用的参数是到达时间（AT，TOA）、达峰时间（TTP）、峰值强度（PI，PE）、进入速率（WIR，AS）、退出速率（WOR，DS）、退出时间（WOT）或峰值减半时间（HTWo，DT/2）和曲线下面积（AUC）。许多因素都会影响超声造影的表现。为了获得可靠的定量数据，必须严格遵守操作流程。

定量分析降低了结果对操作者的依赖性，但必须遵守标准的操作流程。例如，为了比较同一患者或样本中的 AUC，需确保分析动态图像的持续时间

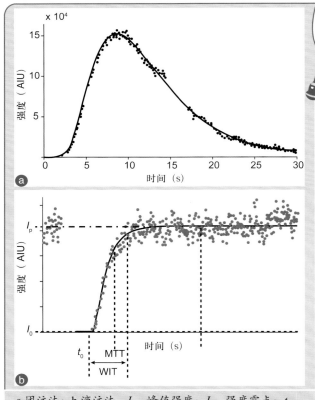

a.团注法；b.滴注法。I_p：峰值强度；I_0：强度零点；t_0：时间零点；MTT：平均通过时间；WIT：进入时间。

图 3.5　超声造影剂两种不同方式给药后造影增强的 TIC 示例

相同，因为该值直接取决于记录持续时间。

TIC 基于实际 ROI 区域框内增强强度的平均值，因此需要仔细考虑 ROI 的大小和位置。在增强最大区域内的较小 ROI 不能反映整个检查区域的真实灌注情况，也不能提供动态研究的可重复性。过大的 ROI 可能会包含相邻结构，这也会影响测量结果。

检查目标的运动也是一个挑战。为了补偿移动，机器自带的软件提供了追踪功能，该功能提供了与检查区域的移动相对应的自动 ROI 变换。

有学者认为，测量峰值强度时，如基线强度不为零，则需减去基线强度。只有在处理线性数据时才应执行减法，因为如果这样处理对数数据，将导

表 3.1 TIC 的主要定量参数列表

参数名称	同义词	定义
描述时间/速度的参数		
时间零点	到达时间（AT或TOA，t_0）	从开始注射造影剂到ROI内任何造影剂信号第一次出现的时间，对应横坐标上的点，TIC曲线开始上升
达峰时间	达峰值强度时间（TTP，TPI，t_p）	达到最大强度的时间。它对应横坐标上曲线最高点
进入时间	WIT	从造影剂出现到最大强度的时间[a]
上升时间	RT	强度5%～95%的时间。有时也被定义为强度10%～90%的时间。一些制造商标记为WIT
平均通过时间	MTT	微气泡通过ROI所用的平均时间。从数学上讲，这是拟合曲线的第一个时刻
进入速率	WIR，上升斜率（AS）	ROI造影剂累积的速率。WIR计算为累积斜率曲线和横坐标之间成角的最大切线，或曲线两点之间强度增加和时间增加的比率
退出时间	WOT	在退出阶段从最大强度到零强度的时间
半峰值时间	HTWo 下降时间/2（DT/2）	类似于WOR，估计退出阶段峰值和半峰值之间的时间
退出速率	WOR，下降斜率（DS）	ROI区域内造影剂的退出速率。WOR计算为曲线与退出斜率处横坐标之间角度的最大切线，或曲线两点之间强度降低与时间增加的比率
半峰全宽	FWHM	最大峰值两侧半振幅值之间的宽度。与MTT一样，它也反映了ROI中的平均流速
描述血流的参数		
峰值强度	PI，增强峰值（PE）	强度的最大值（以任意单位表示）
曲线下面积	AUC	允许估计相对血容量，而不考虑ROI区域内气泡的到达时间和流速。这在诊断不规则增强病灶时很重要。它被计算为造影剂到达时间和廓清之间曲线下的面积
进入曲线下面积	AUWI	
退出曲线下面积	AUWO	

注：[a]WIT和RT的定义可能因软件而异。

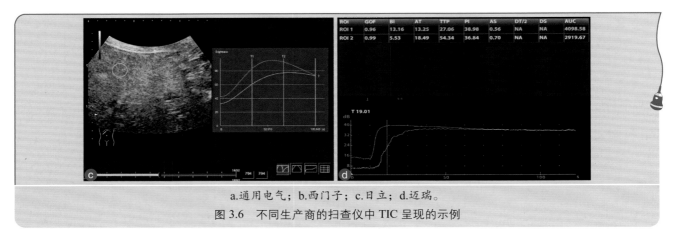

a.通用电气；b.西门子；c.日立；d.迈瑞。

图 3.6 不同生产商的扫查仪中 TIC 呈现的示例

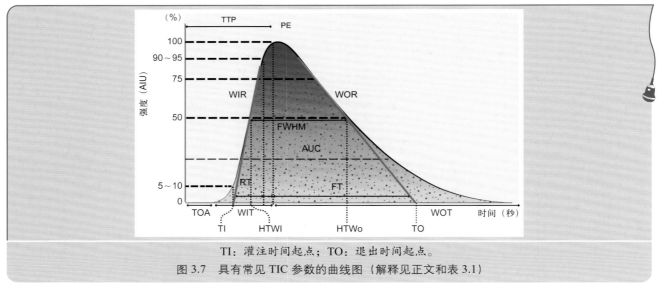

TI：灌注时间起点；TO：退出时间起点。

图 3.7 具有常见 TIC 参数的曲线图（解释见正文和表 3.1）

致峰值强度偏低。

应谨慎地比较不同 ROI 的定量数据以估计不同区域的灌注，因为不同深度和横向位置的强度值会分别有 85% 和 62% 的变化。适量的造影剂、正确的聚焦位置和增益设置可以使不同 ROI 区域之间强度值偏差降到最低。

一些软件提供了将单个像素的定量数据转换为参数化的彩色编码功能，从而可以直观地识别各种灌注区。通常根据增强的时间或强度进行编码（图 3.8）。

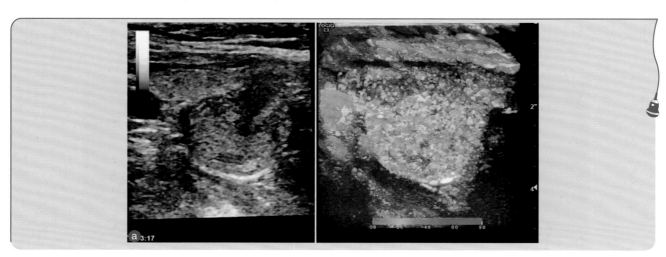

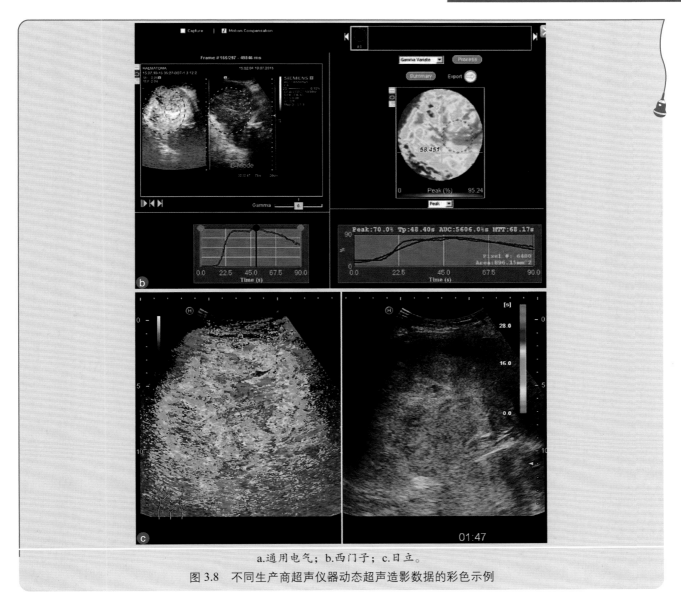

a.通用电气；b.西门子；c.日立。

图3.8　不同生产商超声仪器动态超声造影数据的彩色示例

　　超声造影定量分析被推荐用于监测恶性肿瘤的治疗反应、炎症性肠病（inflammatory bowel disease，IBD）患者的检查等。近年来，多篇文献报道了其对不同部位良、恶性病变的鉴别诊断价值。

　　该项目进一步发展的主要障碍可能是不规范的程序协议。各种超声设备生产商提供的定量参数并不统一，甚至增强的强度都用不同的单位测量，如dB、%或其他单位，这导致了在不同的超声设备上重现研究是不可能的。目前，TIC的分析大多具有科学意义。然而，考虑到组织灌注量化的前景，已经获得的定量数据应被充分利用。

● 参考文献 ●

识别二维码查阅

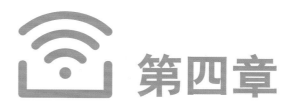

第四章

肝脏

Ella I. Peniaeva and Yuly R. Kamalov

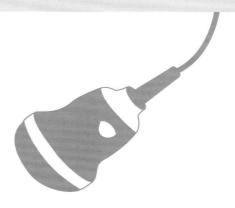

肝脏超声造影在临床上最为常用。它已被证明是鉴别肝脏局灶性病变（focal liver lesions，FLL）、发现转移灶、监测FLL对治疗的反应及指导微创手术的精准方法。随着超声造影方案的不断改进，肝脏病变新鉴别诊断标准的推出及超声造影的成功实施，促进了在临床实践中定期修订肝脏超声造影的个体化指南和建议。目前，超声造影剂SonoVue®（在美国的商品名为Lumason）在美国已经获得批准用于儿科实践。

世界超声医学与生物学联合会（The World Federation for Ultrasound in Medicine and Biology，WFUMB）《肝脏超声造影临床应用指南》的最近一次修订于2020年更新。建议在以下病变中使用肝脏超声造影。

（1）作为多模态成像的一部分识别肝转移瘤。

（2）用于鉴别在非肝硬化肝脏中偶然发现的FLL：

· 作为无任何恶性疾病史或临床怀疑恶性疾病患者的一线检查方法。

· 作为有恶性疾病史或临床怀疑恶性疾病患者的一线检查方法。

· CT或MRI未明确诊断的患者。

· 用于CT和MRI都有禁忌证的患者。

· 在适当的临床环境下对肝脓肿进行定性。

· 如果超声造影明确为良性FLL，则不建议进一步检查明确诊断。

（3）肝硬化FLL的特征：

· 作为诊断恶性肿瘤（LR-M）特别是HCC（LR-5）特异性的一线诊断方法，除非有禁忌，否则仍需CT或MRI来准确分期。

· 当CT或MRI不确定时，特别针对不适合活检的FLL，超声造影有助于诊断HCC。

· 当FLL是多个或具有不同的增强模式时，可用于选择需活检的FLL。

· 对于需要随访的FLL患者，超声造影可以监测其增强模式的变化。

（4）鉴别良恶性门静脉血栓。

（5）对于常规检查不可见或不明显的FLL进行活检，包括具有潜在坏死区域的FLL，或先前活检

导致的坏死。

（6）定量评估肝脏恶性肿瘤患者对靶向治疗的反应。

（7）规划、引导和评估微创消融术后的疗效，即刻超声引导下残余肿瘤的再治疗及在消融治疗后的随访中鉴别残余或复发肿瘤。

（8）确定肝脓肿脓腔的形状，精确定位引流位置，了解脓腔与其他结构的交通，从而指导经肝胆道的介入治疗。

常规超声检查确定图像质量满意，之后再进行超声造影。造影前患者的准备与腹部器官的常规超声检查的准备没有区别。目前，多数专家认为，对于肝脏超声造影，SonoVue®的最佳剂量为1.2 mL，在弥漫性实质改变的情况下，或对于高频探头或中档超声仪器，可能需要将剂量增加至2.4 mL。

在评估增强的定性参数时，需区分反映门静脉（70%～75%）和肝动脉（25%～30%）双重血供的3个血管期和1个血管后期，具体包括：

· 动脉期在造影剂团注后10～20秒开始，持续至35～45秒。

· 门静脉期从造影剂团注后35～45秒开始，持续至2分钟结束。

· 延迟期从造影剂团注后2分钟开始，持续至造影剂完全从肝实质中廓清（平均4～6分钟）。

· 血管后期仅在使用单核吞噬细胞特异性造影剂（如Sonazoid）时才可以观察到，这是由于造影剂被Kupffer细胞吞噬（从造影剂团注后8分钟开始，持续30分钟）。

超声造影剂进入外周静脉后，通过右心室、肺循环、左心腔和主动脉，到达肝动脉，随后肝实质均匀增强。给药后35～45秒，门静脉内出现造影剂，无变化的肝实质表现为进一步均匀的强化。延迟期增强逐渐均匀减弱（图4.1）。

肝脏连续实时成像，可以对增强CT或MRI标准扫描方案之外的各种FLL增强模式进行相应的对照补充。如动脉期快速增强的富血供转移瘤或血管瘤。由于超声造影剂仅在血管内循环，与CT和MRI相比，超声造影在确认造影剂消退方面具

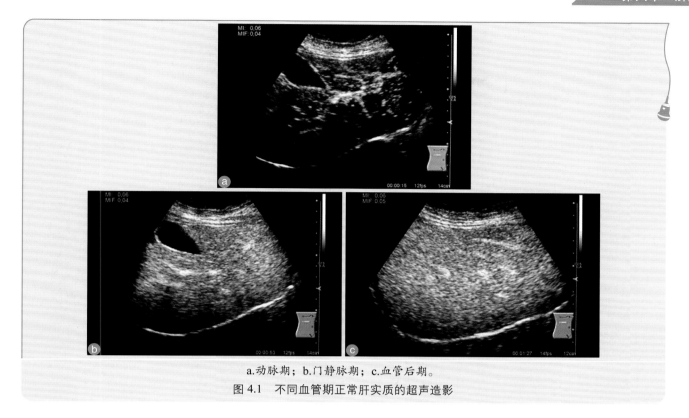

a.动脉期；b.门静脉期；c.血管后期。

图4.1　不同血管期正常肝实质的超声造影

有一定优势。CT和MRI中的造影剂可穿透内皮细胞进入病变的间质，降低了造影剂消退效应的显著性。

一、肝脏肿瘤

由于FLL的治疗方法取决于肿瘤类型，及时准确的鉴别诊断是一个重要问题。影像诊断方法的增多及高分辨率诊断设备的出现，使偶然检查到的FLL数量也随之增加。大多数FLL经超声筛查为良性。常规肝脏超声检查FLL具有较高的敏感性，但特异性较低。在大多数情况下，超声造影可以快速鉴别诊断各种FLL，敏感度为85%～98%，特异度为86%～97%，准确度为88%～99%，并可最大限度地减少使用含碘造影剂。

世界卫生组织（World Health Organization，WHO）肝肿瘤分类标准于2019年更新。在新版本中，肝脏肿瘤不是单独一卷，而是包含在消化系统肿瘤的合并版中。此外，具有非严格特异性结构（间充质和血淋巴）的肿瘤被归在消化道所有部位共有的独立章节。WHO根据组织学表现对肝脏和肝

内胆管肿瘤进行的分类如下。

良性肝细胞肿瘤，ICD-O 代码

• 肝细胞腺瘤，编号8170/0。

△ HNF-1α失活型肝细胞腺瘤。

△ 炎性肝细胞腺瘤。

△ β连环蛋白激活型肝细胞腺瘤。

△ β连环蛋白激活型炎性肝细胞腺瘤。

恶性肝细胞肿瘤及其前体病变，ICD-O 代码

• 肝细胞癌，编号8170/3。

△ 肝细胞癌，纤维板层，编号8171/3。

△ 肝细胞癌，硬化性，编号8172/3。

△ 肝细胞癌，透明细胞型，编号8174/3。

△ 肝细胞癌，脂肪型。

△ 肝细胞癌，梁索型。

△ 肝细胞癌，嫌色型。

△ 肝细胞癌，嗜中性粒细胞丰富型。

△ 肝细胞癌，淋巴细胞丰富型。

• 肝母细胞瘤，编号8970/3。

良性胆道肿瘤及其前体病变，ICD-O 代码

• 胆管腺瘤，编号8160/0。

- 腺纤维瘤，编号9013/0。
- 胆管上皮内瘤变，低度，编号8148/0。
- 胆管上皮内瘤变，高度，编号8148/2。
- 导管内乳头状肿瘤伴低度上皮内瘤变，编号8503/0。
- 导管内乳头状肿瘤伴高度上皮内瘤变，编号8503/2。
- 导管内乳头状肿瘤伴浸润性癌，编号8503/3。
- 黏液囊性肿瘤伴低度上皮内瘤变，编号8470/0。
- 黏液囊性肿瘤伴高度上皮内瘤变，编号8470/2。
- 黏液囊性肿瘤伴浸润性癌，编号8470/3。

恶性胆道肿瘤，ICD-O 代码

- 胆管癌，编号8160/3。
- △ 大胆管肝内胆管癌。
- △ 小胆管肝内胆管癌。
- 未分化癌，编号8020/3。
- 混合型肝细胞癌–胆管癌，编号8180/3。
- 神经内分泌肿瘤，编号8240/3。
- △ 神经内分泌肿瘤，分级，编号18240/3。
- △ 神经内分泌肿瘤，分级，编号28249/3。
- △ 神经内分泌肿瘤，分级，编号38249/3。
- 神经内分泌癌，编号8246/3。
- △ 大细胞神经内分泌癌，编号8013/3。
- △ 小细胞神经内分泌癌，编号8041/3。
- 混合性神经内分泌和非神经内分泌肿瘤（mixed neuroendocrine-nonneuroendocrine neoplasm，MiNEN），编号8154/3。

WHO对消化系统间质瘤的分类如下。

胃肠道间质瘤，CD-O 代码

- 胃肠道间质瘤，编号8936/3。
- △ 琥珀酸脱氢酶缺陷型胃肠道间质瘤。

脂肪组织和（肌）成纤维细胞肿瘤，ICD-O 代码

- 炎性肌纤维母细胞瘤，编号8825/1。
- △ 上皮样炎性肌纤维母细胞肉瘤。
- 韧带样型纤维瘤病，编号8821/1。
- 腹壁纤维瘤病，编号8815/1。
- 孤立性纤维瘤，编号8815/3。
- 孤立性纤维瘤，恶性。
- △ 脂肪瘤样孤立性纤维瘤。
- △ 巨细胞血管瘤，编号9160/0。
- 脂肪瘤，编号8850/0。
- 血管脂肪瘤，编号8861/0。
- 丛状纤维黏液瘤，编号8811/0。

平滑肌和骨骼肌肿瘤，ICD-O 代码

- 平滑肌瘤，编号8890/0。
- △ 幼稚期平滑肌瘤。
- △ 平滑肌瘤病，编号8890/1。
- 平滑肌肉瘤，编号8890/3。
- 胚胎性横纹肌肉瘤，编号8910/3。
- 横纹肌肉瘤，梭形细胞/硬化性，编号8912/3。
- 腺泡状横纹肌肉瘤，编号8920/3。

血管和血管周围肿瘤，ICD-O 代码

- 血管瘤，编号9120/0。
- △ Dieulafoy病。
- △ 胃窦血管扩张症（gastric antral vascular ectasia，GAVE）。
- △ 血管发育不良。
- △ 吻合状血管瘤。
- △ 婴儿血管瘤。
- △ 弥漫性肝血管瘤病。
- △ 肝小血管肿瘤。
- 上皮样血管内皮瘤，编号9133/3。
- 卡波西肉瘤，编号9140/3。
- 血管肉瘤，编号9120/3。
- △ 上皮样血管肉瘤。
- 血管球瘤，编号8711/0。
- 血管球瘤病，编号8711/1。
- 不确定潜在恶性血管球瘤，编号8711/1
- 恶性血管球瘤，编号8711/3。
- 淋巴管瘤，编号9170/0。

神经肿瘤，ICD-O 代码

- 神经鞘瘤，编号9560/0。
- △ 微囊/网状神经鞘瘤。
- △ 黏膜施万细胞错构瘤。
- 颗粒细胞瘤，编号9580/0。
- 恶性颗粒细胞瘤，编号9580/3。

- 神经束膜瘤，编号9571/0。
- 神经节细胞瘤，编号9490/0。
- 神经节细胞瘤病，编号9491/0。

分化不确定的肿瘤，ICD-O 代码
- 良性肾血管平滑肌脂肪瘤，编号8714/0。
  △ 硬化性PEComa。
- 血管平滑肌脂肪瘤，编号8860/0。
  △ 血管平滑肌脂肪瘤的炎症亚型。
- 恶性肾血管平滑肌脂肪瘤，编号8714/3。
- 钙化性巢状间质–上皮性肿瘤，编号8975/1。
- 滑膜肉瘤，编号9040/3。
  △ 单相纤维型滑膜肉瘤，编号9041/3。
  △ 双相滑膜肉瘤，编号9043/3。
- 透明细胞肉瘤，编号9044/3。
- 胚胎肉瘤，编号8991/3。

在以往肝肿瘤和肝内胆管肿瘤分类中（Lyon，2010），局灶性结节增生（focal nodular hyperplasia，FNH）被归为良性肝细胞上皮肿瘤。而在目前的分类中，FNH仅在文中提及，没有被编码，因其不是真正的肿瘤，而是肝细胞对血管疾病的继发性增生反应。

（一）良性肝病变

肝脏良恶性肿瘤鉴别诊断主要根据是与正常肝实质相比，门静脉期和延迟期的增强情况。几乎所有良性FLL在门静脉期和延迟期均表现为稳定的等增强或高增强，而在动脉期则表现为不同的等增强或高增强。90%的良性FLL患者可通过超声造影明确诊断。

肝血管瘤是最常见的肝脏良性肿瘤。当患者因其他原因接受检查时，常被偶然发现。在无HCC危险因素和肿瘤病史的患者中，病变表现为典型的血管瘤特征，则认为超声诊断是明确的。对于无典型超声征象、回声结构不均、体积较大、有钙化、玻璃样变、多房性改变等，常规超声的诊断价值较低。

血管瘤是由脂肪内皮层和纤维间隔的血管腔形成的病变，多表现为血流缓慢和动脉供血，血流速度快或存在动静脉瘘的血管瘤极为少见。肝血管瘤的特异模式是动脉期周边结节状高增强，门静脉期和延迟期逐渐向心充填（图4.2～图4.4）。

由于存在坏死或纤维化，血管瘤可以是完全增强或不完全增强，且在门静脉期和延迟期几乎无退出。有文献报道，68%～98%病理学证实的血管

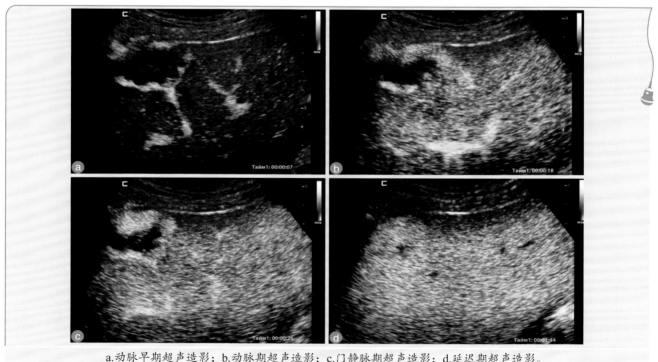

a.动脉早期超声造影；b.动脉期超声造影；c.门静脉期超声造影；d.延迟期超声造影。

图 4.2　肝血管瘤，典型的周边结节状高增强 （1）

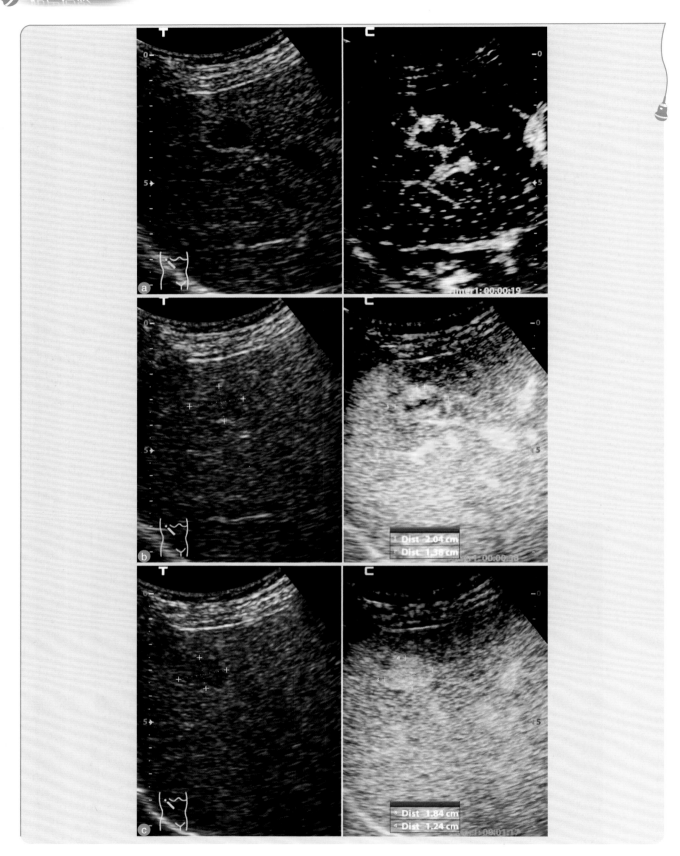

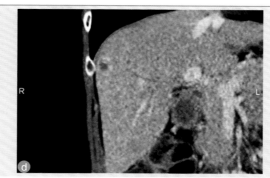

a.动脉早期超声造影；b.动脉期超声造影；c.门静脉期对比增强超声造影；d.门静脉期增强CT影像。

图 4.3　肝血管瘤，典型的周边结节状高增强（2）

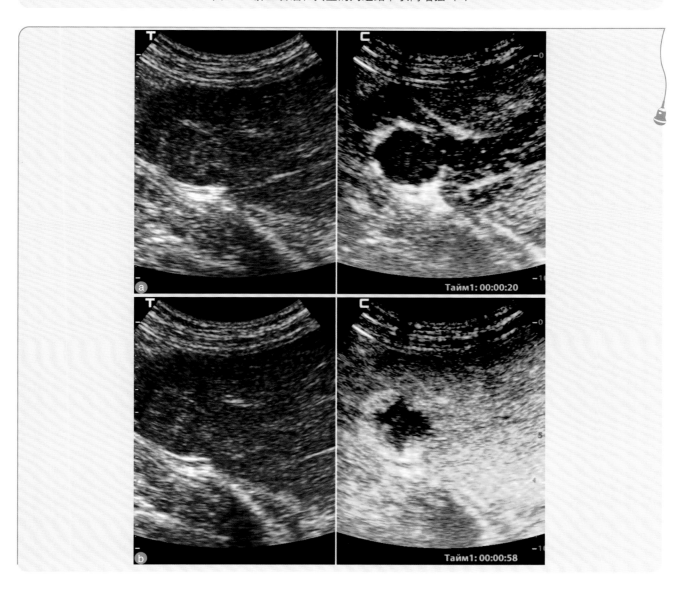

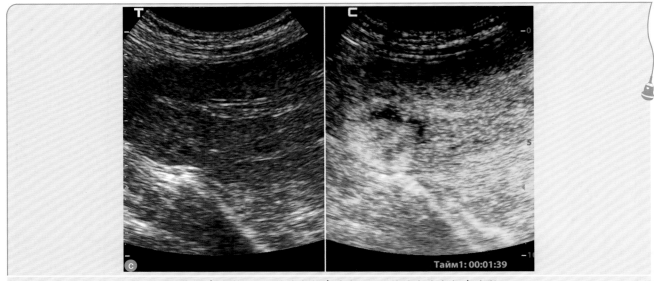

a.动脉期超声造影；b.门静脉期超声造影；c.门静脉期晚期超声造影。

图4.4　肝血管瘤，典型的周边结节状高增强（3）

瘤中存在这种增强模式。血管瘤较小（＜15 mm）或较大（＞4 cm），其血流速度快和存在动静脉瘘时，可能缺乏特征性的造影模式，但会存在图像在动脉期快速增强（图4.5、图4.6）。在某些情况下，动态图像的回放可显示典型的周边结节状短暂强化。如果错过这一典型表现，则很难与FNH、肝腺瘤和未发生廓清的HCC相鉴别。

一些文献报道了延迟期造影剂退出的血管瘤病例，这显著地增加了恶性肿瘤鉴别诊断的复杂性。这种"退出"可能是由于长时间扫查导致微泡破坏过多及造影剂的逐渐稀释和病灶内的血流速度慢使之无法得到补偿。

如果超声造影下呈现血管瘤典型的周边结节状增强，并且在延迟期出现明显的"退出"，则提示为罕见的血管源性肿瘤，即具有中等恶性潜能的上皮样血管内皮瘤。因此，在发生此类廓清的FLL中，建议使用其他影像方法或病理学验证。此外，边缘有细微高增强的非强化血管瘤可能被误判为恶性FLL，很难与恶性FLL相鉴别，特别是乏血供的转移瘤。这种模式通常与透明质增生、纤维化、囊性变或血栓形成有关。

欧洲肝脏研究协会（European Association for the Study of the Liver，EASL）将超声造影纳入《临床实践指南：肝脏良性肿瘤的管理》，并批准其用于肝血管瘤与其他肿瘤的鉴别诊断。超声造影在肝血管瘤鉴别诊断中的准确率接近于MRI和CT。其敏感度为85.7%～90.4%、特异度为97.2%～98.8%、准确度为94.1%～96.9%。

FNH是仅次于肝血管瘤的良性病变，是因血管疾病引起的肝细胞继发性增生反应。FNH仅由肝动脉的分支供血，这些分支穿过中央瘢痕和纤维间隔。其特征性的"轮辐状"血供模式，可通过CDI和能量多普勒成像（power Doppler imaging，PDI）检测到，但在超声造影中表现更为明显。FNH在动脉早期表现为从中心向外的快速填充，呈显著的高增强，而此时肝实质的增强仍然较低，从而出现"灯泡"样表现。FNH的强化速度太快，具有离心状的"轮辐状"增强模式很容易被遗漏，往往需要重复回放动态图像才能发现。"偏心性"FNH的血管分布和相应的微泡灌注从病变边缘开始。病变的实际大小和边界在动脉期显示最为清晰（图4.7）。在门静脉期和延迟期，FNH可呈稍高增强或等增强。在延迟期，中心瘢痕可表现为低增强。

在某些情况下，由于长时间扫查导致造影剂微泡破坏或微泡自身退行性变，超声造影可能会在延迟期出现轻微"退出"迹象，这可能会影响FNH与恶性FLL鉴别诊断的可靠性。据文献报道，对于小于3 cm的FLL的影像检查，超声造影优于

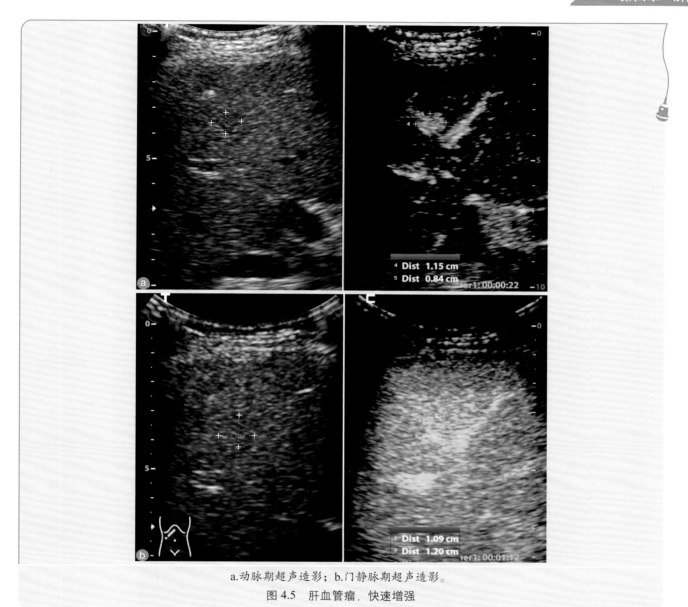

a.动脉期超声造影；b.门静脉期超声造影。

图 4.5　肝血管瘤，快速增强

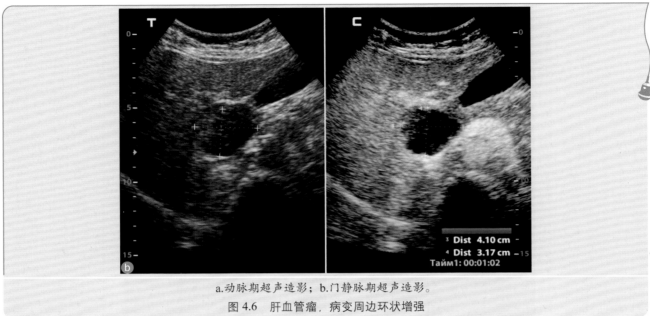

a.动脉期超声造影；b.门静脉期超声造影。

图 4.6 肝血管瘤，病变周边环状增强

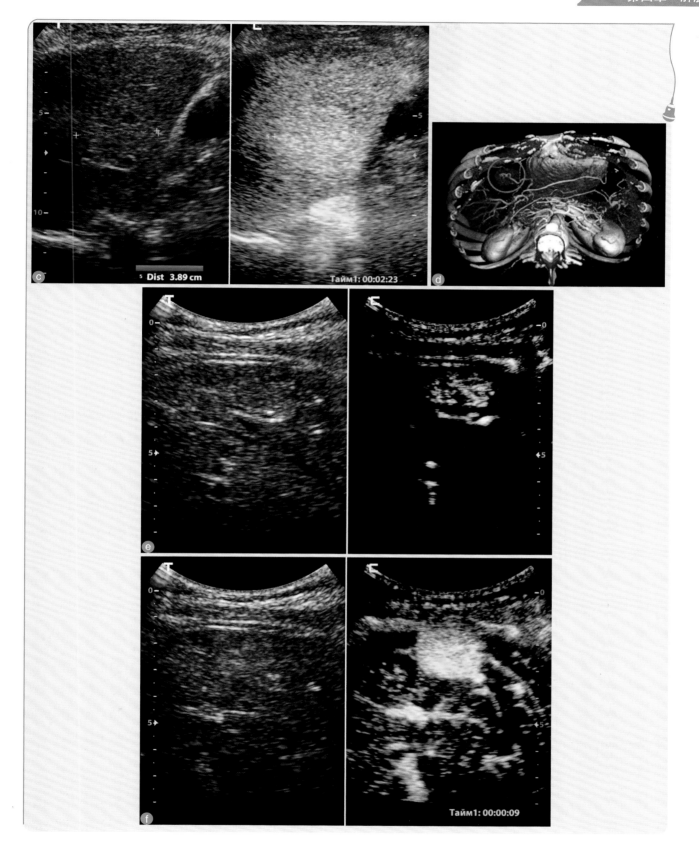

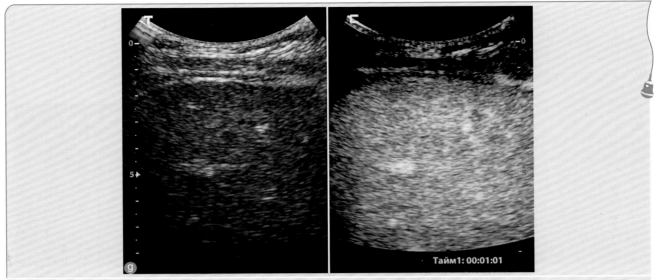

a.患者1：动脉早期"轮辐状"增强；b.患者1：动脉期明显的高灌注，"灯泡"征；c.患者1：延迟期持续增强；d.患者1：动脉期增强CT三维重建显示供血动脉，FNH高强化；e.患者2：动脉早期"轮辐状"增强模式；f.患者2：动脉期明显的高灌注，"灯泡"征；g.患者2：延迟期持续增强。

图4.7 FNH超声造影

MRI。在MRI缺乏特征性表现时，MRI和超声造影的联合应用可以提高FNH诊断的准确性。超声造影诊断FNH的敏感度和特异度分别为80%～82.5%和94.3%～95.6%。在EASL《临床实践指南：肝脏良性肿瘤的管理》中，超声造影被纳入FNH管理路线图中（图4.8）。

肝细胞腺瘤（hepatocellular adenoma，HCA）的发病率约为FNH的1/10。其病因尚未明确，但多认为可能与下列药物或情况有关：女性口服避孕药、男性合成代谢类固醇和雄激素、酪氨酸血症、糖尿病、范科尼（Fanconi）贫血、糖原分解和其他情况。病变通常表现为单发，但也有多发的病例报告。由于出血和恶变等并发症的风险较高，准确、及时的诊断非常重要。

基于基因突变和存在恶变风险的HCA主要亚型：

• HNF-1α突变的肝细胞腺瘤（HA-H，0～35%）。

• β连环蛋白突变的肝细胞腺瘤（HA-B，0～10%）。

• 炎性肝细胞腺瘤（HA-I，0～35%）。

• 音猬因子（sonic hedgehog，SHH）肝细胞腺瘤（HA-sh，0～5%）。

• 未分类的肝细胞腺瘤（HA-U，0～7%）。

HCA也由肝动脉供血。组织病理学显示肿瘤内有大的包膜下血管、大量薄壁毛细血管和血窦分布。超声造影可观察到动脉期高增强及从周边到中心快速填充。这种现象很容易被遗漏，需要回放动态图像反复观察。通过参数图更容易观察到此增强（图4.9c）。

向心型增强可作为HCA和FNH的鉴别诊断。两者均为高增强病变，但FNH是离心型填充（由中心向周边）。HCA通常表现为均匀增强。如果存在出血或坏死区域，尤其是较大的HCA，可能会出现非均匀增强。在门静脉期，HCA一般表现为等增强（图4.9）。由于门静脉系统没有血液流入，延迟期

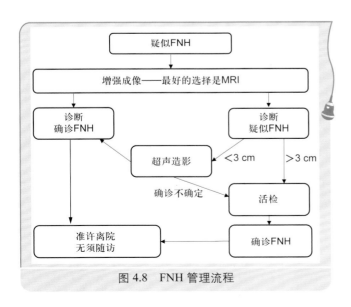

图4.8 FNH管理流程

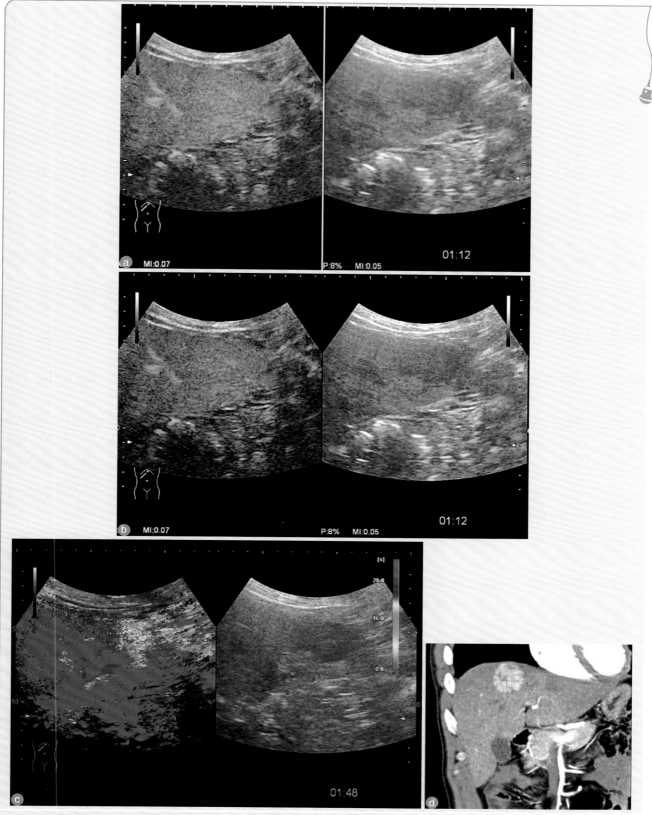

a.动脉期快速弥漫性高增强；b.门静脉期等增强，与周围正常肝实质同步增强；c.增强的参数图；d.CE-CT。

图 4.9　肝细胞腺瘤

可能显示轻度低增强。或由于此时微泡仍保留在血窦中，可以表现为等增强。如果出现明显的造影剂退出，则难以与HCC相鉴别。

HCA分子水平的分类有助于了解其恶变情况。恶变风险最高的是β连环蛋白外显子3突变的HCA，通常在男性患者中检测到。因此，无论病变大小，建议所有男性HCA患者进行肝切除或其他治疗，而对于HCA小于5 cm的女性患者，可以采用保守治疗。

类似于MRI，确定了HCA亚型就需要在超声造影下寻找这些亚型的特异表现。据报道，HNF1A失活型和炎性HCA在增强这一特征上存在显著差异。HNF-1α失活型HCA在动脉期表现为高增强，门静脉期和延迟期表现为混合型填充，无造影剂退出迹象。炎性HCA也表现为动脉期高增强，但延迟期伴有轻度中央低增强和外周等增强。

通常，HA-H和HA-I没有"退出"，而HA-B和HA-U通常表现出延迟期"退出"。HA-H和HA-I在多数情况下均无"退出"表现，二者之间没有可靠的鉴别标准。目前，基于超声造影的HCA亚型鉴别诊断仍处于研究阶段，不推荐用于临床实践。如果HCA有明显的"退出"，且缺乏与恶性FLL鉴别诊断的可靠特征，则需进行组织学验证。

其他罕见的良性肝脏肿瘤还有炎性假瘤和血管平滑肌脂肪瘤（angiomyolipoma，AML）。关于这些病变的增强模式只有零星报告。

肝脏炎性假瘤是一种罕见的良性疾病，很容易被误诊为原发性恶性肿瘤或继发性恶性肿瘤。有文献报告其特征是动脉期快速高增强，门静脉期和延迟期"退出"，无法与恶性FLL相鉴别。超声造影能将它与其他具有良性特征性表现的FLL加以区分。

胆管细胞腺瘤（胆管腺瘤）是一种罕见的、通常小于1 cm的良性FLL，有异常的动脉血供。该肿瘤也可因动脉期高增强和早期廓清而被误诊为恶性肿瘤。

肝血管平滑肌脂肪瘤是一种罕见的良性间充质瘤，其组织病理学表现为3种不同比例的成分：增生的厚壁血管、平滑肌和成熟的脂肪细胞。虽然它被认为是良性的，但具有潜在恶变的可能。据报道，有些病灶具有类似恶性肿瘤的组织病理学特

征，并可发生肝外转移。典型的良性血管平滑肌脂肪瘤在动脉期呈高增强，在门静脉期和延迟期呈稍高增强或等增强。约25%的患者在延迟期出现"退出"征象，有1例被报告在造影三期均呈低增强。此外，超声造影在评估造影剂"退出"方面优于增强CT（contrast-enhanced computed tomography，CE-CT），且CT判定"退出"（假阳性）率为42.6%，因此易被误诊为恶性FLL，而超声造影的假阳性率仅为18.5%。

（二）肝脏恶性病变和转移

恶性肝肿瘤的超声造影特征是延迟期和血管后期（Sonazoid）低增强，对应于造影剂退出。无论在动脉期是否有增强，在所有肝转移患者中都可以观察到上述特征，例外情况较为罕见。

肝转移肿瘤是最常见的恶性FLL。有30%~50%的肿瘤患者发生肝转移，其发生率是原发性肝癌的20~30倍。肝转移的主要原因是结直肠癌、食管癌、肺癌、十二指肠癌或胰腺癌。

肝转移瘤有动脉血供，没有来自门静脉系统的血流。超声造影的特征是门静脉期和延迟期显著低增强，在均匀增强的正常肝实质中表现为边界清晰的暗区（图4.10）。"退出"通常在注射造影剂60秒内开始，但在小病灶（<2 cm）的罕见病例中，门静脉期未见早退，而是在120秒后的晚期开始廓清。

在动脉期，肝转移瘤可能表现出各种增强模式。血供差的转移瘤动脉灌注相对较低，一般呈现低增强，有时在周围有轻微增强。这种模式通常见于胃肠道、肺或乳腺腺癌的转移。血供丰富的转移瘤最常见于神经内分泌肿瘤、类癌、黑色素瘤、肉瘤、尿路上皮癌、绒毛膜癌、乳腺癌、甲状腺癌或卵巢癌的转移。它们具有较丰富的动脉供血，造影呈弥漫性高增强，且在动脉期有明显边界，在门静脉期和延迟期有"退出"。血供丰富的转移瘤增强和峰值开始时间比血供差的转移瘤出现得更早，而"退出"开始得更晚。也有罕见的转移瘤，在门静脉期和延迟期表现为等增强，这种模式可以用动脉血流量的增加来解释，增加的血流量补偿了门静脉期血流量的减少。这可能是容易将此类转移瘤误诊为高分化HCC或良性病变的原因。

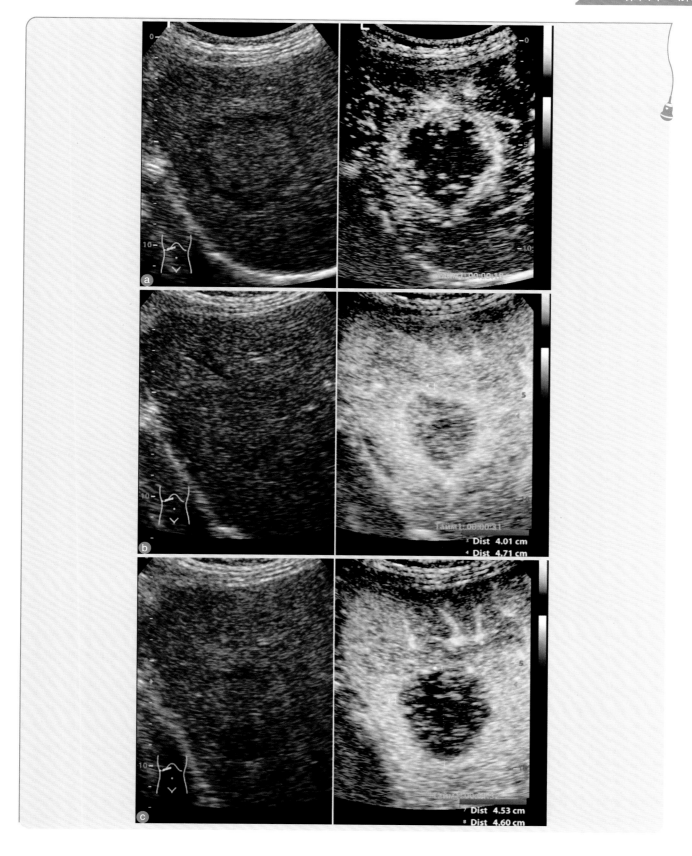

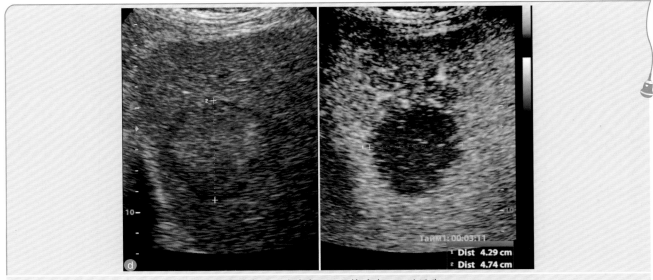

a.动脉早期；b.动脉期；c.门静脉期；d.延迟期。

图4.10 肠癌肝转移超声造影

然而，动脉期增强模式的诊断价值有限。但它可能有助于判断原发性肿瘤的来源，并用于监测抗肿瘤血管生成药物的治疗效果。在动脉期最适合观察转移瘤的血管分布及供血血管。通过评估周围环状强化及分隔和囊壁的增强，可以对囊性转移瘤与复杂非肿瘤囊肿进行鉴别诊断（图4.11）。

超声造影对肝转移瘤的诊断准确率很高，敏感度为94.4%，特异度为93.7%，准确度为94.11%。DEGUM多中心研究显示准确率为91.4%。然而，超声造影仅限于评价位于一个扫查平面内的转移瘤。它无法检测到其他远处转移瘤，也无法同时评价整个肝脏内的病变情况。

HCC是一种原发性肝癌，占所有肝癌的80%。在所有恶性肿瘤中，其患病率居第6位，死亡原因居第2位。HCC常发生于肝硬化患者。然而，肝硬化并不被视为癌前病变。约20%的HCC发生于非肝硬化患者，通常与代谢综合征和慢性乙型肝炎相关。还有其他危险因素，如接触黄曲霉素、慢性酒精中毒、非酒精性脂肪肝、遗传性血色素沉着症、α₁-抗胰蛋白酶缺乏症、肝豆状核变性（威尔逊病）等。

在大多数情况下（约90%），HCC的发展是一个多阶段的过程，即肝细胞逐渐发生细胞和分子的去分化。HCC经过以下发展阶段（图4.12）：

（1）再生性大结节，其组织病理学与肝实质相同。

（2）低度不典型增生结节（low-grade dysplastic nodule，LGDN）。其血供与肝脏的血供几乎没有差异（约80%来自门静脉，20%来自肝动脉）。

（3）高度不典型增生结节（high-grade dysplastic nodule，HGDN）。表现出活跃的血管重构，伴有血窦毛细血管形成和非成对动脉发育，但保留了门静脉流入和肝静脉流出。

（4）早期HCC，高度分化。随着非成对动脉数量的增加和成对动脉的消失，门静脉血供转换为动脉血供。

（5）进展性HCC，中分化或低分化。它可能表现为浸润性生长和转移。在这一阶段，随着血液从肿瘤内动脉逆行到肿瘤内门静脉和肿瘤周围间隙的血窦，血供情况出现了根本性变化。随着肿瘤的进展，门静脉血供完全消失，肿瘤完全由动脉供血。

另外，无肝硬化基础的HCC没有中间阶段和组织学上的癌前病变，被定义为新发性HCC。例如，在慢性乙型肝炎中，病毒基因组与患者DNA的整合可直接导致HCC基因的激活。

HCC的超声征象是非特异性的，在很大程度上取决于肿瘤类型：弥漫性或结节性，后者又分为单发结节、单发增生结节、多发结节和多发融合结节。诊断HCC的关键是了解肿瘤新生血管生成的过程，从而了解超声造影剂到达、积聚、分布和退出的动态过程。

无肝硬化基础的HCC表现为动脉期高增强，呈从周围向中央填充的、杂乱的血流灌注模式。如肿瘤内存在坏死，则增强不均匀。偶尔可见动脉期的等增强和低增强模式，门静脉期和延迟期表现出缓慢的轻度"退出"，但不如其他原发性肝肿瘤或转移瘤明显。"退出"通常在注射造影剂60秒后开始，25%的病例超过180秒。

有肝硬化基础的肝脏出现无法确定为良性的FLL，则需进行增强影像学检查。肝硬化基础上97%HCC的主要特征是动脉期高增强，延迟期"退出"。通常动脉期呈均匀增强，不均匀强化少见，在大于5 cm的病灶中可见。不典型的HCC可表现为周边环状增强，造影剂轻度退出，且通常开始得较晚，这与其他肝脏恶性肿瘤不同（图4.13、图4.14）。

早退效应的出现和显著程度取决于肿瘤分化程度和大小。高分化HCC的早退特征性较低。如病灶小于2 cm，在20%～30%的病例中可以观察到"退出"；病灶在2～3 cm，40%～60%的病例会出现

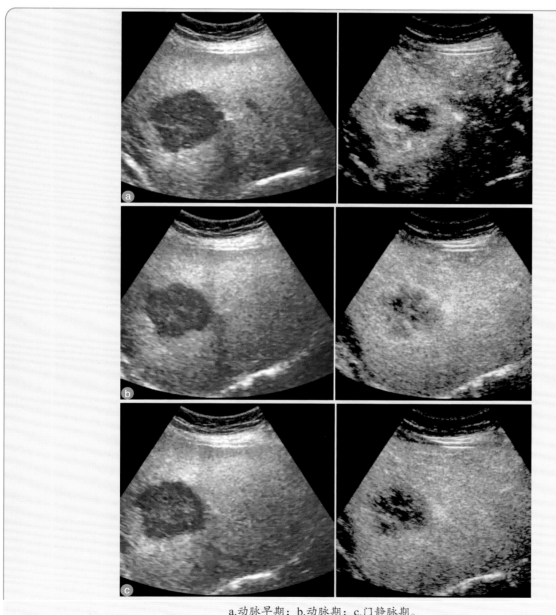

a.动脉早期；b.动脉期；c.门静脉期。

图4.11　乳腺癌肝转移造影

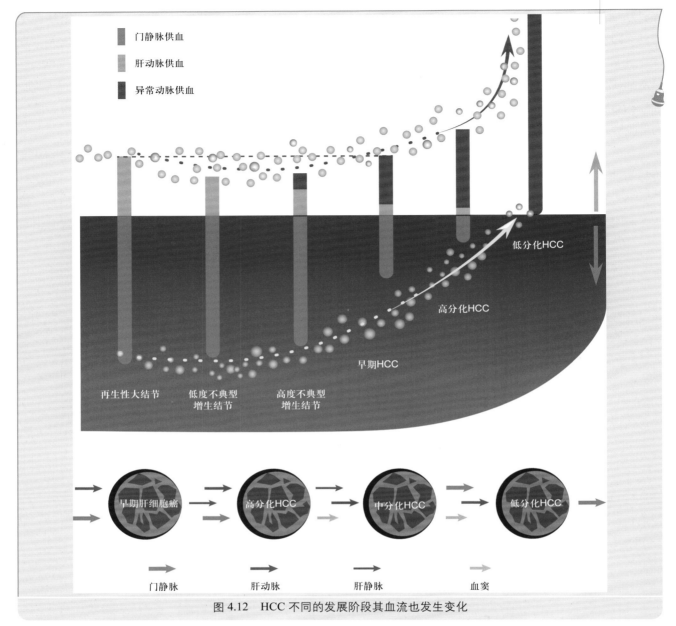

图 4.12　HCC 不同的发展阶段其血流也发生变化

"退出"效应（图4.15）。

因此，对于肝硬化患者中的FLL，如果在动脉期显示高增强，即使没有早退，也高度怀疑HCC。动脉期等增强和低增强，门静脉期快速廓清的HCC少见。荟萃分析显示，超声造影诊断HCC的敏感度为85%，特异度为91%，AUC（ROC曲线下的面积）为0.943。但不推荐将超声造影用于肝癌的分期。

门静脉癌栓形成是影响HCC分期的标志之一。超声造影能可靠地鉴别栓子的良、恶性，其敏感度为0.94（95% CI 0.89～0.97），特异度为0.99

（95% CI 0.80～1.00），是检查HCC患者门静脉的理想方法。

癌栓的典型表现是动脉期快速增强，有时可见线性或紊乱的供血血管。如果是血栓，超声造影剂不会积聚。在弥漫性HCC中，门静脉癌栓的存在可能是肝脏恶性肿瘤的第一个标志。在这种情况下，发现与受累门静脉相邻的肝实质中的"退出"现象，重新评估动脉期以寻找高增强病灶，有助于HCC的诊断。

超声造影肝脏影像报告和数据系统（liver imaging reporting and data system，LI-RADS）分级

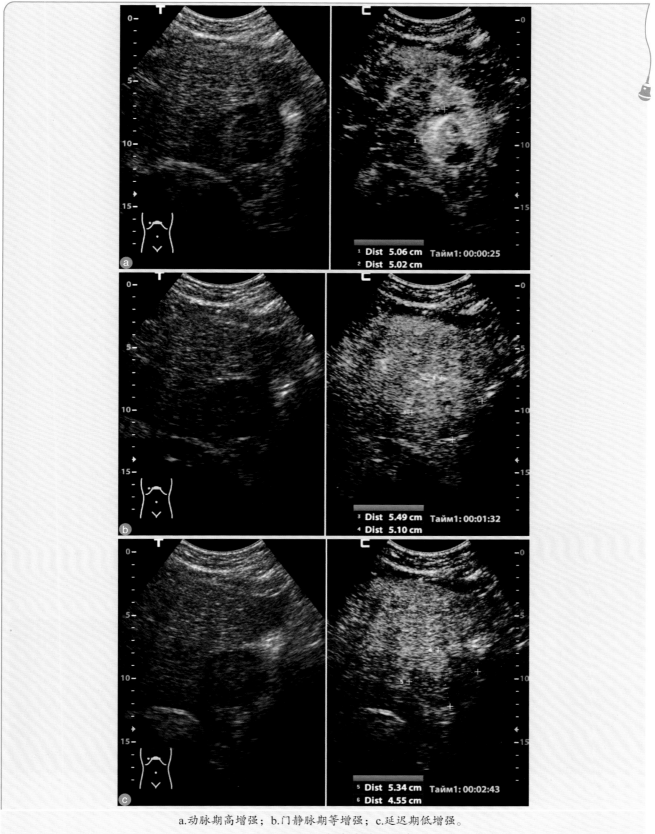

a.动脉期高增强；b.门静脉期等增强；c.延迟期低增强。

图 4.13　HCC 超声造影（1）

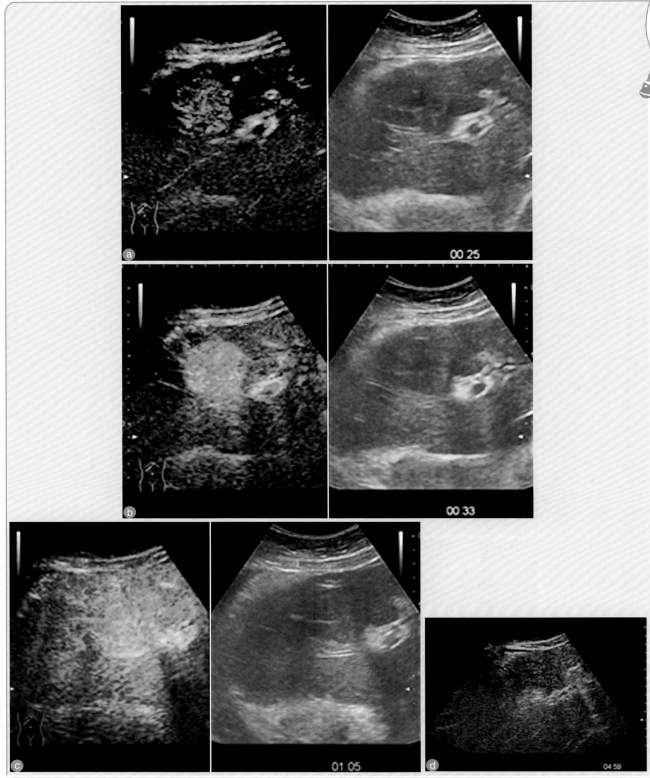

a.动脉早期高增强；b.动脉期高增强；c.门静脉期等增强；d.延迟期低增强。

图 4.14 HCC 超声造影（2）

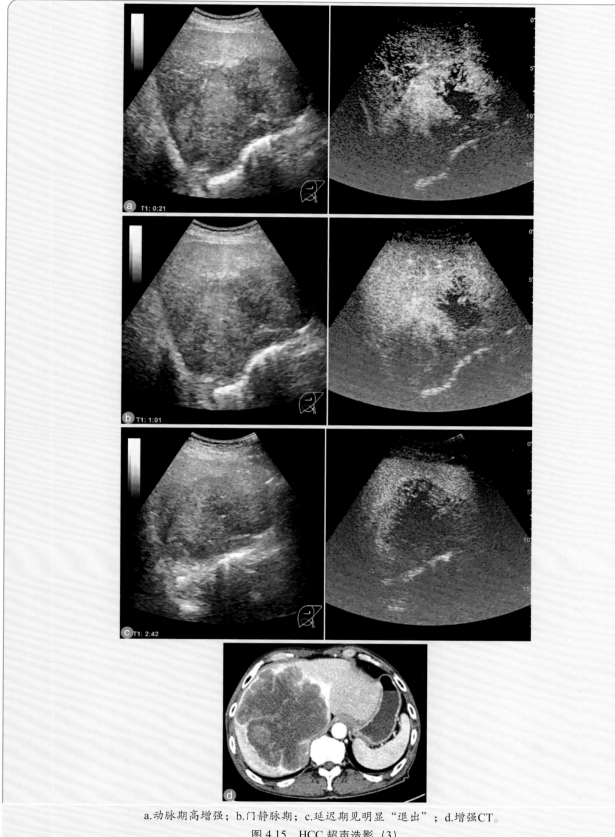

a.动脉期高增强；b.门静脉期；c.延迟期见明显"退出"；d.增强CT。

图 4.15 HCC 超声造影（3）

由美国放射学会（American College of Radiology，ACR）设计，并于2017年进行了修订，以确保高风险患者HCC的无创诊断。其旨在提高肝脏超声造影检查时诊断参数、数据判读和检查报告的一致性（图4.16）。根据LR-1（明确良性）到LR-5（明确HCC）将FLL进行分类。此外，还明确了非肝细胞性恶性肿瘤（LR-M）和静脉癌栓（LR-TIV）的类别。

（1）LR-1类（确定为良性）包括单纯性囊肿、血管瘤和肝脂肪沉积/缺失等典型造影征象的FLL，后者多位于胆囊窝周围和门静脉右前方的S4段，在造影三期均呈等增强。

（2）LR-2类（可能为良性）包括肝脏脂肪沉积/缺失，不在特征性位置，<10 mm的明显等增强实性结节，以及至少2年没有变化的LR-3结节。

（3）LR-3类、LR-4类和LR-5类反映了从不典型增生结节（>4 mm）到HCC不同时期的进展。它们伴随着血供的变化，可以根据图4.16进行评价。

• LR-5类（明确为HCC）。直径≥10 mm的FLL，整个或部分结节在动脉期呈高增强，随后（≥60秒）表现为轻度"退出"。ACR报告指出，这将排除不确切的HCC诊断。

• LR-4类（可疑HCC）。FLL直径≥20 mm且动脉期无高增强和FLL直径<10 mm且动脉期高增强，二者都有轻度"退出"和延迟（60秒后）"退出"；FLL直径≥10 mm且动脉期高增强，无任何类型的"退出"。

• LR-3类（中等恶性概率）。包括各种无动脉期高增强且无任何类型"退出"的FLL；FLL直径<20 mm，无动脉期高增强，伴有延迟"退出"和轻度"退出"；FLL直径<10 mm，动脉期高增强，无任何类型的"退出"。

（4）LR-M（恶性FLL，非HCC）。包括动脉期周边环状高增强或早期（<60秒）有明显"退出"的病变。

LI-RADS分级敏感度为86%，特异度为96%，阳性预测值（positive predictive value，PPV）为98%，阴性预测值（negative predictive value，NPV）为73%。

胆管癌是仅次于HCC的第二常见的原发性肝肿瘤。根据肿瘤的部位，分为肝内（外周）胆管癌和肝外胆管癌，后者又分为远端肝外胆管癌和肝门部胆管癌（Klatskin瘤）。其影像学表现取决于肿瘤的形态，肝内胆管癌分为外生型、管周浸润型、管内生长型和混合型；肝外胆管癌则分为硬化型、管周浸润型、结节型和乳头型。

结节型胆管癌以不均匀的边缘高增强常见，

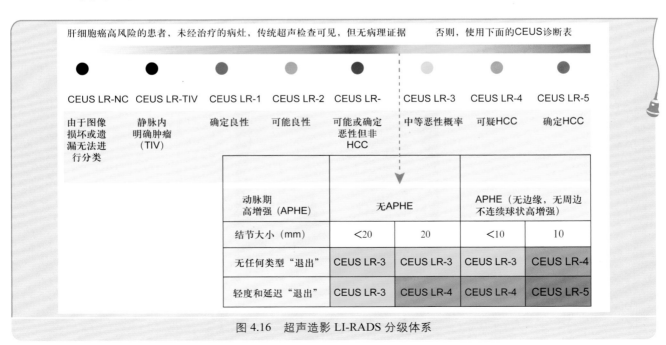

图 4.16　超声造影 LI-RADS 分级体系

其次为非均匀的弥漫性高增强，均匀的高增强很少见，不均匀低增强偶见。浸润型胆管癌通常表现为动脉期不均匀增强。胆管内生长型可见其边缘清晰，胆管局部扩张，以及动脉期均匀高增强。胆管癌的不均匀增强取决于肿瘤内坏死和纤维化的情况。

胆管癌门静脉期和延迟期的造影剂退出，通常比HCC出现早，且更显著（图4.17）。胆管周围组织的浸润程度和肿瘤的实际大小最好在门静脉期和延迟期确定。超声造影对胆管癌的诊断并不劣于增强CT或MRI。超声造影剂完全存在于血管内，这有利于更好地识别"退出"效应。而CT和MRI的造影剂扩散到纤维间质中，并积聚在肿瘤的细胞外间隙，致使"退出"效应不太明显。

上皮样血管内皮瘤是一种罕见的肝血管内皮源性肿瘤，具有中度恶性。常规超声检查无特征性表现，相关的超声造影文献也较罕见，且没有特异的增强模式。然而，了解血管内皮瘤的可能模式有助于扩大鉴别诊断范围并避免误诊。大多数血管内皮瘤表现为动脉期周围环状增强，类似于肝转移瘤。较少见不均质的高增强。所有典型病例表现为门静脉期和延迟期快速"退出"。个别病例报道有周边结节状增强，这也是肝血管瘤的典型征象，因其出现"退出"特征，怀疑存在恶性变的可能性。

肝淋巴瘤在动脉期可能有不同程度的增强，但门静脉期和延迟期的特征性"退出"提示为恶性肿瘤。

综上所述，我们提供了最常见的肝脏肿瘤鉴别诊断流程图（图4.18）。

在某些情况下，使用单核吞噬细胞特异性造影剂Sonazoid®可提高超声造影诊断的准确性，因为血管后期的评估始于注射造影剂后10分钟。Sonazoid®与网状内皮系统相互作用，并被Kupffer细胞吞噬。恶性FLL缺乏Kupffer细胞，因此在血管后期表现为增强缺失，可与肝实质和大多数良性FLL区分。为了避免造影剂气泡的不必要破坏，建议在前30～60

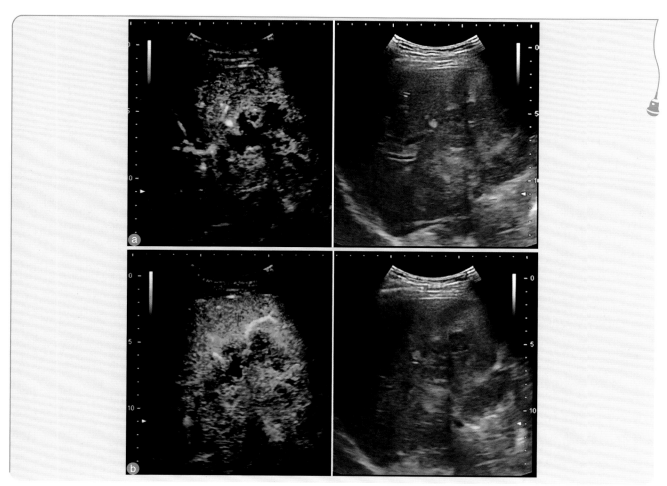

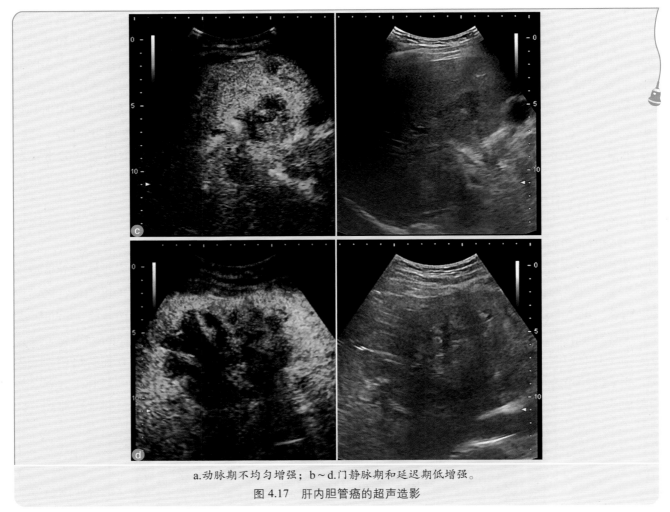

a.动脉期不均匀增强；b~d.门静脉期和延迟期低增强。

图 4.17　肝内胆管癌的超声造影

秒进行扫查，以评估动脉期和门静脉早期。暂停10分钟后，再开始扫查。这跳过了延迟期，一般认为在Sonazoid®中延迟期的影像不太重要。血管后期的持续时间足以对肝脏做全面检查。在动脉期、门静脉期和延迟期，造影特征的评价方法与其他第二代超声造影剂相同。在血管后期，肝血管瘤呈现等增强或轻度低增强、FNH为等增强或高增强、HCA为不均匀低增强。与增强的肝实质背景相比，恶性FLL通常无增强或低增强。分化良好的HCC和浸润型HCC可出现例外情况。

超声造影是发现恶性肿瘤患者肝转移癌的多模态成像方法之一，早期发现肝转移癌对于确定疾病分期和进一步治疗具有重要意义，对于患者的生存至关重要。常规超声的缺点是较难识别小的等回声转移癌，尤其在深部或肝脏弥漫性改变时。应用超声造影比较容易发现肝转移癌门静脉早期明显"退

出"这一特征。

检查应从二维模式开始，以对肝脏进行初步评估，可能发现可疑病变、囊肿、血管瘤、脂肪沉积等。遵循标准超声造影方案，以进一步发现肝转移癌。提供诊断信息最多的阶段是门静脉期。转移癌在高增强肝实质的背景下表现为明显的低增强，呈"黑洞"征（图4.19、图4.20）。

在门静脉期对所有肝段进行顺序扫查，并记录动态图像。约50%的转移灶位于包膜下1 cm内，因此仔细扫查肝脏周围和包膜下区域非常重要。对肝脏的全面检查最好取左侧卧位。仰卧时扫查肝左叶效果较好。但考虑到造影剂停留时间较短（约5分钟），改变体位可能不适合活动受限患者。当对FLL进行鉴别诊断时观察到"退出"，也需要扫查整个肝脏。这可以在注射一次造影剂过程中发现更多额外的病灶。

在一些可疑的情况下，如果发现灌注缺失可能需要再次注射造影剂以重新评估动脉期，特别是常规超声没有检出的病灶，需再次注射造影剂，无须等待微泡完全消除。然而，根据我们的经验，再次注射造影剂仅适用于肝实质增强减弱，但病灶仍然有可见的延迟期。

许多研究报告超声造影可以显著提高超声检测肝转移瘤的敏感度。Piscaglia等使用术中超声、CT和MRI作为参考方法表明超声造影可以将常规超声的敏感度从77%提高至95%。Cantisani等报告，如果参考CT和MRI，敏感度可从71.6%提高至95.8%。

当肝脏发生弥漫性改变时，发现FLL通常是很

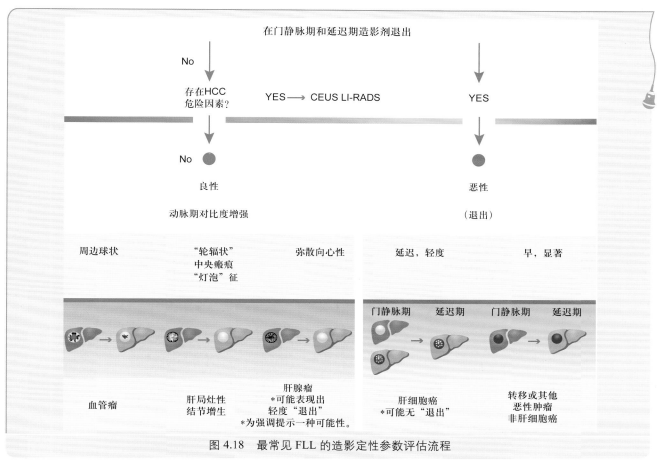

图 4.18　最常见 FLL 的造影定性参数评估流程

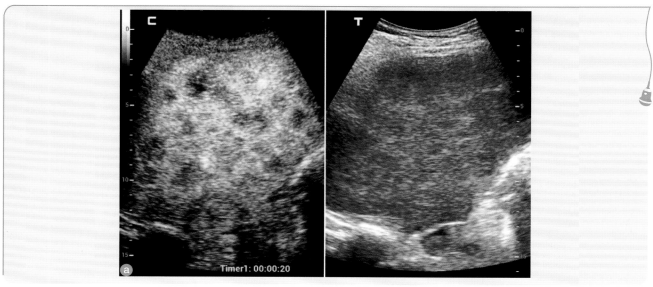

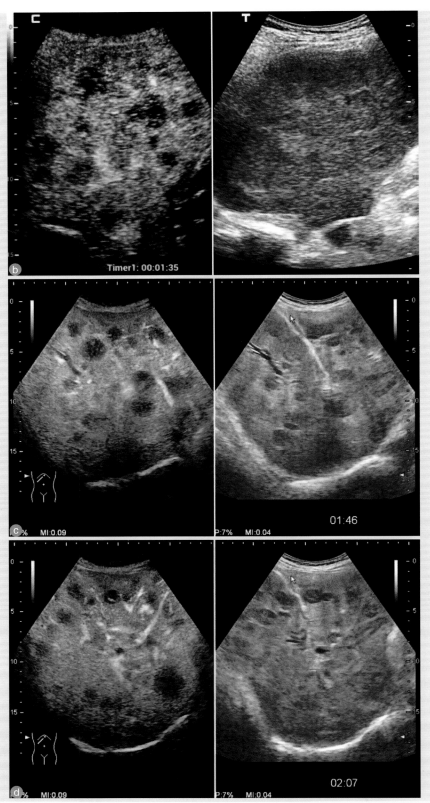

a.患者1：动脉期；b.患者1：门静脉期；c.患者2：门静脉期；d.患者2：延迟期。

图4.19　肝多发转移瘤超声造影（1）

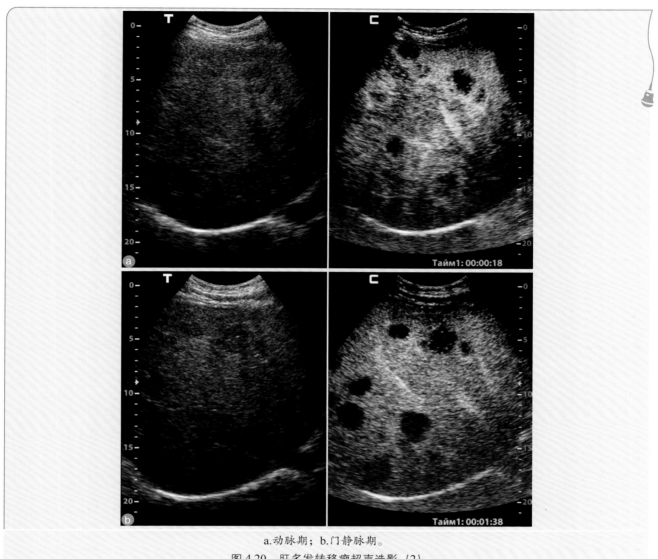

a.动脉期；b.门静脉期。

图 4.20　肝多发转移瘤超声造影（2）

困难的。一些文献表明，增强往往不能补偿脂肪肝的回声衰减。然而，Bartolotta等的研究纳入了37例常规超声未发现病变的局灶性脂肪肝患者。超声造影显示10.8%的患者有5～10 mm大小的肝转移灶。他们使用增强MRI作为对照方法，结果表明超声造影的敏感度为100%。

二、非肿瘤性肝脏病变

在某些情况下，常规超声诊断肝脏非肿瘤性局灶性病变时会遇到困难，如各种囊肿、局灶性脂肪沉积或局灶性脂肪缺失等。

多数肝囊肿无明显症状，常为偶然发现。它分为单纯囊肿和复杂囊肿，以及真性囊肿和假性囊肿。真性囊肿为先天性，内壁有上皮，可表现为单纯性囊肿、潴留性囊肿、皮样囊肿、多腔囊腺瘤等。假性囊肿由手术、损伤或炎症等因素所致，其囊壁由纤维结缔组织构成。原发性囊性肝肿瘤（囊腺瘤和囊腺癌）较为罕见。肝内寄生虫囊肿将单独讨论。

肝囊肿超声造影表现为三期无增强，边界清晰光滑。内部间隔和囊肿出血形成的内容物回声也没有增强（图4.21）。

囊腺瘤和囊腺癌的鉴别基于囊壁和间隔的增强。据报告超声造影检测病灶内间隔灌注的敏感度高于CT或MRI。这种在囊肿实性成分中的"退出"

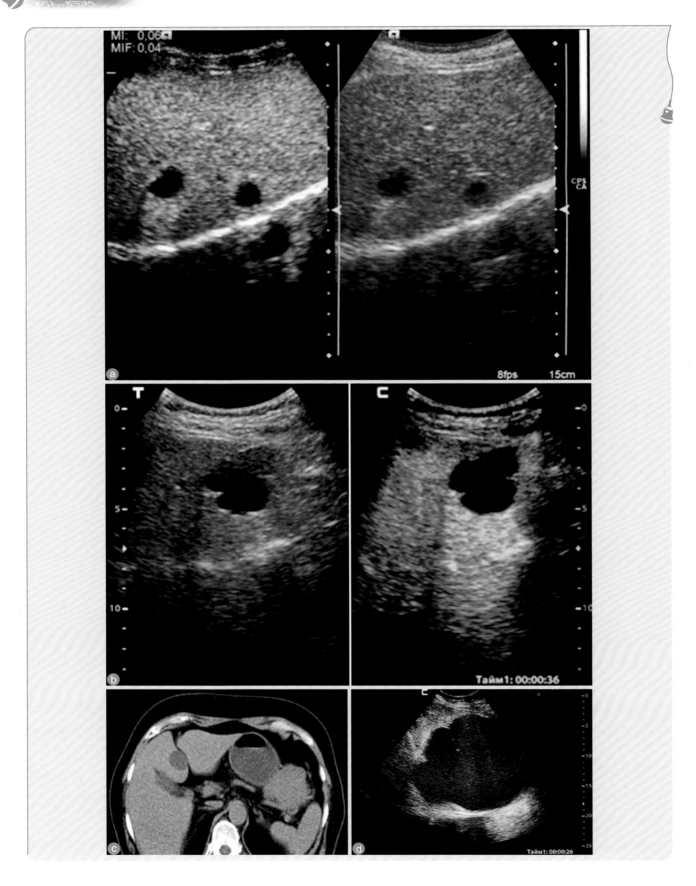

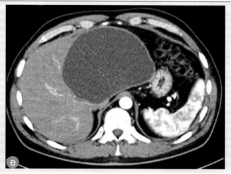

a.患者1：超声造影图像；b.患者2：超声造影图像；c.患者2：增强CT；d.患者3：超声造影图像；e.患者3：增强CT。

图4.21　单纯性肝囊肿，囊腔内无增强、间隔或囊壁增强

现象被认为是恶性病变的特征。然而，至今尚无使用超声造影鉴别囊腺瘤和囊腺癌的可信标准。

再生结节和不典型增生结节在动脉期表现为同步或缓慢的轻度增强，强度与肝实质相同，无造影剂"退出"。有时动脉期可见短暂的低增强，然后是持续的等增强。然而，不典型增生结节内出现高增强区可能是新发HCC的标志。大约1/3不典型增生结节表现为轻度"退出"，这显著增加了鉴别诊断的复杂程度。

局灶性脂肪肝不改变肝脏灌注，在造影三期病变与周围正常肝实质同步灌注。

肝脓肿的超声造影表现取决于病变的发展阶段。因造影剂只保留在血管内，易于判断坏死或积液的无血管区。因此，当常规超声无法判定脓肿成分时，超声造影可用于确定脓肿结构。

肝脓肿初期的炎症区域造影呈高增强，其内出现小片局灶性坏死的无增强，这是疾病进一步发展的标志，此阶段的脓肿类似蜂窝状改变。这些区域之间的肝实质层动脉期常呈高增强。在某些情况下，由于门静脉和（或）肝静脉小分支的炎性充血和可能的血栓形成，延迟期可出现"退出"。随着脓肿的进一步发展，无增强的坏死区域扩大，未坏死组织的增强程度降低，周围炎症性充血区边缘呈高增强。肝脓肿的"退出"现象和伴有坏死的恶性FLL的表现较难鉴别。

有效治疗后，在脓肿发生1～2个月原脓肿区肝实质局部发生纤维化（图4.22），造影三期表现为低增强。

寄生虫性肝病通常以包虫病为代表，主要分为囊型（单房）和泡型两类。单个囊肿通常较大，含

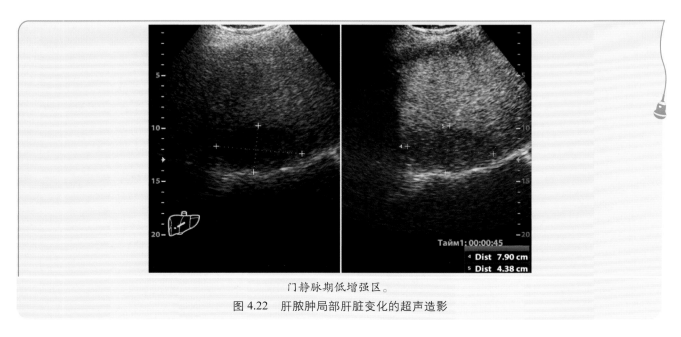

门静脉期低增强区。

图4.22　肝脓肿局部肝脏变化的超声造影

多个分隔和囊腔，内透声差，需要与肝肿瘤鉴别诊断。超声造影囊内无灌注（图4.23）。然而，囊肿周围肝实质因炎性充血造影呈高增强。

泡型包虫病（多房）在常规超声下呈混杂回声。超声造影可见边缘高增强，中心无增强，小于3 cm的病变较为典型。也可在造影三期均为低增强，并在延迟期出现"退出"，类似恶性肿瘤。泡型包虫病的造影表现因病变大小而异。

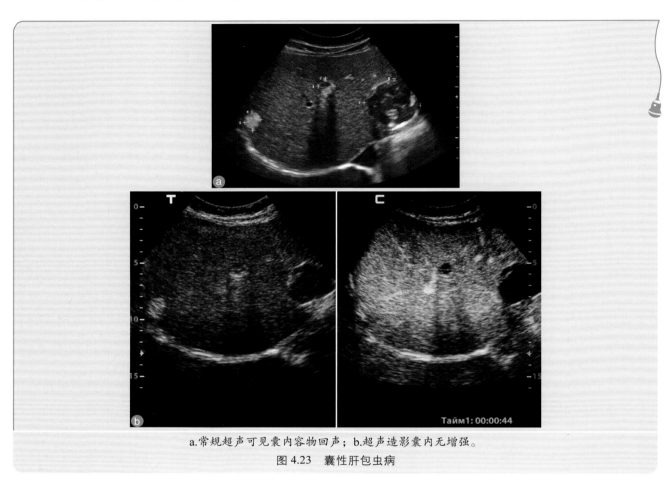

a.常规超声可见囊内容物回声；b.超声造影囊内无增强。

图 4.23　囊性肝包虫病

三、超声造影数据在肝脏局灶性病变鉴别诊断中的定量分析

如果FLL的超声造影具有典型增强模式，则诊断具有较高的准确度。如果没有典型的增强模式，则诊断的敏感度和特异度会降低。因此，需不断寻找其他鉴别诊断标准。定量分析方法的使用展示了一定的潜力，可以客观地描述超声造影剂的进入、分布和退出。目前，对于各种类型肝肿瘤的诊断阈值尚未建立。主要是由于研究数量少，定量分析缺乏标准化，以及不同品牌设备处理和显示分析数据还存在差异。然而，也有研究报告了各种类型肿瘤的一些特征指标。

在可疑的肝囊肿病例中，超声造影数据的定量分析可以准确地判定囊壁和内容物无增强。

良性肝肿瘤门静脉期和延迟期均表现为稳定增强的特征，可以通过定量分析与恶性肿瘤相鉴别。

与良性FLL［平均值±标准差（87.0秒±36.1秒）］相比，恶性肿瘤呈现出更快的"退出"（65.1秒±36.7秒）。在我们的研究中，恶性肿瘤表现出较短的半峰值时间（DT/2）和较高的"退出"率（表4.1）。恶性FLL的阈值是以敏感度、特异度和AUC（ROC曲线下的面积）为特征，在阈值DT/2≤147.97秒时它们分别为100%、93.1%和0.996；退出率（DS）≤0.060 dB/s时，它们分别为95.7%、96.6%和0.997。与肝转移癌相比，HCC表现出更晚的"退出"（表4.1）。对于肝转移癌的诊

断，在阈值DT/2≤82.34秒时敏感性和特异性均为100%，AUC为1.000；在DS＞0.090 dB/s时，敏感性为94.7%，特异性100%，AUC为0.992。

肝血管瘤通常表现为造影剂逐渐充填。这导致达峰时间（TTP）延长和造影剂进入速率（AS）较低，此造影表现可与其他充填速度较快的肝肿瘤相鉴别。对于肝血管瘤，TTP的阈值≥32.62秒时，敏感度为97.5%，特异度为100%，AUC为0.998；在AS＜0.670 dB/s时，敏感度为77.5%，特异度为100%，AUC为0.934。阈值TTP=27.6秒可以使血管瘤区分于其他良性肝肿瘤，其敏感度、特异度和AUC分别为100%、100%和1.000。此外，与FNH和HCA相比，肝血管瘤具有较低的峰值强度（PI）和较长的DT/2，但这些指标的诊断价值较低。在研究中，通常血管瘤的TTP＞37.75秒，而FNH和HCC的TTP值通常最小。

肝脏FNH的特征是明显的动脉期高增强，定量上对应于PI。与HCC相比，FNH的PI值（IMAX）更高（P＜0.014）。IMAX阈值＞103.55%时，敏感度为90.9%，特异度为43.5%，AUC为0.680。我们还根据该参数对FNH进行鉴别诊断，但是FNH只与其他良性肝肿瘤之间IMAX的差异最大。PI的阈值＞36.280 dB显示敏感度为81.80%，特异度为87.50%，AUC为0.895。

HCA的诊断最困难，其动脉期表现为高增强，延迟期可表现为缓慢"退出"。定量分析显示，在良性肝肿瘤中，HCA的DT/2数值最小。该参数也明显不同于HCC，后者的DT/2数值更小（表4.1、图4.24）。

一些研究表明超声造影的定量分析在FLL鉴别诊断中极具潜力。它可提供更为客观和可重复的数据，定量评估肿瘤灌注，并可用于评价治疗效果。有研究表明，定量分析在预测肿瘤疗效中有一定的应用价值。尽管官方指南和建议中未包括超声造影的定量分析，但研究文献为进一步研究和标准化方案奠定了基础。

表 4.1　各类 FLL 的 TIC 定量值

病变	AT（s）	TTP（s）	PI（dB）	AS（dB/s）	DT/2（s）	DS（dB/s）
恶性局灶性肝病变[a]	12.68 ± 2.95	24.32 ± 5.67	33.38 ± 2.57	0.95 ± 0.38	79.76 ± 25.84	0.64 ± 0.13
	7.2 ~ 19.2	15.1 ~ 37.4	27.2 ~ 36.6	0.35 ~ 1.94	50.69 ~ 145.30	0.04 ~ 0.31
良性局灶性肝病变[a]	12.32 ± 3.14	35.91 ± 17.86	35.11 ± 3.55	0.71 ± 0.36	180.20 ± 24.44	0.02 ± 0.01
	6.82 ~ 21.15	15.17 ~ 69.25	24.2 ~ 39.2	0.18 ~ 1.37	127.44 ~ 230.7	0.01 ~ 0.04
肝细胞癌[b]	14.4 ± 3.1	27.20 ± 3.41	34.22 ± 1.93	0.67 ± 0.17	107.36 ± 17.38	0.07 ± 0.08
	10.39 ~ 18.63	22.32 ~ 31.58	31.48 ~ 36.46	0.39 ~ 0.84	90.54 ~ 133.76	0.05 ~ 0.09
转移瘤[b]	11.57 ± 2.34	23.18 ± 6.36	33.15 ± 2.95	1.13 ± 0.38	62.19 ± 8.83	0.16 ± 0.06
	8.06 ~ 14.29	15.68 ~ 29.34	28.27 ~ 36.19	0.73 ~ 1.65	52.15 ~ 76.71	0.1 ~ 0.22
血管瘤[b]	13.7 ± 3.4	54.61 ± 12.05	32.94 ± 4.17	0.41 ± 16.3	188.42 ± 20.11	0.02 ± 0.01
	10.1 ~ 17.6	37.8 ~ 68.7	27.10 ~ 37.54	0.21 ~ 0.66	161.61 ~ 209.57	0.01 ~ 0.03
局灶性结节增生[b]	10.8 ± 2.53	23.4 ± 4.3	37.77 ± 1.70	0.84 ± 0.27	186.40 ± 28.95	0.02 ± 0.01
	7.2 ~ 13.4	16.39 ~ 27.52	34.93 ~ 39.18	0.57 ~ 1.27	163.22 ~ 230.70	0.01 ~ 0.03
肝细胞腺癌[b]	11.6 ± 2.5	22.07 ± 2.28	35.23 ± 1.78	0.97 ± 0.35	163.74 ± 18.91	0.03 ± 0.02
	8.8 ~ 15.7	18.95 ~ 25.40	33.37 ~ 38.06	0.49 ~ 1.37	5.91 ~ 186.11	0.01 ~ 0.05

注：AT表示到达时间（时间零点），TTP表示达峰时间，PI表示峰值强度，AS表示上升斜率（进入速率），DT/2表示半峰值时间（衰竭减半时间），DS表示下降斜率（退出速率）。

[a] 表示平均值±标准差和2.5 ~ 97.5百分位。

[b] 表示平均值±标准差和10 ~ 90百分位。

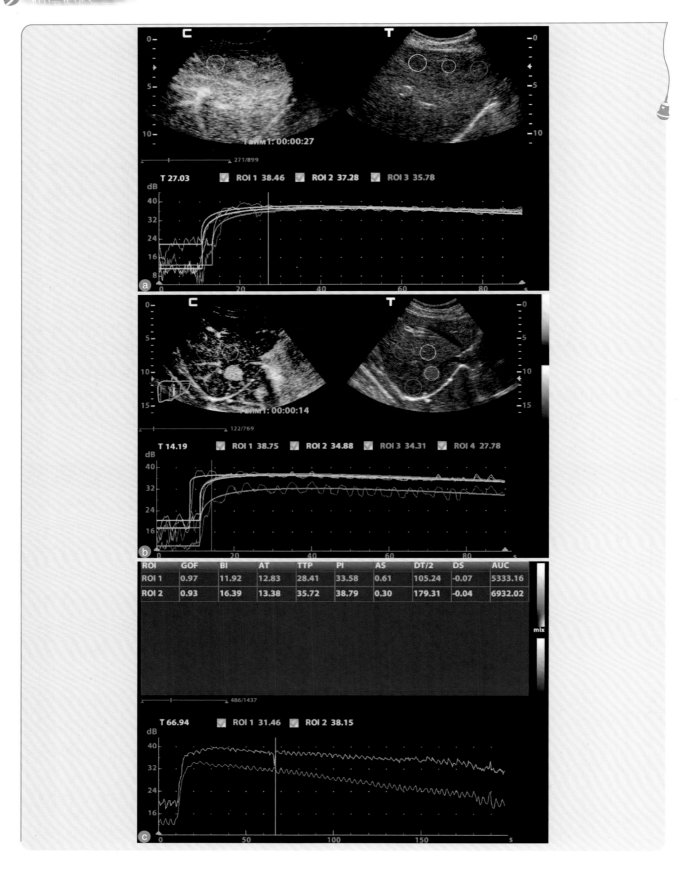

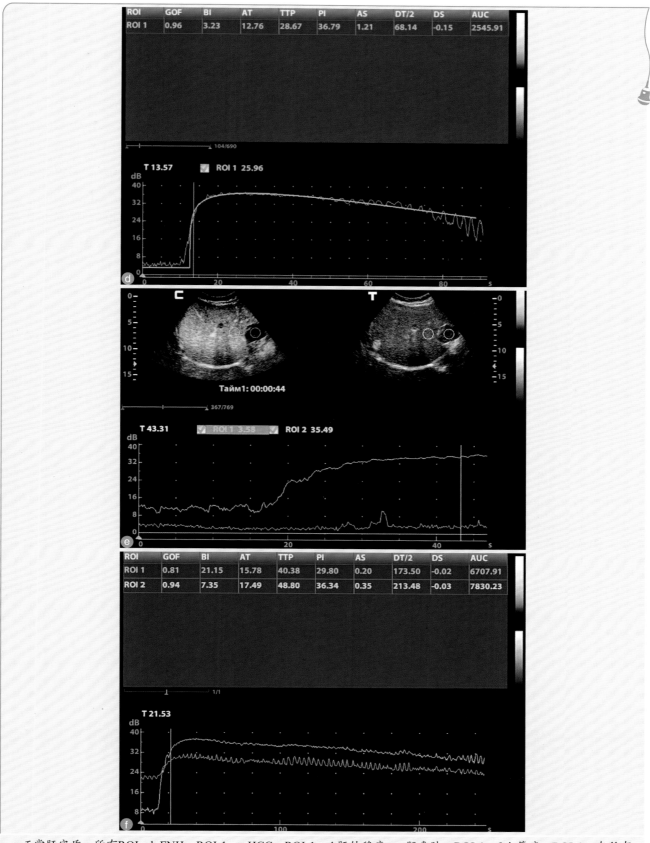

ROI	GOF	BI	AT	TTP	PI	AS	DT/2	DS	AUC
ROI 1	0.96	3.23	12.76	28.67	36.79	1.21	68.14	-0.15	2545.91

ROI	GOF	BI	AT	TTP	PI	AS	DT/2	DS	AUC
ROI 1	0.81	21.15	15.78	40.38	29.80	0.20	173.50	-0.02	6707.91
ROI 2	0.94	7.35	17.49	48.80	36.34	0.35	213.48	-0.03	7830.23

a.正常肝实质,所有ROI;b.FNH:ROI 1;c.HCC:ROI 1;d.肝转移癌;e.肝囊肿:ROI 1;f.血管瘤:ROI 1。在所有图像中,ROI 2、ROI 3和ROI 4对应于周围正常肝实质。

图 4.24 超声造影 TIC 的定量分析

四、弥漫性肝脏疾病

慢性弥漫性肝病及FLL的诊断受益于超声造影。根据疾病的不同阶段，一些超声造影的特异性改变与肝血流的特征性变化有关。在早期文献中，Levovist报告了多普勒超声可以评估血流动力学紊乱，并可通过超声造影定量分析进行验证。

肝硬化可能伴有心输出量增加，外周血管阻力降低，肺动静脉分流，门体静脉分流，肝动脉、门静脉或肝静脉之间的分流及肝毛细血管床动脉化。这导致单次给药后，造影剂可通过外周静脉快速到达病灶。

临床上，超声造影剂到达肝静脉所需时间〔肝静脉到达时间（hepatic vein arrival time，HVAT）〕被广泛用于无创诊断肝硬化。空腹情况下，通过右肋间隙观察右肝静脉或中肝静脉，记录肝静脉的原始影像10秒，然后将2.4 mL SonoVue®通过外周静脉推注，再用5 mL生理盐水快速冲洗。造影剂注射后60秒记录肝静脉动态图像。造影剂注射后5秒内，嘱患者呼气并屏气20秒。为了获得必要的TIC，将第一次或第二次肝静脉中的ROI定位在距下腔静脉（inferior vena cava，IVC）3～5 cm的位置。如果在注射造影剂之前10秒内的最高TIC值被认为是初始强度，则HVAT被定义为开始注射造影剂与TIC强度增加10%之间的时间。

Kim等发表的844名患者12项研究的综合数据分析中，对比HVAT和肝活检组织病理的结果显示，HVAT诊断肝硬化的总敏感度为0.83（95% CI 0.77～0.89），特异度为0.75（95% CI 0.69～0.79），PPV为3.45（95% CI 1.60～7.43），NPV为0.28（95% CI 0.10～0.74）。此外，与健康对照组的HVAT（34.63秒±10.27秒）相比，肝纤维化（25.01秒±5.46秒（和肝硬化（17.62秒±3.57秒）患者的HVAT显著降低（P<0.05）。值得注意的是以上综合数据分析的研究中使用了不同的影像技术（多普勒和对比增强）和不同的超声造影剂（Levovist和SonoVue®）。使用两种超声造影剂Levovist和SonoVue®的研究结果显示慢性丙型肝炎患者的HVAT降低，与肝纤维化严重程度相对应。轻度、中度、重度肝炎和肝硬化组中使用SonoVue®时HVAT的平均值分别为38.3秒、47.5秒、29.5秒和17.6秒，而使用Levovist时HVAT的平均值分别为29.4秒、27.4秒、22.9秒和16.4秒。使用SonoVue®时，轻度和中度肝炎组之间的HVAT值无显著差异。然而，使用Levovist时，所有患者组之间的HVAT值均存在显著差异。

据研究，HVAT值≤17秒特异性地对应于肝硬化，而健康和无肝硬化的慢性肝病患者的HVAT>18秒。在慢性丙型肝炎患者组中，肝纤维化的严重程度（METAVIR纤维化0～3期）和坏死/炎症改变对HVAT没有显著影响。笔者认为HVAT是排除肝硬化合并门静脉高压的一种简单可靠方法，但不能评估肝纤维化的严重程度。

表4.2列出的文献数据表明，HVAT值在14～17秒或更低时，是诊断肝硬化的特异性指标。

一些研究表明，肝转移瘤患者的HVAT值增加。由于类似的血流动力学变化，限制了HVAT作为肝硬化的诊断规范。

基于肝硬化中Kupffer细胞功能退化的理论，一些研究还尝试使用肝实质增强程度来诊断肝硬化。

表 4.2　不同研究中各阶段肝纤维化的 HVAT 值

著者，时间	UCA	无纤维化（s）	轻度或中度纤维化（s）	肝硬化（s）
Abbattista等（2008）	SonoVue	24.9±4.4	21.7±3.5	14.0±2.5
Albrecht等（1999）	Levovist	49.8±22.6	35.8±9.9	18.3±3.0
Lim等（2006）	Levovist	38.3±2.4	47.5±6.5/29.5±10.8	17.6±5.0
Lim等（2011）	Levovist	33.8±3.8	29.7±2.2	15.8±0.9
Lim等（2006）	SonoVue	29.4±6.9	27.4±9.3/25.2±7.0	16.4±4.9
Ridolfi等（2007）	SonoVue	24.8±4.4	22.1±3.4	14.3±2.1

这些研究使用了Levovist，它能够与网状内皮系统相互作用。

有研究比较了酒精性和其他弥漫性肝病患者在输注Levovist后第20秒、第90秒和第5分钟肝实质和右侧肾脏对比增强的强度，并详述了以下3种增强类型：

• A型：第20秒仅在肾脏中观察到增强，第90秒可以在肾脏和肝脏中同时观察到，第5分钟仅在肝脏中观察到。

• B型：在第20秒和第90秒，肝脏和肾脏出现增强，但在第5分钟仅肝脏出现增强。

• C型：在第20秒和第90秒，肝脏和肾脏出现增强，在第5分钟两个器官均出现低增强。

A型发现于83%的健康人群中，B型发现于60%～80%的慢性弥漫性肝病患者中，C型发现于几乎所有酒精性肝病患者中。笔者将C型肝实质的低增强与肝硬化中的Kupffer细胞功能障碍相关联，发现肝硬化导致超声造影剂清除缓慢。

与健康人群相比，肝硬化A级（$P<0.05$）和肝硬化C级（$P<0.001$）患者延迟期（使用Levovist 7分钟后）肝实质增强显著降低。与肝硬化A级相比，肝硬化C级患者增强的强度在统计学上显著降低（$P<0.01$）。笔者认为，其原因是门体分流导致Kupffer细胞功能受损，进而网状内皮系统对超声造影剂的吸收减少（图4.25、图4.26）。

使用Levovist和反向组织谐波的研究提示肝实质影像亮度与纤维化指数之间的显著负相关性（$r=-0.809$，$P<0.01$）。正常肝脏的信号强度平均

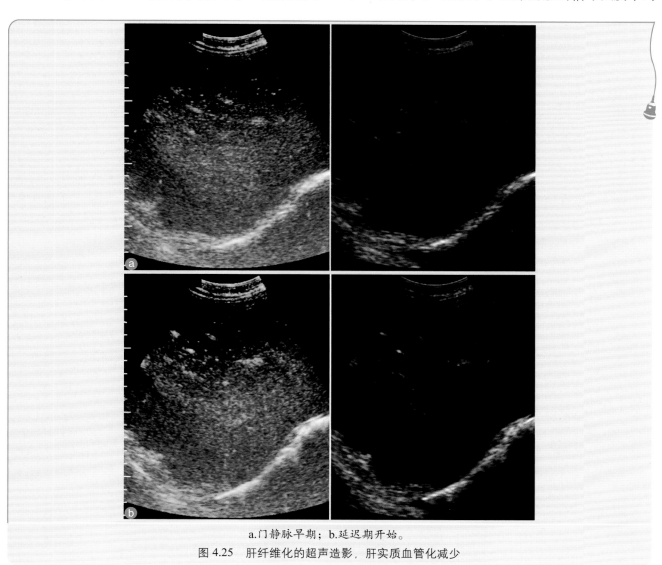

a.门静脉早期；b.延迟期开始。

图4.25 肝纤维化的超声造影，肝实质血管化减少

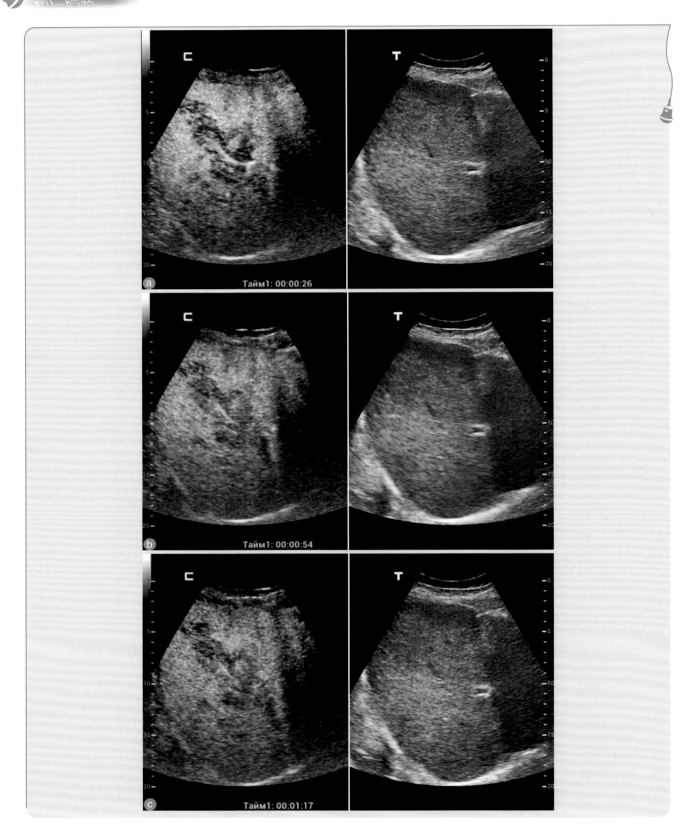

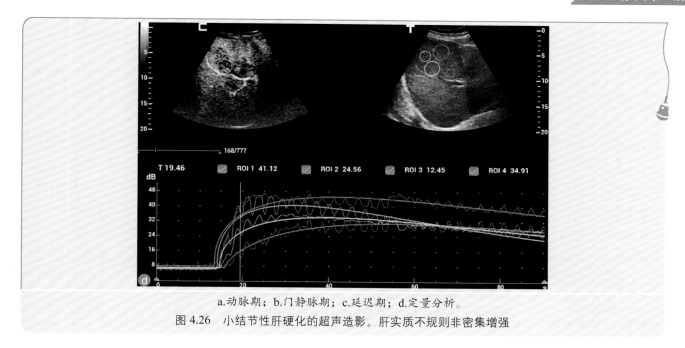

a.动脉期；b.门静脉期；c.延迟期；d.定量分析。

图 4.26 小结节性肝硬化的超声造影。肝实质不规则非密集增强

值为144.5，慢性肝炎为133.6，肝硬化为102.6，正常组和肝硬化组之间存在显著差异（$P<0.01$）。有研究认为，使用Levovist的延迟期，气泡破坏的程度对应肝纤维化的程度。

近年来，很少见到关于超声造影诊断慢性弥漫性肝病的文献。这表明应用超声造影诊断这类疾病的兴趣在降低。这可能是由于超声弹性成像对肝纤维化和肝硬化分期具有更好的诊断价值。目前，超声造影可用于检查肝硬化并发症，如门静脉血栓形成和HCC的进展，以及经颈静脉评估肝内门体分流。

门静脉高压症是一种临床综合征，由于肝脏阻力增加导致肝静脉压力梯度（hepatic venous pressure gradient，HVPG）增加（HVPG>5 mmHg）。肝纤维化患者出现的门静脉高压，是肝硬化严重并发症（食管或胃底静脉曲张出血、腹腔积液、腹膜炎和肝性脑病）的原因之一，这些并发症与高死亡率相关。

HVPG通常通过使用球囊导管插入肝静脉进行测量，是肝静脉楔压和肝静脉游离压之差。一般认为连续HVPG测量有助于确定各种原因所致的不同程度的肝纤维化和肝硬化。HVPG测量还用于风险分层、肝切除的术前筛查、监测药物治疗的反应及肝硬化预后的确定。

结合组织病理学、临床分期、血流动力学和预后体征，有学者提出了肝硬化新分类（表4.3）。该体系根据由临床表现确定的代偿期或失代偿期对肝纤维化进行分类。

表 4.3 肝纤维化的组织病理学、血流动力学和临床分期

分类	分期			
METAVIR	F1 ~ F3	F4	F4	F4	F4
HVPG（mmHg）		>6	>10	>12	>16
					>20
临床分期	无肝硬化	Ⅰ期	Ⅱ期	Ⅲ期	Ⅳ期
		代偿期	代偿期	失代偿期	失代偿期
			静脉曲张	静脉曲张出血	静脉曲张出血
				腹腔积液	腹腔积液
				肝性脑病	肝性脑病
					细菌感染
					肝肾综合征
1年死亡率（%）		1	3	10 ~ 30	60 ~ 100

内镜检查是鉴别食管-胃底静脉曲张和分期的"金标准"。然而，HVPG的测量和内镜检查都是有创技术，可能存在一些并发症。因此，近年来正在开发包括超声造影在内的无创诊断新技术。

局部肝脏灌注HVPG和高动力综合征标志物之间的相关性（$r=0.279$，$P=0.041$）由一项SonoVue®研究和本书第三章中描述的方案所证实。局部肝脏灌注量为微泡速度乘以其浓度。

与健康人群相比，肝硬化患者的局部肝脏灌注增加（HVPG分别为3.4 mmHg ± 0.7 mmHg和5.1 mmHg ± 3.7 mmHg），这与疾病终末期模型相关。有研究显示，SonoVue®单次给药情况下，定量TIC参数与门静脉压力呈负相关。门静脉压力与门静脉/肝动脉时间-强度曲线比（Qp/Qa）、门静脉/肝动脉强度比（Ip/Ia）和门静脉/肝动脉灌注斜率比（βp/βa）均呈负相关，相关系数为−0.701、−0.625及−0.494。门静脉高压症患者和正常肝脏的判定值见表4.4。

表 4.4　TIC 比值在门静脉高压诊断中的应用

比率	门静脉高压	正常肝脏	p
Qp/Qa	2.57 ± 1.20	4.93 ± 2.0	0.001
Ip/Ia	0.35 ± 0.18	1.91 ± 0.75	0.001
βp/βa	0.23 ± 0.21	0.63 ± 0.53	0.00

在其后对狗进行的实验中，获得了以下结果：对Qp/Qa阈值≥18 cm H_2O，AUC为0.866，敏感度为76%，特异度为84%；对于Ip/Ia，AUC为0.895，敏感度为85%，特异度为89%。

表4.5显示了HVAT和肝内渡越时间（intrahepatic transit time，ITT，超声造影剂到达肝静脉和肝动脉的时间差异）的诊断数据。

Shimada等建议使用脾血流动力学代替肝血流动力学来评估HVPG，确定Sonazoid到达脾动脉和脾静脉的峰值强度时间差，该参数与HVPG呈正相关。在HVPG≥10 mmHg时，阈值为13.5秒，AUC为0.76，敏感度为71%，特异度为68%；在HVPG≥12 mmHg时，阈值为14.5秒，AUC为0.76，敏感度为60%，特异度为80%，表明该方法测定HVPG的结果相对令人满意。

Eisenbrey等基于这样一个事实，即当使用适当的数学模型确定亚谐波振幅［亚谐波辅助压力估计（subharmonic-aided pressure estimation，SHAPE）］时，可以估计微泡周围流体的压力，证明了门静脉和肝静脉之间的SHAPE梯度与HVPG具有良好的相关性（$r=0.82$）。根据他们的报告，HVPG≥10 mmHg时，SHAPE的敏感度为89%，特异度为88%；HVPG≥12 mmHg时，其敏感度和特异度分别为100%和81%。

AmatRoldan等通过使用SonoVue®，并对超声造影图像进行计算机图形分析的研究显示，与HVPG＜10 mmHg的患者相比，HVPG＞10 mmHg的患者"血管连接体"的聚集系数更

表 4.5　使用 SonoVue® 测定 HVPG 时 HVAT 和 ITT 的诊断价值

研究	病人数	参数（阈值）	门静脉高压的严重程度	Sc/Sp/PPV/NPV/Ac/PLR/NLR	AUC
Kim等（2013）	71	HVAT（14 s）	临床上显著的（HVPG≥10 mmHg）	93/87/91/90/–/6.95/0.08	0.973
Jeong等（2015）	53	HVAT（19 s）	显著的（HVPG≥12 mmHg）	56/89/95/35/63/–/– R1	0.72
				50/89/94/32/58/–/– R2	0.71
		ITT（6 s）	显著的（HVPG≥12 mmHg）	91/89/97/73/91/–/– R1	0.94
				85/78/94/58/84/–/– R2	0.90

注：Se/Sp/PPV/NPV/Ac/PLR/NLR分别表示敏感度/特异度/阳性预测值/阴性预测值/诊断准确性/阳性似然比/阴性似然比。
R1表示研究人员1，R2表示研究人员2。

低（*P*=0.006）。在HVPG≥10 mmHg时，应用该方法使AUC达到0.889（95% *CI* 0.810～0.967，*P*<0.001）；HVPG≥12 mmHg时，AUC为0.887（95% *CI* 0.826～0.968，*P*<0.001）；HVPG≥16 mmHg时，AUC为0.911（95% *CI* 0.848～0.974，*P*<0.001）。然而，他们仅研究了45例肝硬化患者的数据，还需要进一步的研究来证实他们的结果。

超声造影在食管静脉曲张诊断中的应用，HVAT与食管静脉曲张的发生呈负相关（*r*=-0.589，*P*<0.001）。HVAT是食管静脉曲张和其高出血风险的良好预测指标（AUC为0.833和0.840），阈值分别为22秒和20.8秒。

一些研究认为，与HVAT相比，造影剂到达肝静脉和肝动脉之间的时间间隔，可以更可靠地预测食管静脉曲张（AUC为0.883）和其高出血风险（AUC为0.915）。

可以对很多与时间相关的参数进行分析，如肝动脉到达时间、肝静脉到达时间、门静脉到达时间，注射造影剂时间和肝实质峰值时间的间隔，肝静脉和肝动脉到达时间的差值，门静脉和肝动脉到达时间的差值，肝实质峰值信号强度从10%到90%的上升时间，以及增强的定量参数，即肝实质峰值信号强度与基线强度之间的差异。表4.6显示了这些参数在预测食管静脉曲张存在和其出血风险评估中

的诊断效率。预测食管静脉曲张存在和评估其出血风险的最有效参数是肝静脉到达时间和肝动脉到达的时间的差值。

另一种通过超声造影预测食管静脉曲张的方法是测量黏膜和黏膜下层的双层厚度、前后距离及注射造影剂后食管下1/3处达峰强度的时间。对于食管静脉曲张最具诊断价值的方法是测量食管下1/3的黏膜和黏膜下层厚度（界限值>8.15 mm，AUC为0.987，敏感度为93.8%，特异度为95.0%）。

门静脉血栓也可以通过超声造影准确地诊断。在0.6%～11%的肝硬化患者中可以发现门静脉血栓，可能是由于肝脏、胰腺、肠道炎症或感染性疾病、高凝综合征、食管静脉曲张内镜硬化治疗、经皮消融技术等并发症引起的血凝块，也可能是HCC形成癌栓的表现。在后一种情况下，超声造影的主要优点是可以检测其内的血供情况，血供丰富是癌栓的特征。这种栓子的增强在整个血管期都可以观察到，即使是快速和强烈的"退出"。在门静脉血栓的诊断和鉴别诊断中，超声造影的准确性优于增强CT（100% *vs.* 68%与98% *vs.* 68%）。此外，超声造影可用于评价抗凝治疗的效果。

经颈静脉肝内门体分流术（transjugular intrahepatic portosystemic shunt，TIPS）是一种治疗门静脉高压症的血管内方法，也是近年来用于门静脉减压的微创技术。该手术是在门静脉和肝静脉

表 4.6　超声造影在评估存在食管静脉曲张和高危食管静脉曲张中的诊断效能

特征	AUC（95%*CI*）	判定值（s）	敏感性（%）	特异性（%）	+LR	-LR	PPV（%）	NPV（%）	准确性（%）
有食管静脉曲张									
到达肝静脉时间	0.838（0.718～0.922）	≤22	85.00	72.22	3.06	0.21	87.18	68.42	81.03
HV-HA	0.883（0.771～0.952）	≤8.2	85.00	77.78	3.83	0.19	89.48	70.00	82.76
PV-HA	0.726（0.593～0.835）	≥5.4	60.00	77.78	2.70	0.51	85.72	46.66	48.28
PSI	0.710（0.516～0.821）	≤67.5	95.00	38.89	1.55	0.13	77.56	77.77	77.59
食管静脉曲张高危									
到达肝静脉时间	0.840（0.720～0.923）	≤20.8	82.14	80.00	4.11	0.22	79.31	82.75	81.03
HV-HA	0.915（0.812～0.972）	≤7.0	82.14	90.00	8.21	0.20	88.46	84.37	86.21
PV-HA	0.714（0.581～0.825）	≥5.4	67.86	70.00	2.26	0.46	67.86	70.00	51.72
PSI	0.672（0.536～0.790）	≤43	42.86	90.00	4.29	0.63	80.00	62.79	65.12

注：HV-HA表示肝静脉与肝动脉到达时间之差，PV-HA表示门静脉与肝动脉到达时间之差，PSI表示肝实质峰值与基线强度之差，+LR表示正似然比，-LR表示负似然比，PPV表示正预测值，NPV表示负预测值。

（通常为右肝静脉）之间建立通道，并安装支架保持通道畅通。血管外科医师使用导管经皮进入颈内静脉，穿过上腔静脉、右心房和下腔静脉腔到达肝静脉。对于TIPS患者，超声造影使用高MI特定模式，以判断TIPS异常状况。在发现TIPS狭窄或闭塞方面，其敏感度为94.4%，特异度为93.8%，AUC为0.94。使用低MI模式会稍微降低超声造影的诊断准确度（70%），但仍超过了CDI的诊断准确度（50%）。

五、肝移植

迄今为止，原位肝移植（orthotopic liver transplantation，OLT）是治疗急性不可逆（终末期）和慢性肝衰竭患者的唯一方法。在过去40年中，OLT几乎已成为常规手术，具有良好的生存率。其生存率在过去15年中相对稳定，1年生存率达80%以上，5年达70%以上。

OLT的适应证有导致慢性肝病、急性（暴发性）肝衰竭的疾病，以及一些晚期的良性和恶性肝肿瘤。当OLT有望可提高预期寿命或生活质量时，应被视为上述患者的一种治疗方法。目前，通常有下列类型的OLT：

• 尸体供体全肝移植。
• 尸体供体劈离式肝移植。
• 活体供体的部分供肝肝移植。

术前影像检查旨在选择无OLT禁忌证（如肝和肝外非HCC肿瘤）的候选对象，并确定肝血管和胆道系统的通畅性和解剖特征。这些任务大部分可以通过CT、MRI和MR胆管造影解决。

在这一阶段，超声造影主要用于有肝硬化基础的肝脏FLL的鉴别诊断和门静脉瘤栓的检测。美国肝病研究协会（American Association for the Study of Liver Diseases，AASLD）和EASL指南建议使用多时相CT和（或）MRI诊断HCC或其他恶性肝肿瘤，并确定HCC结节的数量和大小。根据Milan标准，单发病灶，直径<5 cm，或最多3个病灶，每个直径<3 cm，无大血管浸润，且无局部或远处转移，是进行OLT手术的必要条件。

在OLT手术过程中，可以进行胆道超声造影（超声造影剂注入胆管）以确定胆道解剖结构。术中3D胆管造影可建立从肝总管到包含胆管所有解剖特征的第5级分支的整个胆管树状图，以降低术中胆管损伤风险。然而，该方法目前正在研究中，尚无临床实践中使用的建议。

OLT术后需要快速准确地诊断可能出现的并发症，以保证手术的成功和确保患者存活。超声造影尽管仍限于在CT和（或）MRI结果可疑时的补充手段，但超声的多参数为诊断并发症提供了安全的一线的"一体化"解决方案，同时消除了与含碘造影剂相关的风险，并且易在床边进行。

OLT术后血供异常仍然是一个严重的并发症。移植后严重且有时不可逆的缺血损伤会导致肝细胞和胆管上皮大量坏死，并引发多器官衰竭和不受控制的败血症。根据WFUMB指南和肝脏超声造影的良好临床实践建议，OLT后的超声造影可用于以下方面：

• 对肝脏血管系统进行了初步的多普勒评估后，需要确认肝内肝动脉、门静脉、肝静脉或下腔静脉闭塞。
• 确认积液的存在并评估其性质，如果出现新鲜血肿，则寻找活动性出血来源。
• 怀疑梗死时排除灌注缺陷。
• 在IUC内监测肝动脉闭塞介入治疗后溶栓成功与否。

与CDI和PDI相比，超声造影提供了类似血管造影但具有更多信息的影像，有助于更充分地分析肝内外动脉和门静脉、肝静脉和下腔静脉的状态。根据标准流程注射造影剂后，肝动脉首先增强，并在未增强的肝实质背景下于动脉早期就清晰可见（图4.27）。门静脉及其分支在门静脉期增强（图4.28），之后可以扫查肝脏是否有实质性梗死。

肝移植术后肝动脉血栓闭塞是一种严重的并发症，发生率为2.5%～9%。为了防止移植失败和患者死亡，紧急重建血供是必要的。超声造影改善了肝动脉血流的可视化，并缩短了诊断时间。超声造影在判断肝动脉血栓方面具有高敏感度（100%）和准确度（97.8%），使62.9%的患者能够免于侵入性动

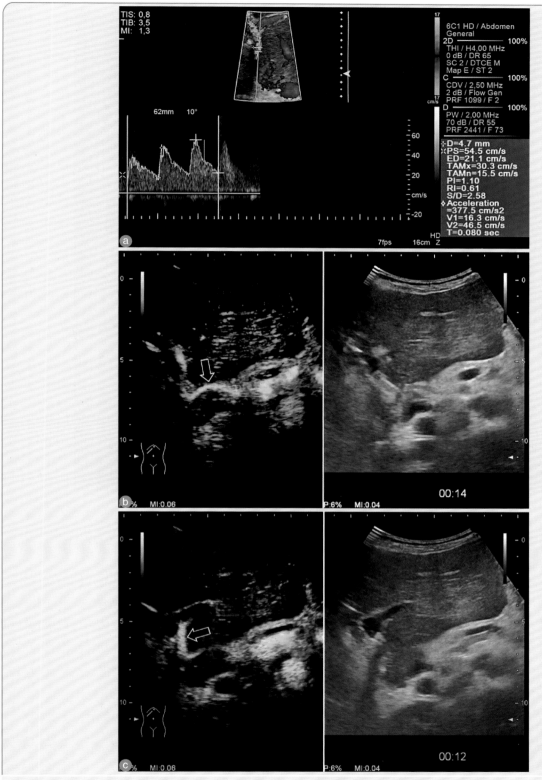

a.脉冲波多普勒检查移植肝门段肝动脉的正常血流值；b.超声造影显示动脉期肝动脉正常通道（箭头）；c.超声造影显示动脉期肝动脉分支增强良好（箭头）。

图4.27 肝左外侧段移植和术后门静脉狭窄植入支架患者左肋缘下的斜位超声扫查。门静脉支架阻止了CT评估肝动脉肝外段

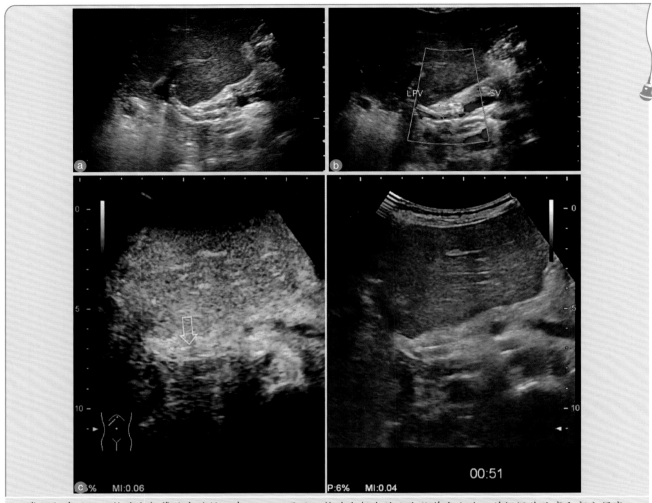

a.常规超声显示门静脉支架管腔中的低回声；b.CDI显示门静脉支架内的斑点状单向血流，并怀疑其狭窄和部分闭塞；
c.门静脉期超声造影，造影剂进入门静脉支架区（箭头），证实其通畅。LPV：门静脉左支；SV：脾静脉。

图4.28 与图4.27相同的患者，肝左外侧段移植和术后门静脉狭窄植入支架的左肋缘下的斜位超声扫查

脉造影。

　　肝动脉血栓形成的特征是实施超声造影检查时，在动脉期没有增强。移植肝脏实质梗死被定义为动脉灌注缺失或显著减少的区域。超声造影显示肝动脉周围的交通支为肝内动脉增强和肝门小血管聚集。

　　4%～11%的患者术后可能发生肝动脉狭窄，这使其后的情况复杂化。尽管超声造影可以直接显示肝动脉狭窄，但目前还没有可用的指南和建议。肝动脉假性动脉瘤是罕见但严重的并发症，可能破裂出血，致死率高。假性动脉瘤可以发生在肝内动脉或肝外动脉，后者更常发生在吻合口或供体胃十二指肠动脉的结扎区。超声造影可以观察到肝动脉周围圆形增强区，具有特征性湍流。

　　脾动脉盗血综合征是肝移植术后可能的并发症。此时，血液优先从腹腔动脉流入脾动脉，肝动脉灌注相对较低，导致移植肝缺血。超声造影可以成功地诊断脾动脉盗血综合征。造影可见肝动脉缓慢且微弱的增强与门静脉的快速增强相结合，但这些特征也可能在由其他原因所引起的缺血情况下出现。

　　由于门静脉是肝脏的主要供血血管，其狭窄或闭塞可导致肝功能严重降低，超声造影可见门静脉血栓形成，门静脉管腔完全无增强，或在非闭塞性血栓中可见门静脉管腔变窄且无增强病变。与传统多普勒超声相比，超声造影可以检测门静脉血栓形成，诊断准确度高达97%～100%，并可缩短检查时间。超声造影的优点是可以高质量地显示门静脉管腔结构，精确估计狭窄的严重程度和长度。

肝静脉血栓形成和狭窄通常在术后早期出现，也可在移植后较长时间内出现。超声造影是诊断肝中静脉分支阻塞的一种有前景的方法，其敏感度为91%，特异度为97%，准确度为95%，并可判断肝脏灌注减少（假阳性结果从14%降低到3%）。肝静脉阻塞伴随着动脉期肝实质的高增强，门静脉期的增强程度降低或趋于平均。这可能由于肝窦阻塞后，动脉和门静脉血流量减少，从而门静脉血流流向离肝方向（图4.29）。

胆管超声造影经引流管使用造影剂，并通过建立与术前检查类似的3D模型，可以准确地显示胆管树状解剖结构和狭窄区域。这有助于发现流出道的问题，如吻合口狭窄和渗漏。此时超声造影可见造影剂排出延迟，十二指肠增强降低，以及造影剂进入胆管10分钟后胆管树呈现持续高强度增强。吻合口瘘的特征是造影剂扩散到肝外胆管的管腔外（图4.30）。吻合口狭窄的特征是移植的延伸胆管与受体胆管的直径不匹配。

另一个危险的并发症是胆道系统的缺血性变化，它发生于异常的动脉血供。胆囊周围血管丛损伤引起的灌注减少是其形态学基础。超声造影特征是动脉期胆管壁增强的减少或缺失，而不是健康志愿者的高增强。超声造影诊断胆管缺血性改变的敏感度为66.7%，特异度为88.9%，准确度为76.2%。

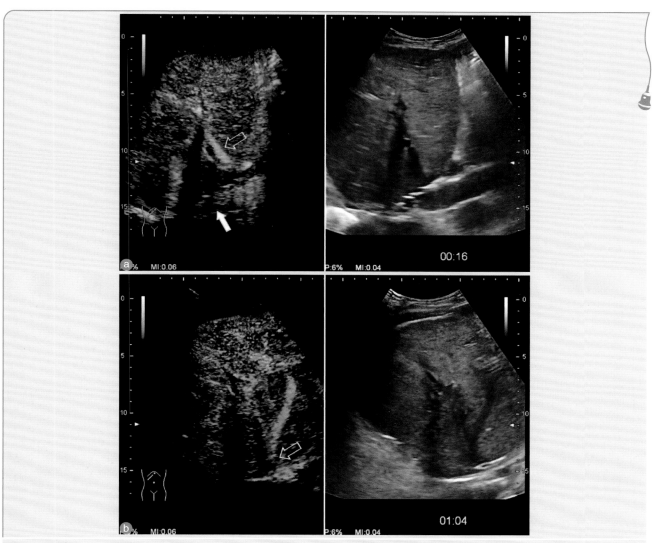

a.空箭头表示门静脉左支口径一致，实线箭头表示肝-腔静脉吻合处狭窄的下腔静脉；b.门静脉期。箭头表示肝-腔吻合处狭窄。

图 4.29 肝左叶移植后下腔静脉狭窄的超声造影

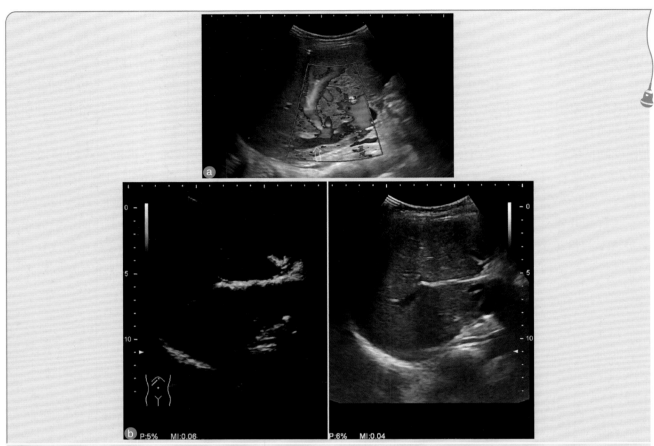

a.CDI显示无血管管状结构，对应于Ⅵ～Ⅷ肝段的胆管（箭头）；b.造影剂通过引流管进入胆管后，Ⅴ～Ⅷ肝段的胆管增强。在肠道中也可观察到造影剂，证实胆道消化道吻合通畅。但Ⅵ～Ⅶ段胆管未见增强，表明造影剂流入不足。

图4.30　肝右叶移植后胆道消化道吻合口狭窄，可行经皮经肝胆道造瘘术

超声造影在OLT的各个阶段都是有帮助的。将该方法纳入OLT诊断流程取决于操作者的专业知识、超声造影剂的可用性及针对临床需求的多学科方法的选择。

● 参考文献 ●

识别二维码查阅

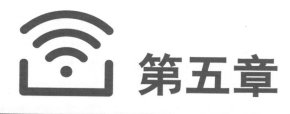

第五章

胆囊

Ella I. Peniaeva, Alexander N. Sencha
and Yury N. Patrunov

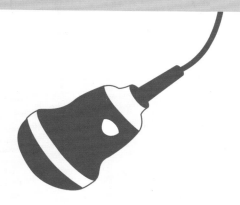

传统上，在临床实践中胆囊疾病诊断的首选方法就是超声检查。该方法在发现结石方面具有较高的敏感度和特异度，但常规超声对微血管的评估能力有限，而超声造影不但克服了这些限制，而且可以评估胆囊壁和腔内病变的灌注情况。

EFSUMB关于非肝脏应用超声造影临床实践的指南和建议设定了使用超声造影的情况：在急性胆囊炎中，为了更好地发现局部并发症；区分慢性胆囊炎和胆囊癌；区分充满型胆囊病变和静止性胆泥。

仅在常规超声结果不确定的情况下，超声造影才被认为是必要的。采用标准方案，检查前需要禁食8小时，通常使用1.2～2.4 mL剂量的SonoVue®，如果使用高频探头，则需要加大剂量到4.8 mL。

胆囊壁增强的动力学与肝脏不同，因为胆囊壁仅由胆囊动脉提供动脉血供，而没有门静脉系统的参与，因此胆囊超声造影仅涉及两个阶段：动脉期（<30秒）和静脉期（>31秒）。胆囊壁超声造影剂的退出早于肝实质。胆囊壁和病变的超声造影可以评估灌注情况、超声造影剂动力学、血管结构和胆囊壁的连续性。增强强度与正常肝实质比较，正常胆囊壁较薄，与肝动脉系统同时增强（图5.1），在门静脉期后期开始"退出"。在某些情况下，可以观察到解剖变异和分离分支。

急性胆囊炎通常（85%～90%）是胆结石和梗阻的结果。临床症状多种多样，取决于炎症的形态类型、严重程度、腹膜炎的存在及胆管的相关变化。胆囊壁早期急性炎症表现出血管增生。超声造影显示增厚胆囊壁的早期动脉期高增强，静脉期出现"退出"（图5.2）。

如果不进行治疗，急性胆囊炎可发展为具有破坏性的胆囊炎，伴有严重的局部并发症，如化脓、坏疽、穿孔和胆囊周围脓肿。当炎症累及邻近肝实质时，可以出现反应性肝炎，表现为肝实质局部动脉期高增强。胆囊壁扩张和肿胀导致微循环受损。坏疽性胆囊炎和透壁坏死在超声造影下，胆囊壁呈现不均匀增强，可观察到不规则及不连续的边缘（图5.2）。如果发现胆囊壁内有非增强区（增强缺失），可以诊断坏疽，敏感度为85%～91%，特异度为67.5%～84.8%。观察者之间的一致性良好（中位值k=0.664，范围为0.655～0.680）。

胆囊壁穿孔的透壁坏死显示该区域完全没有增强。1934年，Niemeier将这种情况分为以下3种类型：Ⅰ型，急性穿孔至游离腹膜腔；Ⅱ型，亚急性穿孔伴脓肿形成；Ⅲ型，慢性穿孔，胆囊和另一内脏之间形成瘘管。

胆囊穿孔引起的肝内脓肿或肝外脓肿表现为混合性团块，呈蜂窝状不均匀增强。

关于胆囊腔内的胆泥，让患者改变体位，胆泥就会移动，此时常规超声通常很容易识别胆泥。如

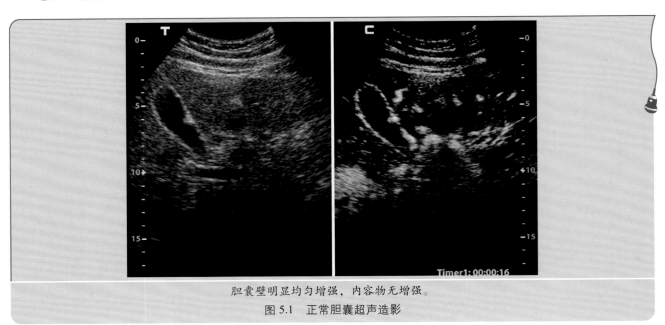

胆囊壁明显均匀增强，内容物无增强。

图5.1　正常胆囊超声造影

果胆泥在胆囊腔内固定不移动，可能会导致诊断困难。在这种情况下，区分胆泥和病变的主要标准是血供情况。CDI检测微循环能力有限，难以判定胆囊包块的完全无血供状态。另外，胆囊内致密内容物的伪影在传统超声下有时可能很像血流。超声造影能够准确地显示胆泥内没有血供灌注，为胆囊壁肿瘤的鉴别诊断提供了高效、准确的方法。

超声造影对息肉、腺瘤和非侵袭性胆囊癌的鉴别诊断价值目前尚未评估。

胆囊息肉通常是在做超声检查时偶然发现的。其中60%以上为胆固醇息肉。在原发性硬化性胆管炎和胃肠道息肉病综合征的患者中，高达60%的胆囊息肉是恶性的。6～10 mm的恶性胆囊息肉极为罕见，而大于10 mm的息肉被视为可能癌变的腺瘤

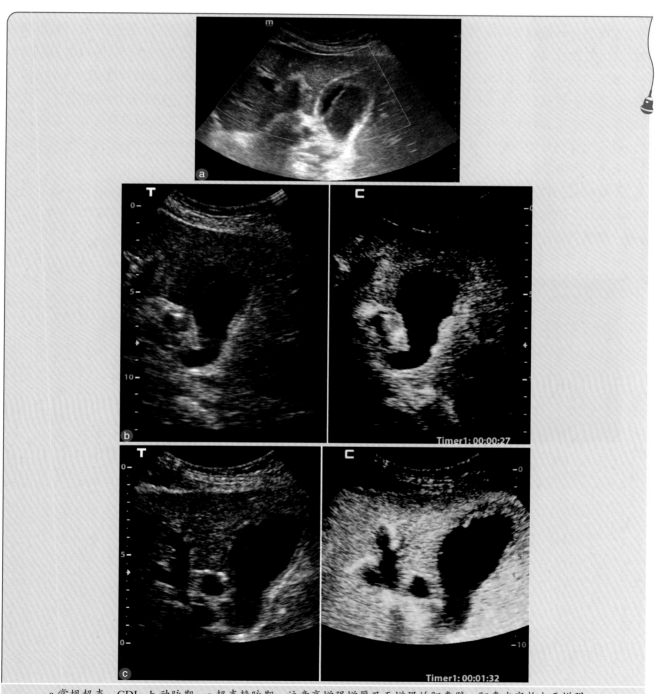

a.常规超声、CDI；b.动脉期；c.超声静脉期。注意高增强增厚及无增强的胆囊壁；胆囊内容物也无增强。

图5.2　急性胆囊炎伴局部胆囊壁破坏

（癌前病变）和乳头状肿瘤。

胆囊腺瘤是一种相对少见的病症，其表现为息肉样病变，表面光滑或呈结节状，内部结构相对均匀，基底部无浸润。超声造影显示动脉期均匀高增强或等增强（图5.3），随后静脉期等增强或低增强。大于10 mm的息肉呈现不均匀的等增强模式可能是区分腺瘤和胆固醇息肉的标准。

胆囊腺肌增生症是胆囊壁增生的一种良性疾病，通常不具恶性病变的能力，其发病类型可能是局灶性、节段性或弥漫性。其特征是黏膜壁增生和壁内憩室（Rokitansky-Aschoff窦）。超声造影动脉期显示受累胆囊壁的"虫蛀"样特征性增强，憩室无增强。一个重要特征是病症与周围组织的边界清楚；另一个特征是增厚壁的等增强，以及胆囊周围的一个小的无增强边缘。

胆囊癌是一种不常见的恶性肿瘤，主要见于长期患有胆结石的老年人。约80%的胆囊恶性肿瘤是腺癌。胆囊肉瘤和转移瘤更为罕见。约60%的癌变

动脉期息肉样病变增强。

图5.3 胆囊腺瘤性息肉超声造影

发生在胆囊底部，30%发生在胆囊体，10%发生在胆囊颈。早期肿瘤很难与胆囊其他疾病相鉴别。

发现具有不规则分支的迂曲肿瘤血管，则诊断恶性肿瘤的敏感度为75%，特异度为100%，准确度为91%。动脉期肿瘤的高增强不能作为鉴别诊断的标志，因为这种高增强在恶性（85%）和良性（70%）病变中都可以观察到。

90.9%的胆囊腺癌在动脉期表现为高增强或等增强，在使用超声造影剂后35秒内开始"退出"和呈现低增强。另一个重要的鉴别诊断标志是胆囊壁破坏和邻近肝组织浸润，该特征敏感度为84.8%，特异度为100%。此外，在肝浸润的情况下，在肝实质强度均匀的背景下，低增强肿瘤在门静脉期能更好地区分，而且能够确定肿瘤大小和侵袭严重程度。

尽管有上述数据，但超声造影在胆囊良、恶性病变鉴别诊断中的实际应用仍有待讨论。

● 参考文献 ●

识别二维码查阅

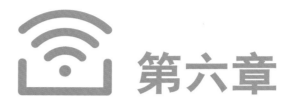

第六章

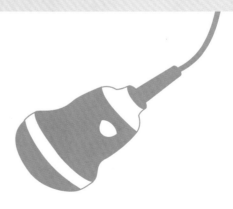

胰腺

Alexander N. Sencha, Elena P. Fisenko,
Natalia N. Vetsheva and Ella I. Peniaeva

胰腺的血液由肝总动脉、脾动脉和肠系膜上动脉的多个分支供应。供应胰头、胰体、胰尾部的血液来源是不同的。胰头和钩突部分别由胰十二指肠上动脉（前面和后面）、胰十二指肠下动脉（前面和后面）供应，它们相互沟通并形成前后动脉弓。这些动脉也是胃十二指肠动脉和肠系膜上动脉的分支。胰体和胰尾主要由脾动脉的分支和胃十二指肠动脉及肠系膜上动脉的较小分支供应。胰腺的静脉引流主要通过脾静脉和肠系膜上静脉进入门静脉系统，与同名动脉伴行。

超声造影提高了超声诊断胰腺疾病的准确度。根据EFSUMB指南和2017年更新的非肝脏应用超声造影的临床实践建议，超声造影适用于以下检查目的。

（1）胰腺实性病变中导管腺癌的诊断。

（2）鉴别胰腺导管腺癌和神经内分泌肿瘤。

（3）鉴别诊断囊性肿瘤和假性囊肿。

（4）区分胰腺病变中有血供成分（固体）和无血供成分（如液体或气体）。

（5）界定胰腺病变的大小、边界及其与血管的关系。

（6）急性坏死性胰腺炎的诊断及随访。

（7）诊断不明确的胰腺囊性病变的随访。

（8）提高经皮超声引导胰腺手术的准确性。

（9）评估胰腺移植后缺血和其他血管疾病。

超声造影诊断胰腺疾病的流程和其他腹部或腹膜后器官的流程相同。超声造影要求病灶常规超声图像显示良好，而对于常规超声声窗差、图像显示不清的患者（如腹部胀气、高血压体质），超声造影并不能提供额外的诊断信息。

对于成年人患者，使用凸阵探头时需2.4 mL的SonoVue®；使用线性探头时需4.8 mL的SonoVue®。在某些情况下，对较小的肿瘤用超声造影难以诊断，采用内镜超声造影可能会更有利，因为内镜超声造影同时结合了高分辨率和造影的优点。

胰腺造影的动脉期几乎与主动脉同时开始（10～30秒），然后是静脉期（30～120秒）和静脉晚期（＞120秒）。胰腺开始增强时间早于肝脏，由于只有动脉供血，所以增强持续时间比肝脏短，且动脉期表现为均匀高增强。

一、胰腺肿瘤

如果常规超声发现胰腺有病变，应随后进行超声造影进行鉴别诊断。超声造影可观察到病变组织与正常胰腺组织的增强差异。超声造影对胰腺肿瘤的诊断敏感度和特异度分别为91%和87%。在诊断导管癌方面，超声造影并不逊于CT；在小于2 cm的病变中，超声造影甚至超过了CT（据报道，超声造影和CT诊断胰腺肿瘤的敏感性分别为100%和73.3%）。

内镜超声可用于排除胰腺肿瘤、识别小的实性病变、明确与导管的连接情况。Dietrich等研究表明37%的胰腺小病变（≤15 mm）用CT未能识别，而超声造影和内镜可将其识别。也有一些文献报道内镜超声造影对胰腺肿块具有很高的鉴别诊断价值。对于组织病理学类型相同的胰腺肿瘤，超声造影和内镜超声造影的增强模式也是相似的。

胰腺导管腺癌约占所有胰腺外分泌肿瘤的95%，极具有侵袭性，确诊后仅有10%～20%的肿瘤可切除。5年生存率低于5%。胰腺导管腺癌多位于胰头部，只有约30%位于胰体或胰尾。

胰腺导管腺癌边界不清，超声造影时所有时期均为低增强表现（图6.1、图6.2）。2012年的一项胰腺多中心超声研究结果表明，90%的胰腺导管腺癌都具有这种增强模式，从病理上解释，这是由于肿瘤组织明显硬化、脱髓鞘和血供少。

此外，肿瘤低增强的程度与分化程度有关。低增强越明显，肿瘤的分化程度就越低，侵袭性就越强。导管腺癌在所有血管增强时相中均表现为低增强，这可以与血供丰富的神经内分泌肿瘤、肿块形成性胰腺炎进行鉴别诊断，后者表现出与正常胰腺实质相同的等增强模式。

少量文献表明，超声造影的定量分析也可以对导管腺癌和肿块形成性胰腺炎进行鉴别诊断。它们都强调了腺癌与正常胰腺实质增强峰值强度的差异，包括肿块形成性胰腺炎。其他TIC数据的价值仍有争议。

Askerova指出胰腺导管腺癌的特点是造影剂的AT和TTP较长，峰值强度低和曲线下面积小，消退

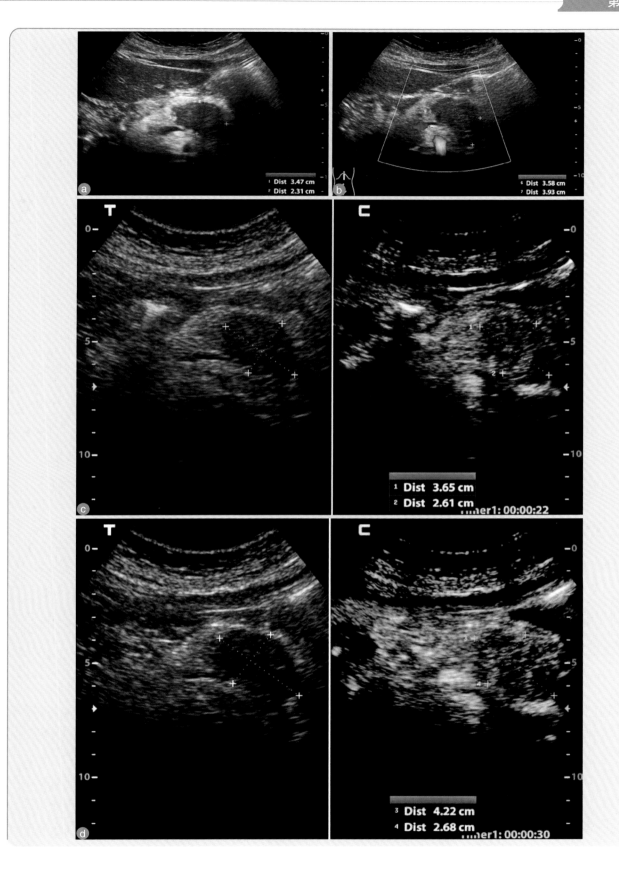

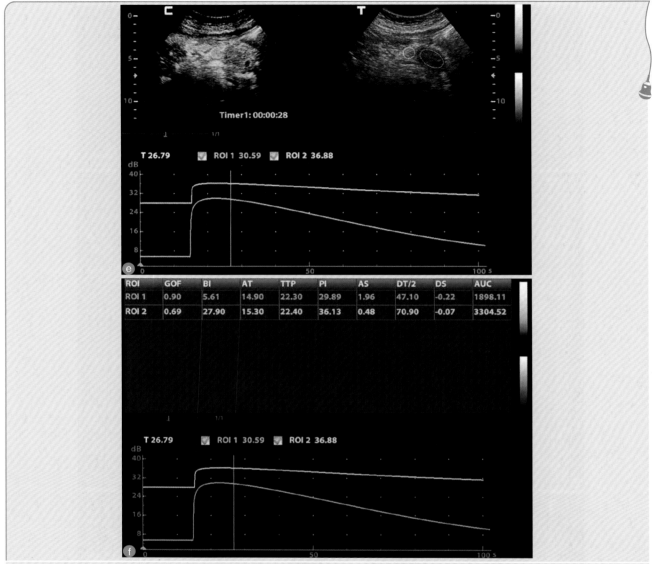

ROI	GOF	BI	AT	TTP	PI	AS	DT/2	DS	AUC
ROI 1	0.90	5.61	14.90	22.30	29.89	1.96	47.10	-0.22	1898.11
ROI 2	0.69	27.90	15.30	22.40	36.13	0.48	70.90	-0.07	3304.52

a.胰体部低回声病变，常规超声；b.CDI显示病变区血供不丰富；c.动脉早期病变低增强；d.动脉期病变低增强；e.肿瘤（ROI 1，粉红色）和正常的胰腺实质（ROI 2，黄色）快速消退；f.TIC参数显示肿瘤的低增强（低PI）和快消退（低DT/2）。

图 6.1　胰腺癌

早（表6.1）。D'Onofrio 等的研究并没有发现TTP差异，但表明了峰值强度存在差异，所有的病例都客观证实了肿瘤的低增强表现。

神经内分泌肿瘤是第二大常见的胰腺实体肿瘤。在大多数情况下，其侵袭性低于胰腺导管腺癌，并被划分为功能性肿瘤。最常见的是胰岛素瘤和胃泌素瘤及非功能性肿瘤，后者的恶性程度更高。功能性和非功能性神经内分泌肿瘤都具有丰富的动脉血液供应，因此即使多普勒成像没有检测到血管过度增生，超声造影也能显示动脉期的高增强

区域（图6.3）。无论肿瘤大小如何，均可观察到晚期低增强。神经内分泌肿瘤的另一个特征是肿瘤边缘高增强。在少数情况下，由于致密的透明质基质，可以观察到肿瘤的低增强表现。

目前，仅有一篇文献对神经内分泌肿瘤的超声造影进行了定量分析。他们报道了在不同分化程度的肿瘤中，相应的TIC数据具有差异（$P \leqslant 0.05$）。与G2相比，G1表现出较短的到达时间、TTP、灌注时间、较高的PI和AUC，然而在消退时间上没有发现差异（表6.2）。由于数据缺乏标准化和样本量

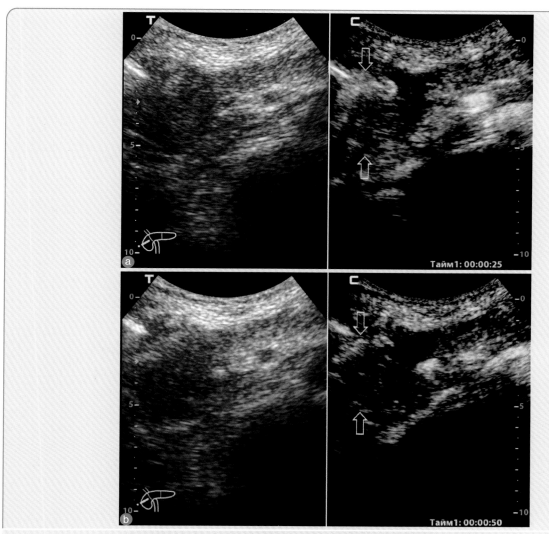

a.动脉期不均匀增强；b.静脉期快速消退。

图 6.2 胰头部胰腺癌

表 6.1 胰腺导管腺癌、炎性假瘤和正常胰腺的 TIC 参数

参数	Kersting 等 Mean，95% *CI*			D'Onofrio 等		Askerova Mean ± SD		
	PDAC	IPT	正常	PDAC	正常	PDAC	IPT	正常
AT（s）	26.2 （22.6 ~ 29.8）	16.9 （12.6 ~ 21.2）	14.2 （13.1 ~ 15.3）			20.9 ± 4.5	12 ± 1.4	14.2 （13.1 ~ 15.3）
TTP（s）	57.3 （52.5 ~ 62.1）	30.2 （23.0 ~ 27.4）	22.4 （22.1 ~ 25.9）	7.97	8.89	49.1 ± 2.4	29.4 ± 1.8	22.4 （22.1 ~ 25.9）
PI（dB）	2.6 （2.2 ~ 3.1）	3.5 （2.2 ~ 4.8）	5.3 （4.9 ~ 5.7）	17.19%	33.57%	13.2 ± 4.5	19.6 ± 1.2	5.3 （4.9 ~ 5.7）
AUC	179 （143 ~ 214）	171 （116 ~ 226）	413 （378 ~ 449）			617.1 ± 31.4	989 ± 45.7	413 （378 ~ 449）
上升曲线				159.52%s	355.29%s			
灌注时间						48 ± 6.2	48.9 ± 3.02	

注：PDAC表示胰腺导管腺癌；IPT表示炎性假瘤。

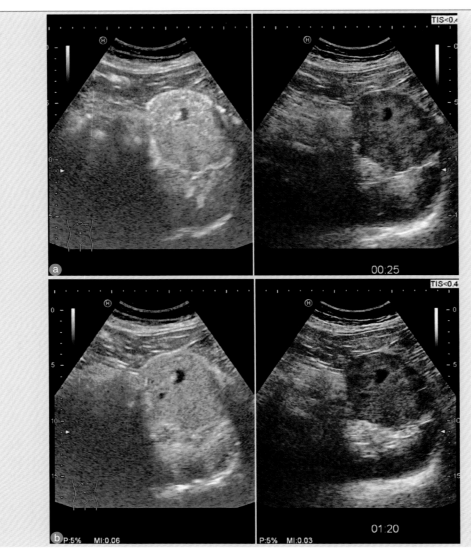

a.动脉期高增强，注意周边的环状增强；b.静脉期轻度消退。

图 6.3　胰腺尾部的胰腺神经内分泌肿瘤超声造影

表 6.2　低级（G1）和中级（G2）的神经内分泌肿瘤的 TIC 参数

参数	AT（s）	TTP（s）	PI（dB）	AUC	灌注时间（s）	消退时间（s）
低级（G1）	10.1 ± 0.8	17.1 ± 2.6	35.7 ± 3.6	1315.9 ± 27.01	23.1 ± 1.4	73.4 ± 1.6
中级（G2）	12.2 ± 0.5	23.4 ± 1.9	28.8 ± 2.2	1265.9 ± 51.1	25.9 ± 1.1	73.3 ± 1.6
P	≤0.05	≤0.05	≤0.05	≤0.05	≤0.05	>0.05
正常胰腺实质	12.8 ± 1.3	22.6 ± 2.9	23.6 ± 1.6	1162.9 ± 43.1	43.9 ± 2.7	64 ± 2.6

小，定量分析需要进一步研究，迄今为止，尚不推荐在日常工作中应用。

　　胰腺实性假乳头状瘤是一种罕见的高分化恶性肿瘤，临床病程较好。传统超声显示其为乏血供肿块，由于肿块内存在坏死、出血和囊性变而表现为非均质。小病灶超声造影增强模式与神经内分泌肿瘤相同，大病灶则表现为非均匀的厚壁样强化和实性成分的强化。

　　胰腺中的转移瘤是罕见的，其中大多数是其他组织转移瘤或肾细胞癌。它们在超声造影的动脉期表现为高增强，这可与导管腺癌进行鉴别诊断。然而，由于研究数量少，目前还没有明确的建议。

二、胰腺囊性病变

胰腺的囊性病变可能有各种来源，大多数是偶然诊断出来的。它们通常是良性或低级别肿瘤。黏液性囊肿约占所有胰腺囊性病变的10%，虽然是良性肿瘤，但它转变为恶性黏液性囊腺癌的风险很高。因此，在所有患者中，手术切除是有意义的。

囊性肿瘤在常规超声检查中，可以看到一个囊性病变，有厚的、不规则的囊壁和分隔，壁层回声或结节样回声。囊内含有致密的液体（黏液），有时周边可见钙化。超声造影可见在所有时相中囊壁和分隔的强化，这是与假性囊肿进行鉴别诊断的准确征象。

胰腺导管内乳头状黏液性肿瘤（intraductal papillary mucinous neoplasm，IPMN）是一种分泌黏液的肿瘤，它起源于主胰管或其分支。包括增生、腺瘤、交界性肿瘤、原位癌或浸润性癌。超声造影有助于识别结节内存在血供的实性成分（增强）和非增强的黏蛋白聚集。然而，它不能确定肿瘤与导管的连接情况，且这是诊断IPMN所必需的。内镜下的超声和超声造影探头分辨率高，且靠近胰腺，可能有助于诊断IPMN。内镜下的超声和超声造影联合应用诊断IPMN的敏感度为100%，特异度为97%，准确度为98%。

浆液性囊性肿瘤是一种良性病变，恶性转化的风险低。结构上表现为分叶状，内有微囊状的蜂窝状包涵体、中央瘢痕和轮辐状隔膜。其不与主胰管相连，但经腹超声和超声造影难以观察到。通常情况下，这种肿瘤血供丰富，超声造影可见有高增强的分隔。如果囊腔非常小，这种浆液性微囊腺瘤则与实性病变较为相似。超声造影提高了超声对胰腺病变及弥漫性疾病诊断的价值，特别是急性坏死型胰腺炎。早期鉴别诊断水肿型胰腺炎和坏死型胰腺炎并评估坏死变化的严重程度对进一步的患者管理至关重要。超声造影可成功将具有增强表现的胰腺组织和无增强表现的坏死区域区分开来。超声造影在评估急性胰腺炎严重程度方面表现出很高的诊断准确度，敏感度为86%～90.3%，特异度为

97%～98.8%，准确度为97.4%。假性囊肿是最常见的胰腺囊性病变，其是具有纤维壁的空腔，内层无上皮细胞。如果存在异质性碎片，可能难以诊断。超声造影表现为无增强，可以准确地与胰腺肿瘤鉴别（图6.4）。有时可见单条血管穿过假性囊肿。多参数超声联合超声造影的敏感度为94%，特异度为96.9%，PPV为95.9%，NPV为95.4%，准确度为96.6%。

进行CT分期诊断后，超声造影可用于监测急性胰腺炎。对于有增强CT禁忌证的患者，它可以作为一种替代诊断方法。据报道，在用Balthazar评分（$r=0.884$）、坏死评估（$r=0.893$）和严重指数（$r=0.926$）进行急性胰腺炎分期时，超声造影和CT数据之间存在明显相关性，这表明超声造影可以评估炎症和坏死变化并确定胰腺炎的严重程度（表6.3）。在急性胰腺炎的超声造影检查时，胰腺各部分的有限可视化可能会需要重复超声造影剂注射以精确评估整个胰腺和腹膜后空间。

自身免疫性胰腺炎的超声造影表现为等增强或明显的增强模式，由于局灶性纤维化和淋巴组织浸润而出现非均质性增强，随后是缓慢消退。超声造影对局灶性自身免疫性慢性胰腺炎患者意义重大，因为与导管腺癌的鉴别诊断对进一步治疗至关重要。

胰腺的血管特征为超声造影在胰腺移植后前几天评估血管并发症创造了理想的条件，如静脉血栓形成、吻合口狭窄、动脉闭塞或局部灌注不足。目前，使用超声造影诊断移植后并发症的数据有限。

Kersting等将胰腺急性移植排斥反应患者与无移植排斥反应或成功治疗的患者的超声造影结果进行了比较，结果表明在TIC分析证实的移植排斥反应患者中，造影增强的最大强度实现较慢且值较低，而在排斥反应解决后，TIC几乎恢复到初始值。排斥期的峰值强度低于移植物未改变和治疗后的峰值强度（19.4 dB *vs.* 28.3 dB和26.2 dB）。

在功能性神经内分泌肿瘤的手术治疗过程中，术中超声是必不可少的。然而，当肿瘤表现为等回声时，确定肿瘤的确切位置仍充满挑战。超声造影操作简单，可以加强术中超声检查，并且由于这

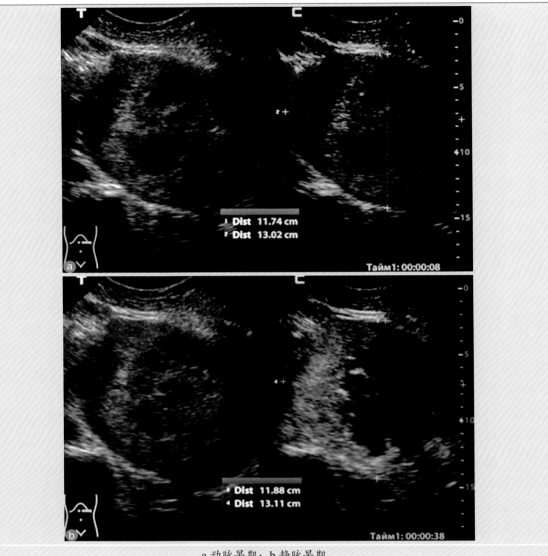

a.动脉早期；b.静脉早期。

图 6.4　胰腺假性囊肿超声造影，非增强区（未灌注）为坏死区

表 6.3　Balthazar CT 评分用于评估急性胰腺炎的严重程度

Balthazar等级		
A级	0分	正常胰腺
B级	1分	胰腺的局部或弥漫性肿大
C级	2分	胰腺炎症和（或）胰腺周围脂肪
D级	3分	胰腺周围积液
E级	4分	两次或多次积液和（或）腹膜后积气
坏死程度分类		
无坏死	0分	
坏死面积<30%	2分	
坏死面积30%～50%	4分	
坏死面积>50%	6分	
急性胰腺炎严重程度分级		
轻度（间质性胰腺炎）	0～3分	Balthazar B级或C级，没有胰腺或胰周脂肪坏死
中度（渗出性胰腺炎）	4～6分	Balthazar D级或E级，无胰腺坏死，无坏死引起的胰腺周围积液
重度（坏死性胰腺炎）	7～10分	胰腺的坏死（胰腺的非增强区）

些肿瘤的高增强模式而能够区分这些肿瘤。此外，超声造影明确了肿瘤的边界并评估了局部转移。Vetsheva 提出恶性胰腺肿块的边界最好在静脉期划定。此外，胰周脂肪中胰外血管周围的低增强病灶表明血管壁也受到肿瘤的影响。获得的额外造影信息可以明确肿瘤切除的边缘和体积。

● 参考文献 ●

识别二维码查阅

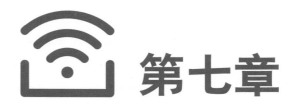

第七章

脾脏

Alexander N. Sencha and Ella I. Peniaeva

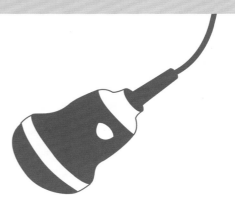

脾由脾动脉供血，脾动脉是腹腔干的分支。在某些情况下，脾动脉可单独起自腹主动脉或与胃左动脉共同发出。脾的静脉血流入脾静脉，后者汇入门静脉。

虽然脾的疾病发病率低于其他腹部脏器，但由于脾穿刺出血风险很高，所以准确的无创诊断尤为重要。超声造影提高了超声在诊断脾异常和鉴别诊断的价值。

根据2017年EFSUMB指南建议：对比增强超声在非肝脏领域应用实践（更新版），脾脏超声造影可用于以下情况：

• 提高对脾局部病灶的检出率。
• 明确疑似副脾或脾种植。
• 诊断脾梗死。
• 通过显示晚期持续强化来辨别良性局灶性病变。

如果脾脏和目标区域的常规超声质量良好，则在患者右侧进行标准超声检查及超声造影。对于脾脏而言，一般需要1.2 ~ 2.4 mL SonoVue®，常常是1.2 mL便足够。脾脏的超声造影包括动脉期（从对比增强开始到60秒）和实质期（60秒至5 ~ 7分钟）。

脾的增强在造影剂注射后8 ~ 20秒开始。在动脉期，实质以不均匀的"斑马纹"方式增强，并在60秒内变得均匀。这种类型的增强方式可能是脾独特的血液循环——开放及封闭系统所致的。在闭合循环（10%的血流）中，白髓由中央动脉供血，血液通过边缘区最后流入血窦。约90%的血液参与开放循环。中央动脉供血至红髓及其分支，通过毛细血管后引流至实质。在那里，血液流向血窦，随后汇入小梁静脉和脾静脉。在实质晚期，由于超声造影剂在血窦中积聚，所以脾的增强持续存在（5 ~ 7分钟），这与其他脏器不同（图7.1）。

超声对于诊断小于7 cm × 2 cm的小脾相当准确。超声造影不能确定小脾的病因。然而，一些文献指出，可以通过增强显著降低或缺乏来识别功能性无脾。

副脾常在进行常规超声时被发现，检出率为10% ~ 15%。副脾的诊断通常较简单。然而，较大且位置不典型的副脾有时需要与左侧肾上腺病变、淋巴结肿大和胰尾、肠或胃的肿物进行鉴别诊断。常规超声检查很多时候难以做到。

脾种植指的是外伤或手术后脾组织的自体移植，诊断脾种植也可能较为困难。因为异位组织的组织学结构和血管形成与正常脾脏相同，所以能通过超声造影进行诊断。副脾和异位脾在超声造影的所有血管期均表现出典型的脾对比增强模式。最重要的诊断标志是由于超声造影剂在脾血窦中的积聚所呈现出的实质晚期持续对比增强。其他来源的肿块则显示对比增强缓慢下降（图7.2）。

在脾实质不均匀的情况下，超声造影提高了普通超声诊断脾局灶性病变的价值。超声造影在评估淋巴瘤患者脾肿块时有90%的敏感度和100%的特异度，而增强CT作为参考方法。一些学者认为超声造影的诊断准确性高于CT。2011年的EFSUMB指南建议，如果增强CT、MRI或PET-CT存在禁忌证或检查结果不明确，超声造影可用于明确肿瘤患者的脾局灶性病变。

超声造影能够在大多数PET-CT结果不明确的情况下进行正确诊断。超声造影在脾转移患者中检测到的病灶比传统超声检查多38%。然而，脾转移很少见（不到所有内脏肿瘤患者的1%），因此超声造影在临床中并未用于筛查肿瘤患者的脾转移。考虑到脾经常受累于淋巴瘤（30% ~ 40%的患者），这种病理学改变似乎使超声造影更有希望用于临床。

脾恶性肿瘤主要以淋巴瘤和转移瘤为代表。与良性肿瘤相反，脾恶性肿瘤超声造影的特点是增强迅速消退。

淋巴瘤是最常见的脾恶性肿瘤。原发性脾淋巴瘤极为罕见。作为全身性疾病的一部分，脾通常为淋巴瘤所累及。大约1/3淋巴瘤患者的脾脏受到影响。超声图像有多种表现，可以为弥漫性浸润、粟粒性结节、单发或多发病灶。大的病灶可能因中央部分坏死而部分呈囊性。

与周围正常实质相比，淋巴瘤动脉期超声造影病灶呈弥漫性等增强或低增强。通常是均匀增强，在某些情况下，可能会出现外周边缘增强。在实质期消退。肿瘤变低增强，并在正常实质的背景下能清晰地显示。

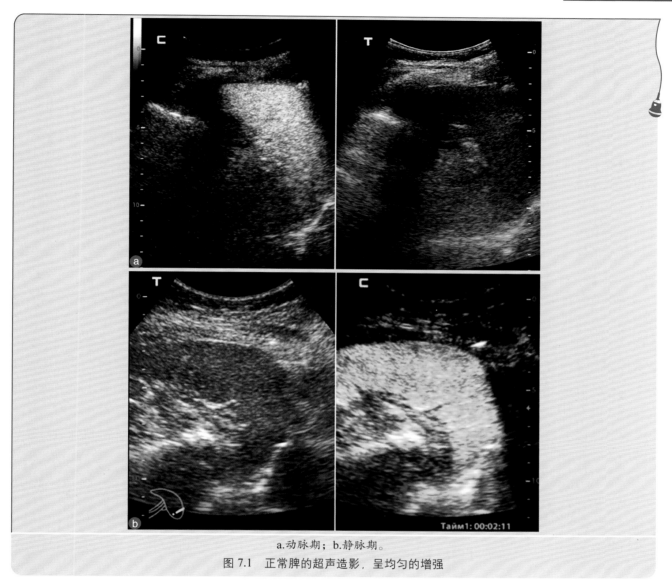

a.动脉期；b.静脉期。

图 7.1　正常脾的超声造影，呈均匀的增强

超声造影显示实质期副脾的增强与正常脾实质相同。

图 7.2　靠近正常脾上极附近脏面的副脾

在动脉期，可以记录肿瘤内不规则血管的微泡循环。淋巴瘤与脾脓肿的鉴别诊断很困难。淋巴瘤弥漫性浸润的增强模式与充血性脾大相同。

脾转移瘤很少见，通常无症状，表明原发性疾病已经到了晚期。转移的典型来源是黑色素瘤、乳腺癌、肺癌、卵巢癌、胃癌和结直肠癌。转移的病灶通常为实性，但有时可能具有囊性结构，尤其是在卵巢癌中。脾转移瘤的对比增强与肝转移瘤相似。超声造影动脉期可以显示多种模式：低增强、外周边缘增强、完全或不完全的不均匀增强。实质期的特点是迅速消退。可以观察到分布杂乱无章的血管。

超声造影对局灶性脾损伤的鉴别诊断能力仍有待商榷。在一些研究中，如果超声检查医师了解患者的临床资料，那么超声造影在诊断恶性病变中的敏感度和特异度分别为91%和92%，其他学者也获得了类似的数据。此外，超声造影在诊断脾脏良性病变方面也表现出很高的准确性。

囊肿是脾脏最常见的病变。根据结构和来源，可分为以下类型。

• 原发性囊肿（真性囊肿）：先天性上皮性、间皮性、皮样囊肿，寄生性囊肿，肿瘤（淋巴管瘤和囊性血管瘤）。

• 继发性囊肿（假性囊肿）：创伤后、退行性、炎症。

单纯上皮性囊肿总是位于实质内，具有典型的超声图像，诊断并不困难。如果囊肿内存在回声内容物或壁厚，则会为诊断带来一些问题。通常，超声造影囊壁及其内容物没有增强。在脾实质增强的背景下，可以清晰地显示囊肿边缘。

淋巴管瘤是一种良性肿瘤，起源于淋巴管，可发生于皮肤、皮下脂肪、纵隔、腹膜后间隙、肝、脾、肾等部位，多为囊性。脾淋巴管瘤表现为多囊性病变，具有回声内容物和薄分隔，有时伴有钙化。超声造影显示囊壁和分隔增强，但内容物无增强（图7.3）。这些肿瘤可以在任何年龄被检测出，但通常在发病的1年内被发现，因此有关超声造影诊断脾淋巴管瘤的数据是有限的。

血管瘤是最常见的脾脏良性实体病变。血管瘤在常规超声中具有典型表现，病变小于2 cm，且患者病史中没有患肿瘤的证据，则不需要进一步诊断。而非典型超声征象，如回声减弱、有囊性成分或钙化则提示需要额外的影像学检查。在这些情况下，超声造影实质期表现为稳定的对比增强，就能证实肿块为良性（图7.4）。然而，肝血管瘤典型的周边环状增强在脾血管瘤中不太常见。此外，在实质期出现中度消退的话诊断会较困难。尽管如此，造影剂在血管瘤中开始消退的时间依然比在恶性肿瘤中要晚得多。

错构瘤又称脾瘤或脾纤维瘤，是一种罕见的脾脏良性病变，其组织病理学表现为肌纤维成分增生伴上皮包涵体部分化生，无异型征象。错构瘤有两

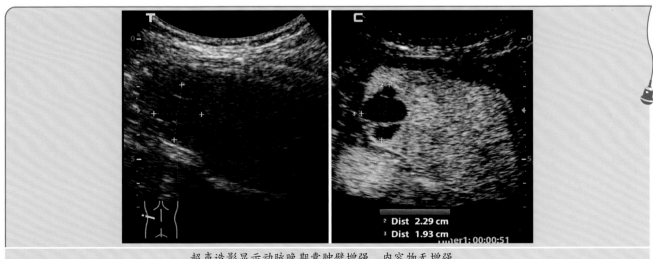

超声造影显示动脉晚期囊肿壁增强，内容物无增强。

图 7.3 复杂性脾囊肿

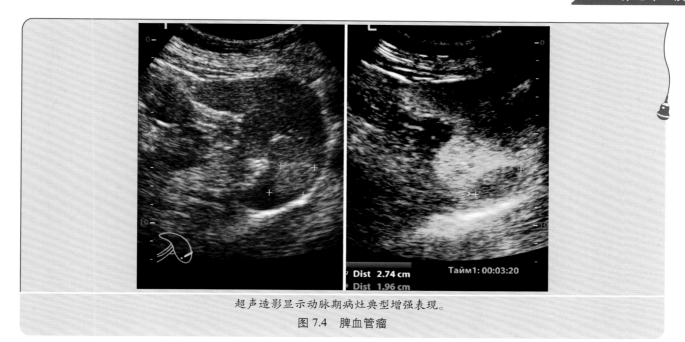

超声造影显示动脉期病灶典型增强表现。

图 7.4　脾血管瘤

种亚型：由异常淋巴组织组成的白髓型和由异常血窦复合体组成的红髓型。然而，大多数错构瘤同时存在这两种亚型。

脾脏错构瘤通常为实性肿块，压迫周围的实质。在某些情况下，可能会观察到囊性成分和钙化。在超声造影中，在动脉期不同程度的对比增强，而在实质期持续增强，这是良性病变的特征。囊性成分在所有血管期均未增强。

结节病是一种全身性炎症性疾病，会影响各种器官，主要是肺和纵隔淋巴结。约15%的结节病患者脾脏受累。有关于结节病脾脏超声造影的文献指出，结节病的表现为多发的细小结节，在所有血管期均未增强或低增强。

脾梗死是由脾动脉或其分支栓塞或血栓形成所致。这可能导致完全梗死，但节段性损伤更为常见。在脾或门静脉血栓形成的情况下，可能发生静脉性梗死。早期梗死区由于呈等回声，难以在传统超声检查中发现。回声强度随着时间的推移而降低。超声造影能更好地描绘脾梗死边缘。超声造影典型征象为楔形无增强区域，其基底位于脾包膜一侧，顶点指向脾门。在实质晚期能更好地评估。一种极为罕见的情况是副脾扭转，其特征是无对比增

强或增强明显减弱。

超声造影可应用于诊断脾脏的脓肿和外伤性损伤，但目前缺乏官方指南的推荐。约70%的脾脓肿是原发感染病灶血行播散的结果，如心内膜、泌尿系统、术后或创伤后炎症、阑尾等。脾脓肿在超声造影中与其他实质性器官脓肿一样表现为"蜂窝"样对比增强模式，其厚壁及分隔呈高增强而液性内容物无增强。

脾外伤是一种急症，常与腹部外伤有关。46%的患者表现为孤立的脾损伤。脾脏的血流量很大，每天共计高达350 L，因此在受伤的情况下，大出血的风险非常高。在严重损伤中，CT仍然是首选的检查方法，但在轻度和中度损伤中，超声造影可被视为一种替代的诊断方法，这已被多项研究证实。

超声造影在监测患者状态和儿科实践中似乎尤其有用。如果在脾脏附近观察到游离的无回声液体，则脾损伤的诊断很明显，但新鲜血液是等回声的，看起来与脾实质相似。这一事实使传统超声的及时诊断变得困难。超声造影能描绘脾脏的灌注和非灌注区域，并有助于区分血液的聚集。根据美国创伤外科协会—脾损伤量表，超声造影诊断脾损伤敏感度为96.9%，CEUS-CT的一致性为95.8%。

超声造影——由入门到进阶

● 参考文献 ●

识别二维码查阅

超声造影——由入门到进阶

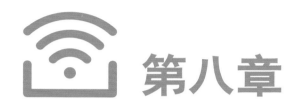

第八章

肾脏和肾上腺

Yury N. Patrunov, Ella I. Peniaeva,
Alexander N. Sencha
and Liubov A. Timofeyeva

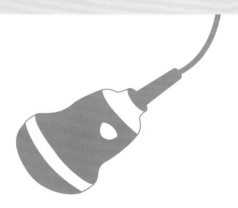

肾脏由自腹主动脉发出的成对的肾动脉供血。每侧的肾动脉通常分为较粗的前干和较细的后干，它们都分支成肾段动脉，进入肾窦后进一步分支成叶间动脉。叶间动脉进入肾实质并在与肾锥体两侧相邻的肾柱中走行。在肾皮质的边缘和肾锥体底部形成弓形动脉。弓形动脉进一步向肾外周垂直发出许多小叶间动脉进入皮质。最终分支为入球小动脉，形成毛细血管网络，即肾小球，在此进行滤过。毛细血管再集合形成出球小动脉，并进入皮质和锥体中肾单位的毛细血管网络。

动脉血供的重要方面是肾动脉分支在任何水平上都没有交通，这导致在动脉闭塞时没有代偿，因此动脉任何分支的阻塞都会导致整个远端分支缺血。

肾脏存在很多的先天性血管异常。副肾动脉和肾迷走动脉很常见，大约每4个人里就出现1例。

过滤后的静脉血通过小静脉网络流入小叶间静脉，进一步进入较大的静脉，与同名的动脉（弓形动脉和叶间动脉）伴行，后汇入肾静脉并引流至下腔静脉。

根据2017年EFSUMB指南建议：对比增强超声在非肝脏领域应用实践（更新版），肾脏超声造影可用于以下目的：

• 诊断缺血性肾脏疾病，如梗死。

• 当常规超声模棱两可时，区分肾肿瘤和酷似肾肿瘤（"假肿瘤"）的解剖变异。

• 根据Bosniak分级描述复杂性囊肿的特征。

• 描述不明确的肾脏病变。

• 识别复杂性急性肾盂肾炎中的肾脓肿。

• 对非手术干预的肾脏病变进行随访。

肾脏的供血量非常大，是其他内脏器官的50倍，因此使用凸阵探头的标准超声造影，0.8～1.5 mL的SonoVue®就足够了。

肾脏超声造影有两个时期。皮质期在超声造影剂注射后开始，持续25～30秒。紧接着是实质期，在注射超声造影剂后10～15秒开始出现快速而强烈的对比增强。肾动脉及其分支快速增强并描绘出肾脏的大血管特征。肾皮质在几秒钟内增强，随后肾锥体从基底部到尖端逐渐增强，显示出肾脏的血流灌注（图8.1、图8.2）。随着时间推移，微泡破裂，它们在血池中的数量减少，肾脏的增强从肾锥体开始逐渐减弱。

尽管使用超声造影可以很好地观察到大血管分布，但与多普勒成像相比，它对检测血管异常没有很大的帮助。然而，超声造影对于肾脏微血管的评估具有更好的价值，并优于CDI和PDI。它很清晰地显示肾锥体，并轻松描绘了肾实质的结构。

肾脏可能表现出许多解剖学变异，如胚胎期分叶状肾、单驼峰肾、节段性肥大，以及在常规超声下看起来很像肿瘤的Bertin肾柱肥大。在超声造影下，这些假肿瘤的增强在所有血管期都与正常肾实质相同。相反，肾肿瘤和其他异常病变的对比增强，在模式、时间或强度上不同于正常实质（图8.2、图8.3）。

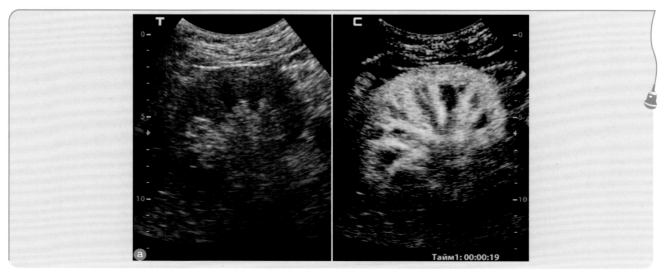

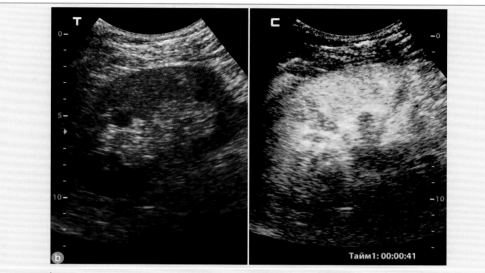

a.超声造影显示皮质期肾皮质均匀增强；b.超声造影显示实质期肾皮质和髓质的增强。

图 8.1　正常肾脏超声造影显像

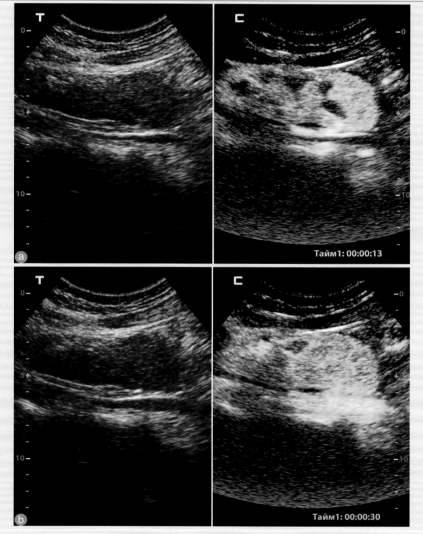

a.超声造影动脉期可清晰地观察到典型肾实质的皮质和髓质结构；b.超声造影实质期。

图 8.2　异位肾。常规超声及多普勒超声在盆腔中探及椭圆形低回声肿块，怀疑异位肾

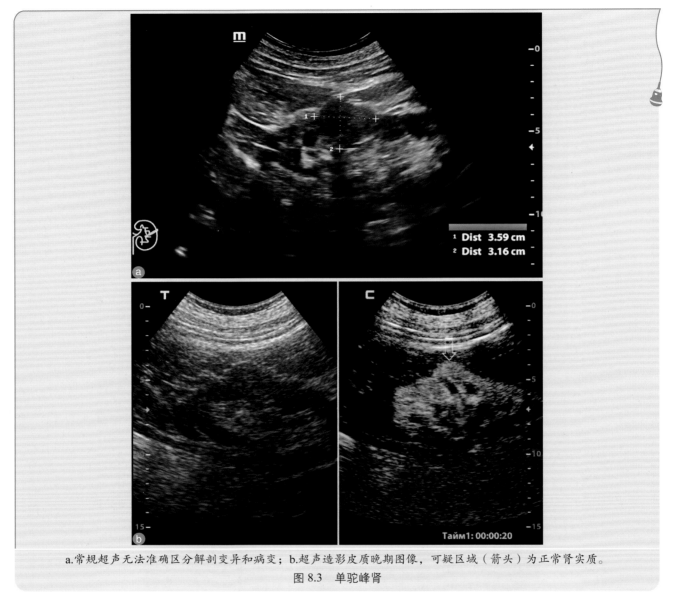

a.常规超声无法准确区分解剖变异和病变；b.超声造影皮质晚期图像，可疑区域（箭头）为正常肾实质。

图8.3 单驼峰肾

与放射性造影剂相反，SonoVue®是一种完全的血管内造影剂。它不随尿液排出，因此肾盏、肾盂和输尿管始终不含超声造影剂，其管腔在所有血管期均未增强。

一、肾缺血性损伤、肾移植

超声造影对肾实质缺血的诊断价值与增强CT相当，高于多普勒成像。由于超声造影剂没有肾毒性效应，所以超声造影成为诊断肾梗死或缺血的首选方法。

超声造影可以准确显示局灶性梗死，即在从肾包膜到肾窦之间的楔形无增强区域，而其他肾实质正常增强，这是肾动脉分支阻塞的结果。梗死部位的大小取决于阻塞的程度。肾动脉干阻塞导致全肾梗死，表现为全肾对比增强完全消失。

根据无增强区域的形状和位置，超声造影也可以很好地区分局灶性肾梗死和皮质坏死。肾皮质坏死是因向皮质供血的小动脉阻塞，随后皮质灌注显著减少所致。它通常与血压的灾难性降低有关，并导致急性肾损伤和急性肾衰竭。在这种情况下，超声造影显示无增强的外周皮质区域，肾门处血管依然能显示。

对肾缺血患者进行超声造影的一个重要方面是鉴别急性肾功能不全和慢性肾功能不全中低灌注和未灌注区域（图8.4）。在这方面，超声造影的定量

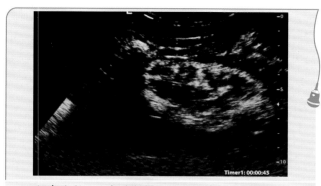

超声造影显示实质期整个肾脏的增强强度较低。

图8.4 慢性肾功能不全

分析有望成为客观评估缺血性损伤严重程度的一种手段。

一项针对小鼠的实验研究表明，在肾脏血管蒂受压10~45分钟后，超声造影可以评估与慢性肾脏疾病相关的肾灌注损伤，并预测急性缺血性肾损伤后肾纤维化的进展。在糖尿病肾病中，超声造影可在早期发现肾脏高灌注。笔者指出，与中期相比，早期糖尿病肾病的下降曲线下面积显著增加（$P<0.05$）。用超声造影对肾灌注的定量评估显示，与健康志愿者和无肾衰竭的慢性心力衰竭患者相比，急性和慢性肾衰竭合并慢性心力衰竭的患者肾灌注减少。然而，由于参考文献数量有限且缺乏标准，目前尚未有诊断肾灌注不足的准确阈值。

肾移植是治疗终末期肾病的一种根治性方法。它降低了心血管疾病患者死亡的风险，确保了高生活质量，并确信能延长这些患者的预期寿命。

超声造影可成功用于检查移植肾，以早期发现灌注障碍、狭窄、血栓形成、假性动脉瘤、动静脉瘘、出血和评估肾旁组织。虽然肾移植的血管并发症相对较少，但在诊断和治疗较晚时，它们会迅速导致移植肾功能障碍并最终导致移植肾摘除。

移植肾和正常肾脏在相同的时间间隔内出现一样的增强，并且与正常肾脏有相同的血管分期。

据报道，超声造影可用于诊断急性肾皮质坏死。该研究分析了患者的超声造影图像，这些患者随后因急性肾皮质坏死而摘除了移植肾。超声造影显示外周边缘包膜下无增强线，而肾血管和肾髓质增强，其表现与增强CT和MRI相似。与光谱脉冲波多普勒评估外周阻力相比，它似乎更敏感。

肾动脉血栓是一种紧急情况。超声造影通过准确估计肾灌注减少为CDI和脉冲波多普勒提供额外的诊断信息。肾动脉完全闭塞，没有动脉血供，其特征是整个肾脏没有对比增强。功能正常的副动脉或异常动脉可能会维持肾脏某些区域的血液灌注，这些区域在其他未增强肾脏的背景下仍保持增强。

肾动脉狭窄（包括自体肾和移植肾）表现为肾皮质缓慢出现对比增强，其时间-强度曲线形状有相应的变化。此外，在许多情况下，超声造影还可以对狭窄段进行直接成像。有研究表明，超声造影优于CDI和脉冲波多普勒，并且在某些情况下可不做CT血管造影而直接诊断。诊断移植肾动脉狭窄的敏感度、特异度和AUC分别为92.3%、87.5%和0.92。

与动脉血栓形成相比，肾静脉血栓较少发生。多普勒模式显示肾静脉中未探及血流信号，而肾动脉舒张期血流反向。超声造影还会出现缓慢不均匀增强的肾皮质和未增强的肾静脉。有时在超声造影剂到达的最初几秒内，会记录到脉冲式的灌注模式，这可能与肾动脉系统充血时外周阻力增加有关。

肾移植排斥反应是通过几种检查方法相结合来诊断的，仅靠影像学检查是不够的，最终诊断还需要组织病理学检查。目前，尚没有推荐使用超声造影诊断肾移植排斥反应，但有文献表明使用定量分析的诊断前景。

伴有急性肾小管坏死和排斥危象的移植肾表现为阻力指数升高、对比增强峰值下降和局部血流减少。与正常的移植后肾脏相比，急性肾小管坏死患者的皮质与髓质局部血流比较小且平均通过时间较短，而急性排斥反应的达峰时间较长。此外，随访时发现移植后第5天的平均渡越时间与肌酐显著相关。据报道，在治疗移植排斥期间，可以通过使用超声造影评估肾实质的灌注以监测肾脏。

在肾损伤患者中，超声造影用于评估肾灌注和挫伤严重程度、检测腹膜后出血和肾动脉损伤、确定肾脏的真实大小及血肿的位置和大小。对每个肾脏单独进行超声造影，并分别注射超声造影剂。创伤性损伤可以表现为部分灌注缺失，而肾脏的血流灌注则依然存在（图8.5）。肾动脉破裂或血栓形成

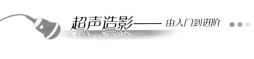

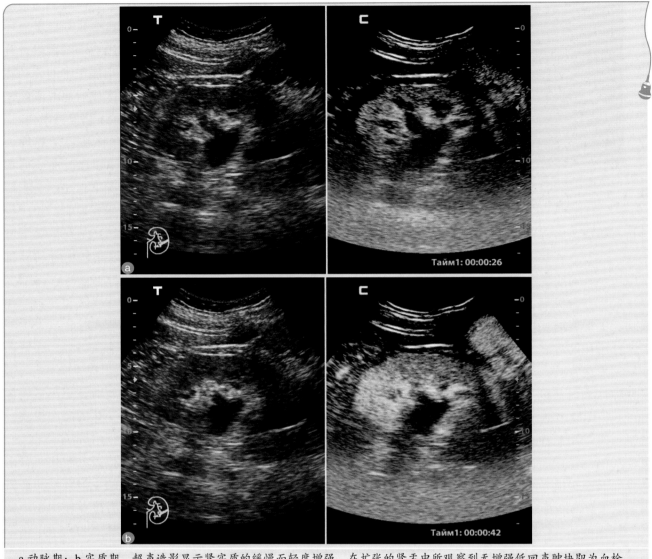

a.动脉期；b.实质期。超声造影显示肾实质的缓慢而轻度增强，在扩张的肾盂中所观察到无增强低回声肿块即为血栓。

图 8.5　肾挫伤

的特征是肾脏对比增强完全消失或显著降低。在活动性出血中，可以观察到造影剂的外渗。

二、肾脏炎症性疾病

在急性肾盂肾炎中，影像学方法能检出可能出现的并发症。如果从治疗开始后持续发烧超过3天，超声造影是适用的。局灶性肾盂肾炎表现为位于皮质或延展至髓质的圆形或楔形低增强区域，在肾实质均匀增强背景下更好观察。

这些区域可以在整个检查中显示低增强，但在某些情况下，它们可能在实质早期表现为等增强，

随后增强降低。局部炎症性水肿导致局部增厚的肾实质可形成低增强的肿瘤样病变。

如果急性肾盂肾炎合并肾脓肿，超声造影可发现形状不规则的非强化病变，有时伴有周边高强化边缘和（或）分隔。这些病灶既可以在急性肾盂肾炎的局灶性改变区域观察到，也可以在正常实质的背景上观察到（图8.6）。

融合性脓肿看起来像一个不规则的、形状怪异的单发病变，具有多个增厚的高增强间隔。用体外引流治疗的脓肿，可以另外通过腔内注入超声造影剂进行评估，以确定其结构、分隔、大小、形状、位置与其他腹膜后和腹部结构的关系，并检查有无

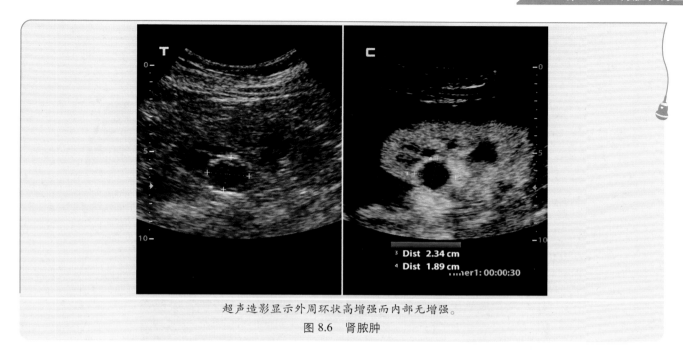

超声造影显示外周环状高增强而内部无增强。

图 8.6 肾脓肿

瘘管。超声造影提高了常规超声在识别肾盂肾炎和小脓肿方面的敏感度。有研究指出，在超声造影诊断的患者中，22%的局灶性肾盂肾炎、42%伴小脓肿的局灶性肾盂肾炎和31%的肾脓肿无法被常规超声识别。

此外，超声造影可用于随访治疗后脓肿的消退情况。急性肾盂肾炎痊愈后，尤其是合并并发症的，可在肾实质内观察到纤维结构。它们与局灶性皮质萎缩或缺损有关，并且在超声造影时不增强。然而，在新近的肾盂肾炎中，由于肉芽组织的存在，它们可能表现出延迟增强。上述特征也适用于移植肾的炎症过程。

三、肾囊肿

复杂肾囊肿的分类是由M.Bosniak于1986年提出的，用增强CT数据对其恶性的风险进行分层，后来也用于超声造影。其还提出了以下5类（图8.7）。

• Ⅰ类：良性单纯性囊肿。恶变可能性为0，无须随访。壁薄、无分隔、无钙化或实性成分。超声造影无增强（图8.8）。

• Ⅱ类：良性微复杂囊肿。恶变可能性为0，无须随访。分隔<1 mm，其中可见一些微泡。囊壁或分隔内可见微钙化。直径<3 cm的均匀高密度病灶边界清楚，造影时不增强。

• ⅡF类：可能是良性的微小复杂性囊肿，需要随访（"F"表示"随访"）。恶变可能性约5%。多发线状分隔，并可在其上看到微泡移动。囊壁或分隔稍增厚，可能有钙化，但造影时无增强。软组织成分无增强。肾内非增强病灶直径>3 cm。

• Ⅲ类：不确定性囊肿。恶性肿瘤的发病率约为50%。这一组包括出血性或感染性囊肿和囊性肿瘤。需要手术干预。囊肿伴不规则壁或间隔增厚，CT和超声造影显示增强。

• Ⅳ类：恶性囊肿。恶性肿瘤发生率为95%～100%，需要手术切除。除Ⅲ类特征外，具有明显增强实性团块的囊肿（图8.9）。

一些研究表明，超声造影在复杂性肾囊肿分类方面优于增强CT。在研究中，7/37病灶（19%）的增强CT和超声造影分类不同，而30/37（81%）的病灶分类一致。其中有5例由于超声造影显示更多薄的分隔或壁更厚，Bosniak评分从Ⅱ类升级到ⅡF类。两个囊性肿块无法通过增强CT明确分类，但由于超声造影提供的额外信息而被认为是恶性的，这已通过手术切除得到证实。

建议对每个具有复杂囊性外观的肾脏肿块进行超声造影。可以选择增强CT对在超声造影中呈恶性增强模式的患者进行分期。同时，在复杂性肾囊肿

分类	I	II	IIF	III	IV
恶变可能（%）	0	0	5	50	>95

微钙化

图 8.7　肾囊肿的 Bosniak 分类图解

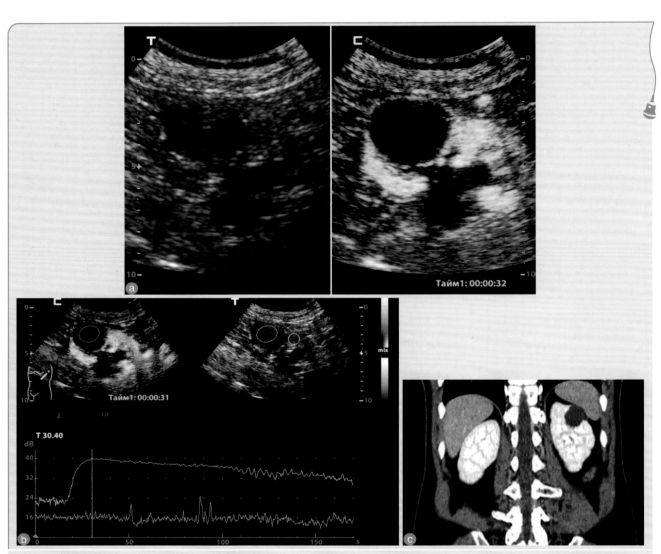

Bosniak I 类，壁薄，无分隔，无增强（灌注缺损）。a.超声造影；b.定量分析时间-强度曲线显示囊肿（粉红色曲线）与肾实质（黄色曲线）相比无增强；c.增强CT图像。

图 8.8　单纯性肾囊肿

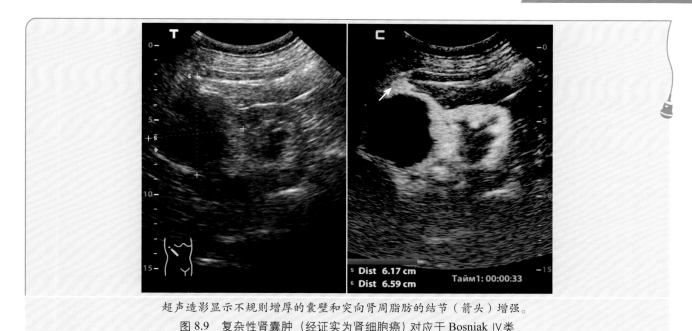

超声造影显示不规则增厚的囊壁和突向肾周脂肪的结节（箭头）增强。

图 8.9　复杂性肾囊肿（经证实为肾细胞癌）对应于 Bosniak Ⅳ类

随访和肾功能不全和（或）增强CT或MRI禁忌证患者中，超声造影被认为是CT的替代方案。

四、肾肿瘤

　　肾囊肿和实质性肿瘤通常都是在超声检查中首次发现，但传统超声鉴别良、恶性病变的可能性有限。一些文献认为，超声造影对辨别单纯实性肿瘤是有价值的。超声造影在识别乏血管肿瘤方面优于MRI和CT。在一项荟萃分析共含有567例经组织学证实的肾细胞癌和313例良性肾肿瘤患者中，超声造影的诊断有88%的敏感度和80%的特异度。

　　Barr等的研究在诊断共1018例不确定的肾脏肿块上，超声造影诊断的敏感度为100%，特异度为95%，PPV为94.7%，NPV为100%。

　　下面提供了WHO基于组织学表现进行的肾肿瘤分类。

肾细胞肿瘤

- 肾透明细胞癌。
- 低度恶性潜能的多房性囊性肾肿瘤。
- 乳头状肾细胞癌。
- 遗传性平滑肌瘤病和肾细胞癌相关的肾细胞癌。
- 肾嫌色细胞癌。

- 肾集合管癌。
- 肾髓质癌。
- MiT家族易位性肾细胞癌。
- 琥珀酸脱氢酶缺陷型肾细胞癌。
- 肾黏液小管状和梭形细胞癌。
- 管状囊状肾细胞癌。
- 获得性囊性肾病相关性肾细胞癌。
- 透明细胞乳头状肾细胞癌。
- 未分类肾细胞癌。
- 乳头状腺瘤。
- 肾嗜酸细胞瘤。

后肾肿瘤

- 后肾腺瘤。
- 后肾腺纤维瘤。
- 后肾间质瘤。

肾母细胞性和囊性肿瘤，主要发生在儿童

- 肾源性停滞。
- 肾母细胞瘤。
- 囊性部分分化性肾母细胞瘤。
- 小儿囊性肾瘤。

间叶性肿瘤主要发生在儿童的间叶性肿瘤

- 透明细胞肉瘤。
- 横纹肌瘤。

- 先天性中胚层肾瘤。
- 婴幼儿骨化性肾肿瘤。

间叶性肿瘤主要发生在成年人的间叶性肿瘤

- 平滑肌肉瘤（包括肾静脉平滑肌肉瘤）。
- 血管肉瘤。
- 横纹肌肉瘤。
- 骨肉瘤。
- 滑膜肉瘤。
- 尤因肉瘤。
- 肾血管平滑肌脂肪瘤。
- 上皮样血管平滑肌脂肪瘤。
- 平滑肌瘤。
- 血管瘤。
- 淋巴管瘤。
- 血管网状细胞瘤。
- 肾球旁细胞瘤。
- 肾髓质间质细胞肿瘤。
- 神经鞘瘤。
- 孤立性纤维性肿瘤。

混合性上皮和间质肿瘤家族

- 成人囊性肾瘤。
- 混合性上皮和间质肿瘤。

神经内分泌肿瘤

- 高分化神经内分泌肿瘤。
- 大细胞神经内分泌癌。
- 小细胞神经内分泌癌。
- 副神经节瘤。

肾造血性肿瘤

生殖细胞肿瘤

转移性肿瘤

肾脏恶性肿瘤主要以肾细胞癌为代表。其中70%为肾透明细胞癌，10%～15%为乳头状肾细胞癌，5%为肾嫌色细胞癌，更罕见的是肾集合（Bellini）管癌和其他类型。透明细胞癌最有可能发生转移。

在肾细胞癌的组织病理学检查中能发现许多血流丰富的薄壁血管。随着肿瘤生长可出现瘤内坏死、出血和钙化，且通常在体积较大的肿瘤中出现。

增强模式取决于病灶的大小。小于3 cm的肾细胞癌通常在皮质期表现出弥漫均匀的高强化（图8.10），大于3 cm的病灶不均匀增强（图8.11～图8.13）。然而，无论肿瘤大小如何，在无血管区域，如囊性成分等，都会导致病变中的该区域无增强（图8.14）。

非均匀增强模式与肿瘤大小相关。此外，体积

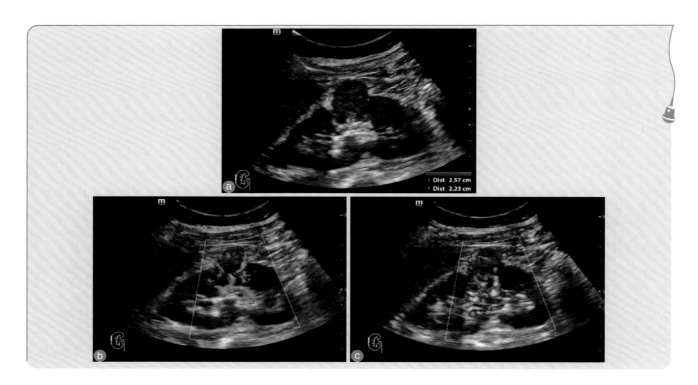

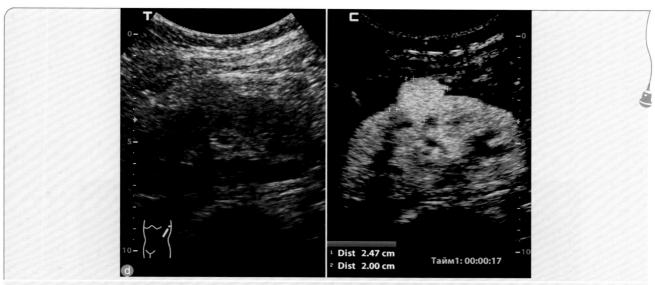

a.常规超声显示部分位于肾外的均质等回声病灶；b.彩色多普勒超声可见病灶周围血管丰富；c.能量多普勒超声显示在病灶的周围血管丰富；d.超声造影显示动脉期病灶增强快，均匀且增强强度高于周围肾皮质。

图8.10 肾细胞癌（大小为2.5 cm）

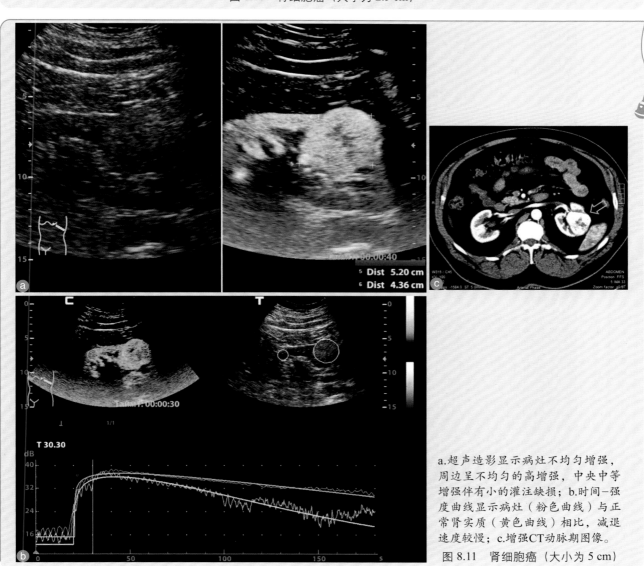

a.超声造影显示病灶不均匀增强，周边呈不均匀的高增强，中央中等增强伴有小的灌注缺损；b.时间-强度曲线显示病灶（粉色曲线）与正常肾实质（黄色曲线）相比，减退速度较慢；c.增强CT动脉期图像。

图8.11 肾细胞癌（大小为5 cm）

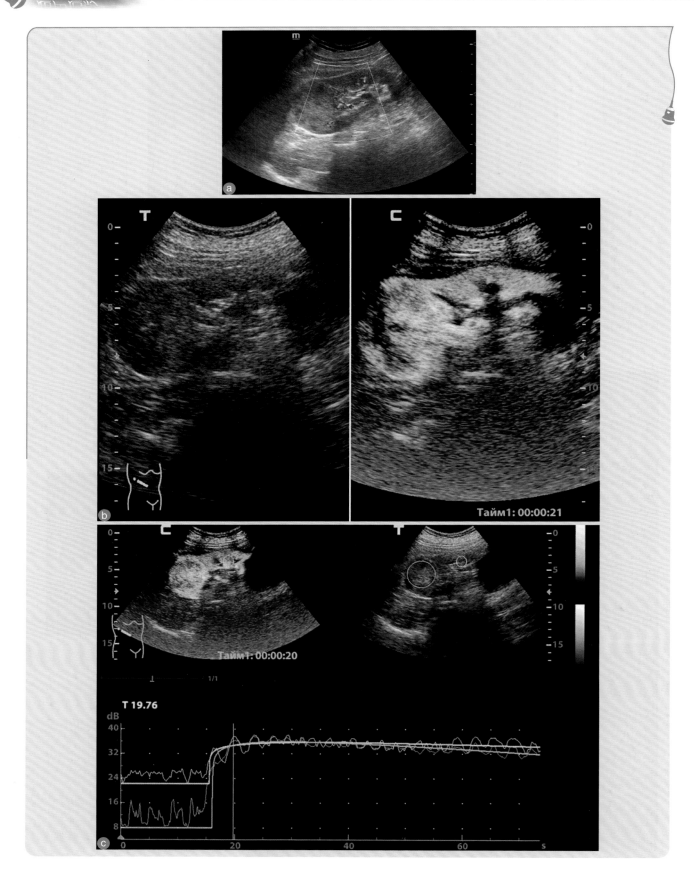

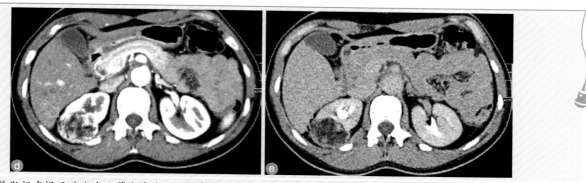

a.彩色多普勒超声提示病变内血管分布少；b.超声造影示病灶呈不均匀的显著高增强；c.时间-强度曲线显示病灶（粉红色曲线）的增强峰值几乎等同于正常肾实质（黄色曲线）；d.增强CT静脉期图像；e.增强CT的延迟期。箭头为病灶。

图 8.12　肾细胞癌（大小为 6 cm）

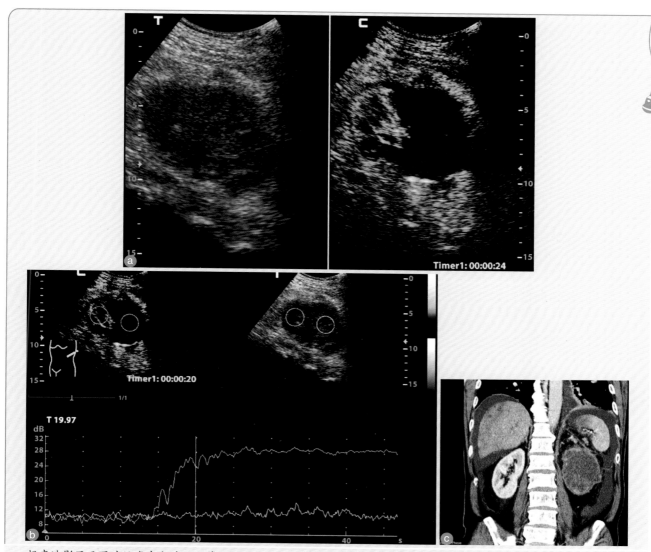

a.超声造影显示因病灶存在大片无血管区，所以增强不明显；b.时间-强度曲线显示病灶无增强（黄色曲线），剩余的肾实质呈典型增强模式（粉红色曲线）；c.增强CT静脉期图像。

图 8.13　大细胞肾细胞癌，占据了肾脏的 2/3 并侵犯至腹膜后脂肪

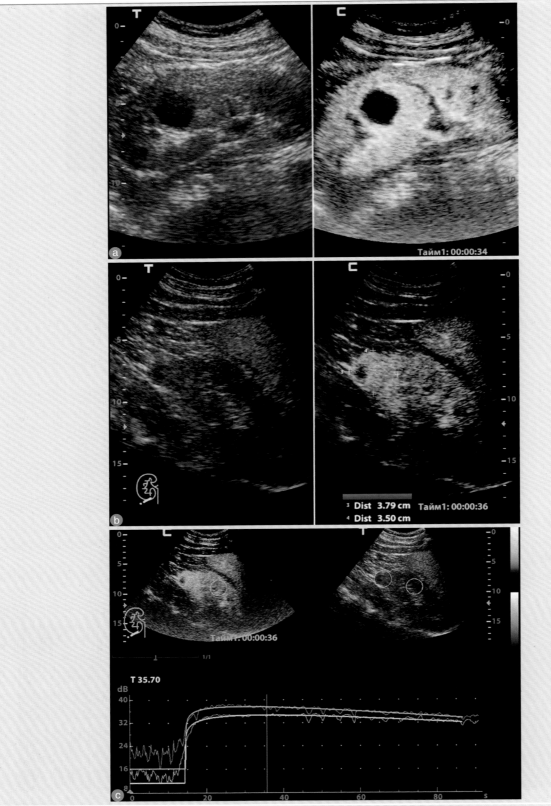

a.超声造影显示1个大小约5 cm的肾内病变，内有无增强的液性内容物和其余部分均匀强化；b.超声造影显示大小为3 cm的病灶，内含1个小的无增强区域；c.病灶增强（粉红色曲线）的时间-强度曲线形状与正常肾实质相似（黄色曲线）。

图 8.14　肾细胞癌

较大的恶性肿瘤内造影剂消退较快。

　　一些文献证明了肾细胞癌的增强模式取决于其组织学亚型。肾透明细胞癌常表现为高增强，而乳头状肾细胞癌表现为皮质期不均匀的低增强，这妨碍了与肾血管平滑肌脂肪瘤的鉴别诊断。在实质期，肾细胞癌通常呈低增强，但其中约19%可持续呈等增强。

　　在肾透明细胞癌中相对于周围的肾实质，可以观察到以下类型的增强模式：

- "快进快退"。
- "快进慢退"（图8.11）。
- 与肾实质相同（图8.12）。

　　无论是何种组织学亚型，肾细胞癌都可能出现假包膜，表现为肿瘤周边的高增强边缘，可能是由周围的肾实质受压所致。超声造影还能检出肿瘤侵入周围组织和血管的区域，这些区域缺乏假包膜（图8.13）。

　　尿路上皮癌起源于排泄系统的尿路上皮细胞，7%的患者累及肾盂。超声造影能检出肿瘤的微血管分布，并能准确地将它们与血凝块区分开来，后者是没有血管的。它们的特点是快速高增强和快速消退。如果位于输尿管，这些肿瘤也会高增强，并可能导致肾积水、局部扩散并侵入周围组织。

　　肾良性肿瘤通常以肾血管平滑肌脂肪瘤和肾嗜酸细胞瘤为代表。有研究指出，肾血管平滑肌脂肪瘤和肾嗜酸细胞瘤分别是10%～38%和34%～58%肾脏手术的原因。

　　肾血管平滑肌脂肪瘤通常包括3个组成部分：厚壁血管、平滑肌纤维和脂肪组织。这些肿瘤的病因和发病机制仍不清楚。它们可能零星出现，也可能是几种疾病的其中一部分，如结节性硬化症。

　　肾血管平滑肌脂肪瘤在常规超声中有典型的表现，即表现为均匀的、高回声、边缘清晰光滑，而且无血流。然而，在某些情况下，其需要鉴别诊断。

　　使用超声造影时，典型的肾血管平滑肌脂肪瘤在皮质期表现出与周围肾实质相关的向心性低增强，随后在实质期出现均匀等增强，而不消退（图8.15）。一些肾血管平滑肌脂肪瘤可能在所有血管期都保持低增强（图8.16）。此外，超声造影能够准确识别较大肾血管平滑肌脂肪瘤中的动脉瘤，在大于4 cm的肾血管平滑肌脂肪瘤中，动脉瘤发生风险增加。

　　经典的有3种成分的肾血管平滑肌脂肪瘤是一种确切的良性肿瘤。然而，上皮样肾血管平滑肌脂肪瘤具有恶性转化的风险。这些肿瘤主要由增殖的上皮样细胞和少量脂肪组织组成。一些出版物描述了它们的增强特点。在研究中，上皮样肾血管平滑肌脂肪瘤的特征是皮质期高增强，并且强调了这些肿瘤的血管丰富。该研究分析了时间-强度曲线并揭示了上皮样肾血管平滑肌脂肪瘤较同时拥有3种成分的肾血管平滑肌脂肪瘤有着更高的峰值强度，这与肾细胞癌无异。

　　肾嗜酸细胞瘤是一种常见的上皮性肾肿瘤，通常是偶然发现的，没有任何临床症状。这种肿瘤不会转移，但有时可能会发生浸润性生长并浸润肾包膜。鉴别诊断中没有准确的影像学、细胞学和组织学标准，因此最终诊断要基于肿瘤切除后的组织病理学结果。

　　超声造影在检测乏血管病变中的血流方面比CT更敏感，并且可在CT结果不明确的情况下使用。在很多情况下，它是增强CT的替代品，没有含碘造影剂的肾毒性和电离辐射等缺点。对于每一个患者，使用增强CT之前都需要先考虑超声造影。在许多患者中，CT似乎是非必要的，或研究方案将被改变。

　　此外，超声造影是监测在使用微创消融技术（如经皮射频消融等）期间和术后肾脏情况及病灶处结构和血管变化的有效工具。

　　超声造影的定量分析用于诊断肾脏疾病似乎能更客观地评估肾脏灌注，但它目前更适用于科学研究和临床试验。

　　实验证明了超声造影对评估肾灌注的价值。超声造影能够检出由血管紧张素Ⅱ和（或）卡托普利引起的人肾皮质微循环的变化。该研究采用中断-补充方案，以0.5 mL/min的剂量缓慢静脉注射SonoVue®。在血池中造影剂达到恒定浓度及超声造影剂到平台期后，连续以1 ng/（kg·min）和3 ng/（kg·min）的剂量输注血管紧张素Ⅱ，然后口服

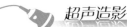

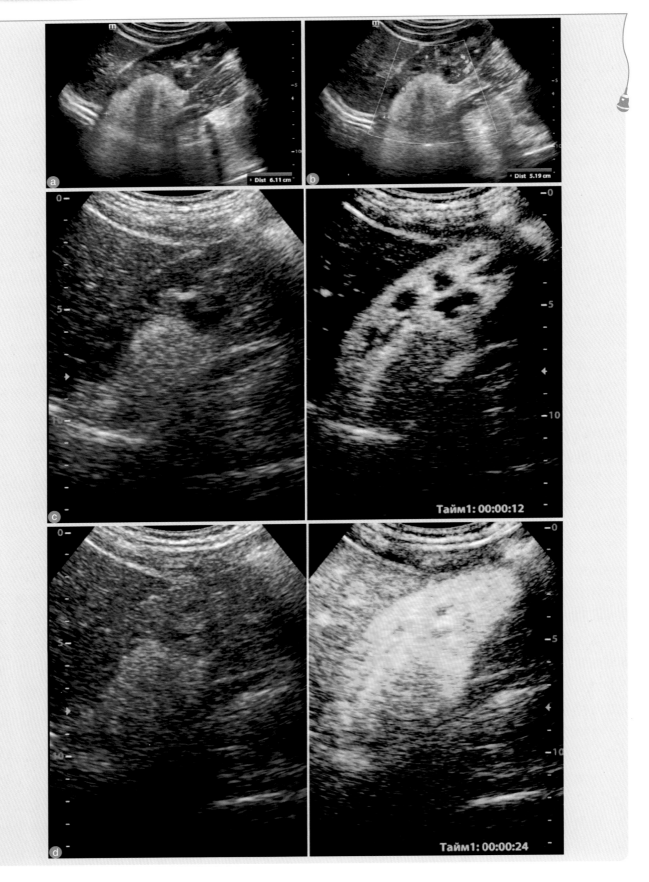

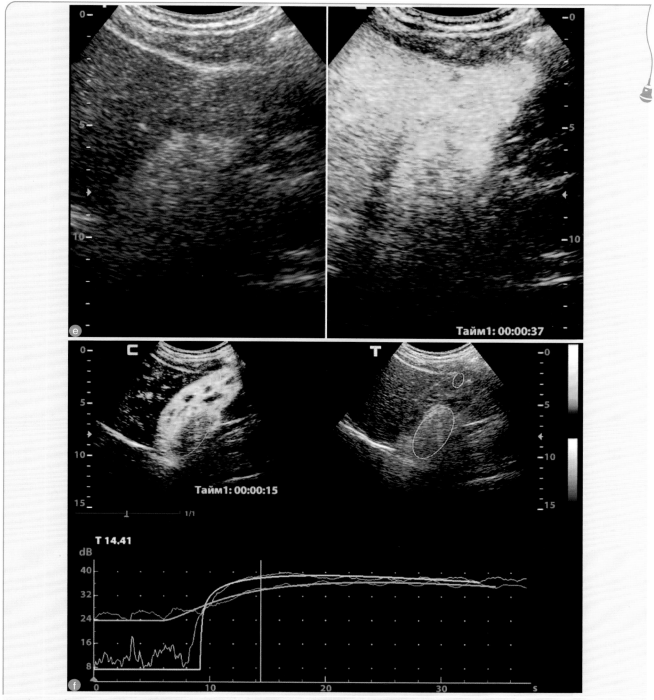

a.常规超声显示边缘平滑清晰的高回声病灶；b.多普勒超声提示病灶内乏血管；c.超声造影显示病灶周围在皮质期早期开始增强；d.超声造影显示皮质晚期病灶从周边向中心逐渐均匀增强；e.超声造影显示实质期病灶进一步增强；f.与正常肾实质（黄色曲线）相比，病灶（粉红色曲线）的时间–强度曲线形状更平。

图 8.15　肾血管平滑肌脂肪瘤

卡托普利。超声扫查仪软件计算了平均通过时间（mean transit time，MTT）、区域血容量（regional blood volume，RBV）和灌注指数（perfusion index，PI；PI=RBV/MTT），这被认为与血流成正比。这些参数与微泡破坏后的增强峰值强度及达峰时间相关。定量超声造影提示注射血管紧张素 II 后肾脏灌注明显减少，而服用卡托普利后灌注增加。

肾灌注的变化也可以通过普通团注造影剂来评

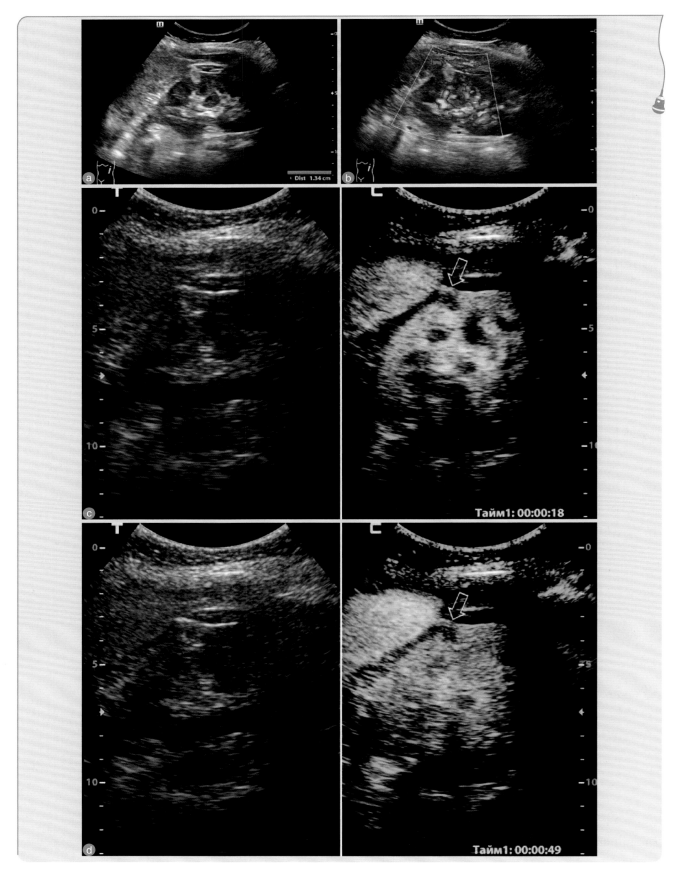

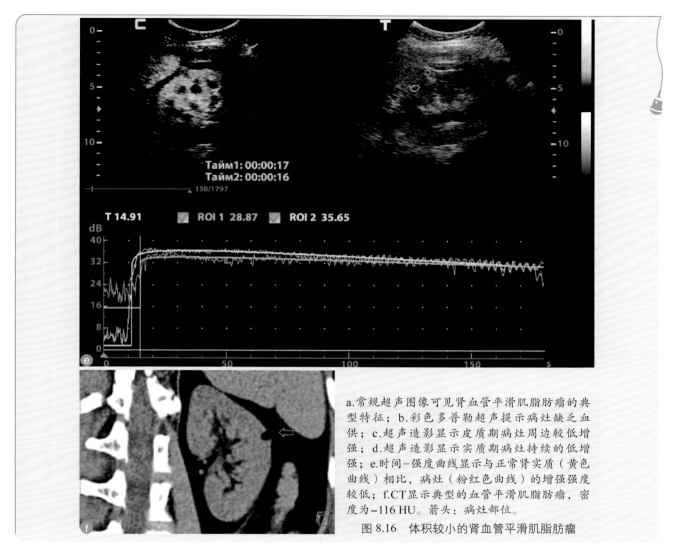

a.常规超声图像可见肾血管平滑肌脂肪瘤的典型特征；b.彩色多普勒超声提示病灶缺乏血供；c.超声造影显示皮质期病灶周边较低增强；d.超声造影显示实质期病灶持续的低增强；e.时间-强度曲线显示与正常肾实质（黄色曲线）相比，病灶（粉红色曲线）的增强强度较低；f.CT显示典型的血管平滑肌脂肪瘤，密度为-116 HU。箭头：病灶部位。

图8.16　体积较小的肾血管平滑肌脂肪瘤

估。与对照组相比，糖尿病肾病导致的中重度慢性肾衰竭患者曲线下面积减少，始增时间和达峰时间延长。此外，重度慢性肾衰竭患者组的变化比中度肾衰竭患者组更明显。

文献中关于超声造影定量分析肾良、恶性肿瘤鉴别诊断的数据相互矛盾，这可能是缺乏标准化的程序、设备差异或研究样本量小的结果。造影剂在恶性肿瘤中的消退速度快于良性病变，这也与肿瘤的分化程度有关。有报道称，峰值强度和消退至80%的时间在肾透明细胞癌、乳头状肾细胞癌、肾嫌色细胞癌亚型之间有显著差异。另有报道称，小细胞肾细胞癌和肾血管平滑肌脂肪瘤，两者均呈高增强，晚期才消退，周围边缘样增强。

然而，目前肾脏超声造影的定量分析仍然停留在科学研究层面。除了评估肿瘤对治疗的反应，它很少用于临床实践。

五、肾上腺

肾上腺位于两侧肾脏上极的内侧面附近。肾上腺的血供非常丰富，有三条供血动脉：肾上腺上动脉、肾上腺中动脉和肾上腺下动脉，它们分别源于膈下动脉、腹主动脉和肾动脉。这些血管在肾上腺纤维囊内形成血管丛，并分出小动脉向下穿过皮质和髓质。这些动脉在髓质的分泌细胞周围构成毛细血管网络。髓静脉汇合成一条肾上腺静脉，右侧的汇入下腔静脉而左侧的汇入左肾静脉。

由于解剖学上的密切关系，肾上腺通常与肾脏一起被检查，因此大多数肾上腺病变是偶然被发现的，称为意外瘤。2%～4%的普通人群和高达

9%～10%的老年人在影像学检查时检出意外瘤。对于这种病变的主要任务是评估其是否分泌激素和恶变的风险。肾上腺腺瘤是最常见的病变，约占所有意外瘤的80%。嗜铬细胞瘤、癌、肾上腺髓样脂肪瘤、囊肿、转移瘤等的发病率很低。

CT能很好地区分肾上腺腺瘤。CT扫查图像上典型腺瘤的密度从–5 H到+15 H。这使得一半以上的肾上腺扫查不需要使用造影剂。在其他情况下，需要计算相对和绝对廓清值时，增强CT是必需的。具有高特异度的腺瘤的廓清值分别是＞40%和＞60%。所有增强CT廓清值较低的病灶均被认为不是腺瘤，该组增强CT的特异度较低。MRI的诊断准确性与CT相似，所以都可以用来描述腺瘤。

对于超声检查，类似的方法是不可行的。首先，肾上腺的特征限制了常规超声和超声造影。肾上腺位于腹膜后间隙深处。正常肾上腺是扁平的，并且周围包绕着回声类似的脂肪组织，因此常规超声只能检测到相当大的肾上腺病变。左侧肾上腺被含气器官包围，超声经常无法发现其肿物。常规超声通过肝脏可以很好地显示右侧肾上腺病变，但在进行超声造影期间，肝脏的增强会对右侧肾上腺病变的成像质量产生负面影响。其次，推注后的微泡由于自身破坏而在血池中停留时间不到10分钟，具有非线性特征。这一事实不允许将增强CT的廓清参数相关计算方法借鉴到超声造影。

2017年EFSUMB指南建议：对比增强超声在非肝脏领域应用实践（更新版）内仅有两段内容关于肾上腺疾病的诊断。没有任何可靠的超声造影标准能够准确区分良性和恶性肾上腺肿瘤。

然而，无论来源如何，简单的良性囊肿在所有血管期均未出现强化（图8.17）。超声造影能分辨肾上腺囊肿、脓肿和血肿这类无血管病变。

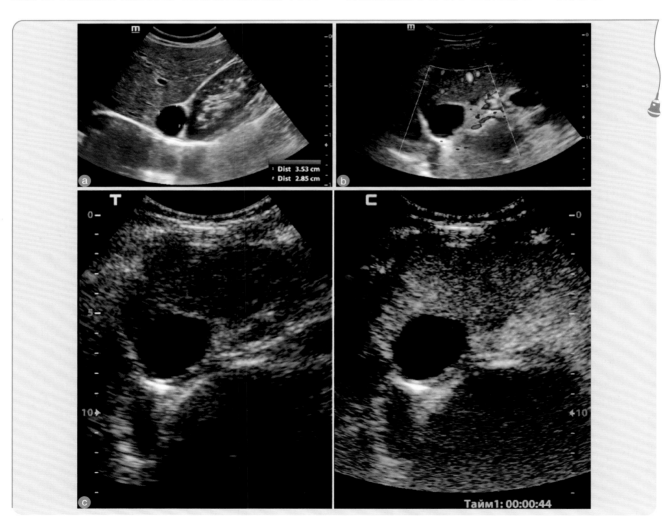

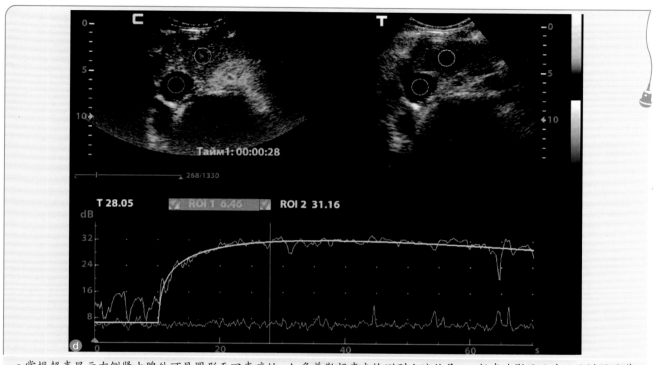

a.常规超声显示右侧肾上腺处可见圆形无回声病灶；b.多普勒超声未检测到血流信号；c.超声造影显示病灶无增强（灌注缺损）；d.时间–强度曲线显示病灶无增强（粉红色曲线），提供正常肝实质的曲线（黄色曲线）作为参考。

图 8.17　右肾上腺囊肿

大多数肾上腺腺瘤与肝脏相比是低增强的，但其没有任何典型的增强模式（图8.18）。

其他肾上腺病变（如嗜铬细胞瘤、癌和转移瘤）可以表现出各种增强模式，并且没有特征性表现。超声造影可能显示某些肾上腺肿瘤的富血管特征，如嗜铬细胞瘤，这些肿瘤通常也有无对比增强的坏死区域（图8.19）。

在肾上腺中，病变的大小很重要。大多数良性肿瘤发现时小于3 cm，而恶性肿瘤和嗜铬细胞瘤在检出时往往大于3 cm。此外，病变越大，造影时增强的异质性越强（图8.20）。

同样的原理也适用于肾上腺转移瘤（图8.21）。

不规则的高增强实际上排除了腺瘤的可能，是预后不良的标志。单独的肾上腺转移是罕见的，它通常伴有另一侧肾上腺或其他器官的转移。与超声检查结果相关的病史、临床表现和实验室数据也有助于得出正确的结论。

对于临床和实验室检查怀疑、具有特定症状的肾上腺肿瘤，只需要精确定位。由于超声造影不是检查肾上腺肿瘤的方法，并且只能描述已经确定的病变，因此将其用于肾上腺激素紊乱患者的靶向检查是没有意义的。

目前，肾上腺肿瘤的超声造影还没有达到增强CT和MRI的诊断价值。此外，在许多情况下，它

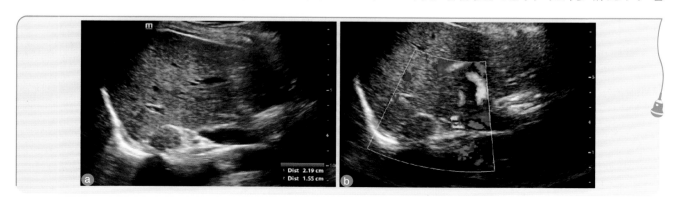

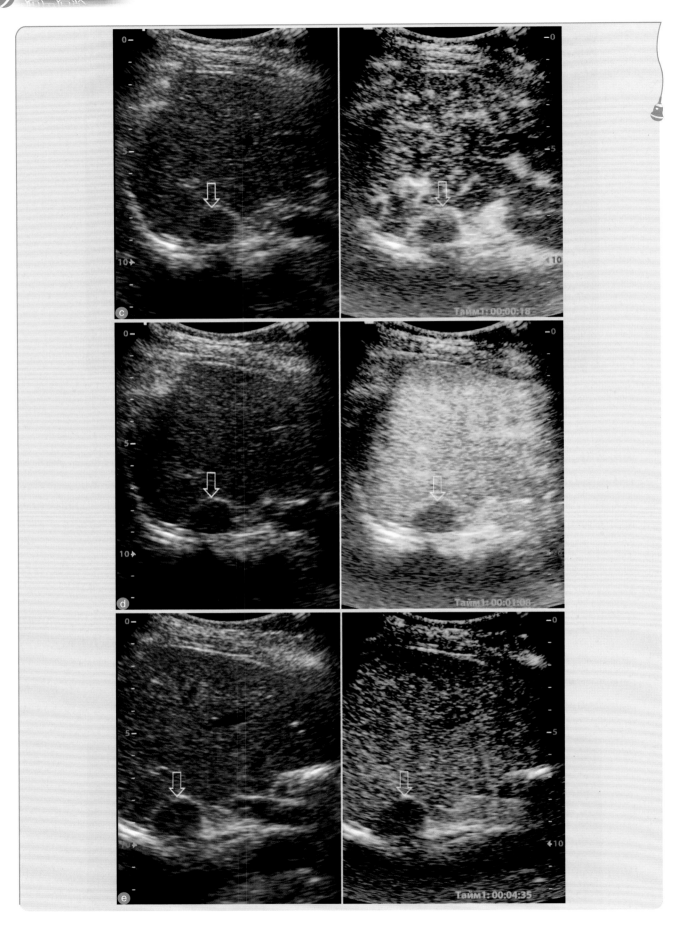

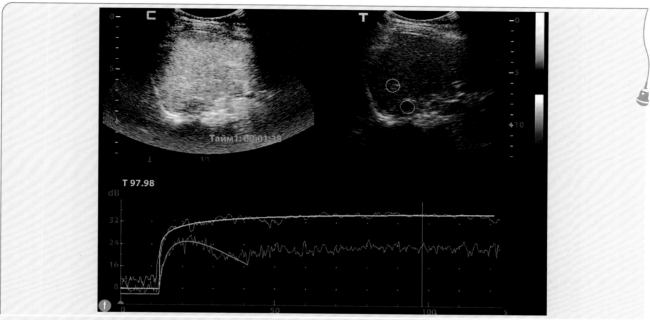

a.常规超声显示在右侧肾上腺的位置见一个均匀的边缘规则的等回声病变；b.多普勒超声未检测到血流信号；c.超声造影显示动脉早期病灶周围环形增强；d.超声造影显示静脉期不均匀增强，在背景上可见明显增强的肝实质；e.超声造影显示4分钟后延迟期呈均匀低增强；f.时间-强度曲线显示病灶低增强，在动脉期出现增强峰值（粉红色曲线），可参考正常肝实质（黄色曲线）。箭头：病灶。

图 8.18 右肾上腺腺瘤

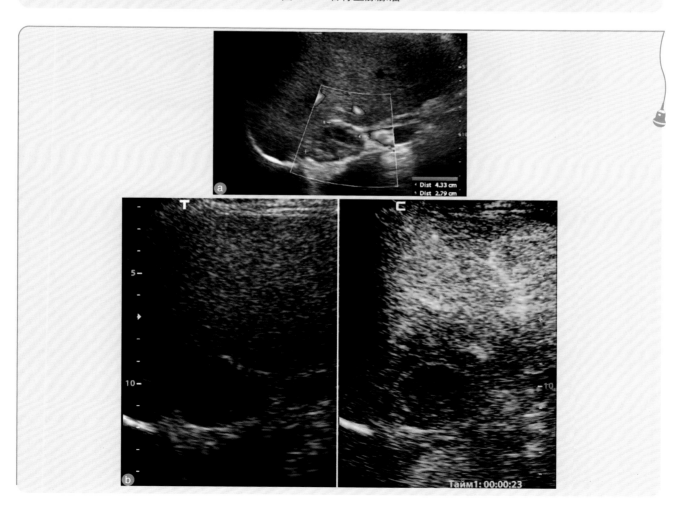

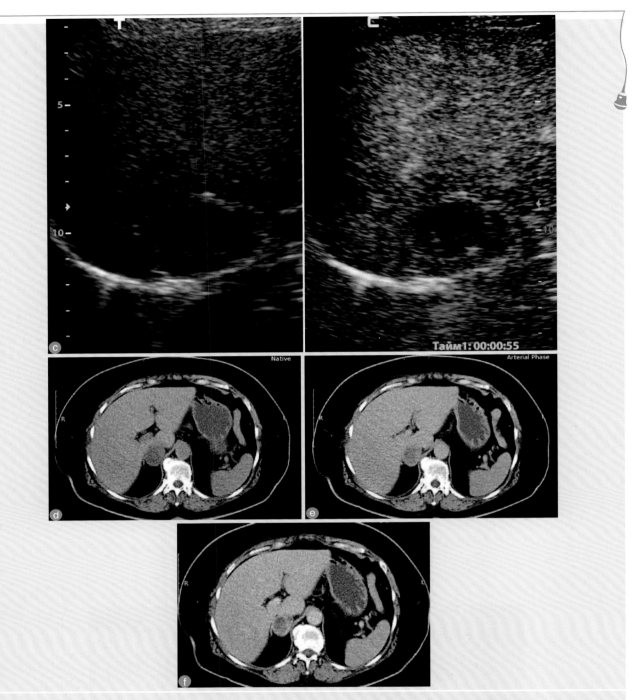

a.能量多普勒超声在右侧肾上腺异质性病变中未检测到血流信号，病灶内可见低回声区域；b.超声造影显示动脉期病灶呈非特异性中度不规则强化，病灶内低回声区无增强；c.超声造影显示静脉期的增强模式几乎与动脉期相同，外周中等增强，中央区域无增强，增强模式与增强CT的相同；d.普通CT；e.增强CT静脉相；f.增强CT延迟相。

图 8.19 右侧肾上腺嗜铬细胞瘤

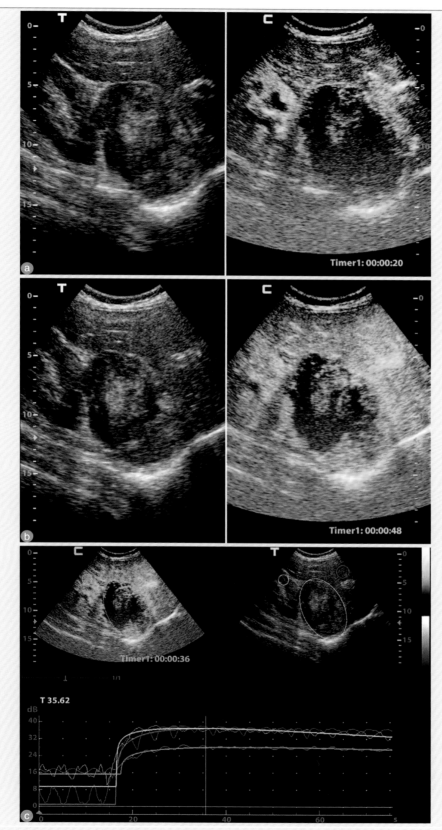

a.超声造影显示动脉期病灶缓慢不均匀增强，中央部分有大片的无增强区域；b.超声造影显示静脉期周边逐渐增强，中央仍有形状不规则的无增强区域；c.时间-强度曲线显示与正常肾实质（黄色曲线）和肝实质（蓝色曲线）相比，病灶（粉红色曲线）整体增强强度较低。

图 8.20　体积大的右侧肾上腺肉瘤

不会为多普勒超声检查提供额外的临床重要信息。然而，个别患者可能会受益于肾上腺超声造影，例如，超声造影可以很容易地确认儿童肾上腺血肿内无增强，并对其进行随访，避免了使用碘造影剂和重复增强CT检查的电离辐射相关的风险。

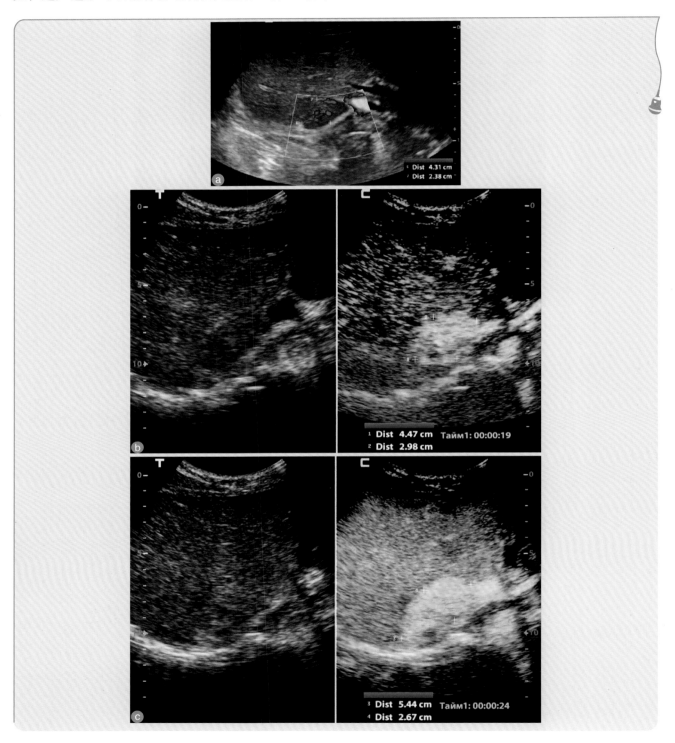

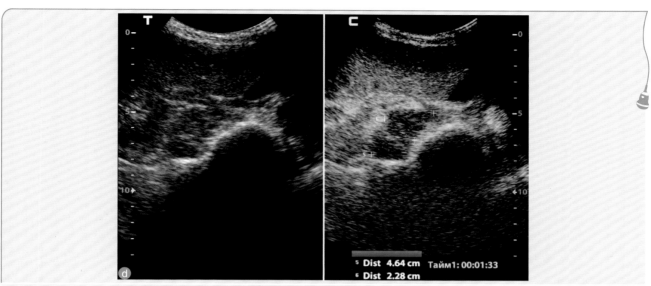

a.能量多普勒超声检测到右侧肾上腺肿瘤的中央和外周血管血流丰富；b.超声造影显示动脉早期肾上腺病灶快速的高增强；c.超声造影显示病灶在动脉期显著高增强；d.超声造影显示静脉期快速消退，这在相邻肾脏和肝脏持续增强的背景下很突出。

图 8.21 右肾上腺转移瘤

● 参考文献 ●

识别二维码查阅

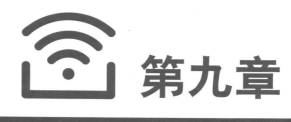

第九章

小肠和结肠

Ella I. Peniaeva, Munir G. Tukhbatullin,
Alexander N. Sencha and Elena E. Fomina

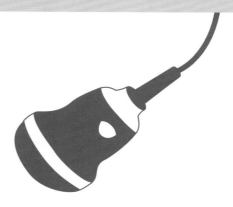

人类的消化系统总长度8~10 m，分为口、咽、食道、胃、小肠和大肠。小肠一般长3~5 m，分为十二指肠、空肠和回肠。与十二指肠不同，空肠和回肠在肠系膜悬吊下完全被腹膜覆盖。虽然空肠与回肠缺乏明显的解剖学分界，但它们之间确实存在着一些解剖上的差异。空肠较回肠壁更厚且血管更丰富。此外空肠袢主要分布在左中腹部和下腹区域，而回肠袢则主要分布在右侧腹部。大肠长1~1.5 m，包括盲肠（含阑尾）、升结肠、横结肠、降结肠、乙状结肠、直肠和肛管。

空肠和回肠的血供来自主动脉的分支——肠系膜上动脉，这些血管先在肠系膜内形成动脉弓，再发出直动脉延伸至小肠。小肠的静脉血流最终回流至门静脉系统。结肠的血供主要来自肠系膜上动脉和肠系膜下动脉，但是直肠中段及下段的动脉血主要由髂内动脉的分支提供。结肠的静脉血流入了肠系膜上静脉及肠系膜下静脉，而直肠的中下段静脉血流入髂内静脉。

IBD包括非特异性溃疡性结肠炎和克罗恩病，前者主要累及结肠黏膜，而后者的特点主要是透壁性炎症和可能累及整个消化道（最常见部位为回肠末段）。技术的发展和经验的积累增加了传统超声对IBD的诊断价值。由于监测肠道炎症的自然进展及评估疗效的必要性，对IBD患者疾病活动性的无创评估显得非常重要。肠壁的厚度与炎症的进展紧密相关，但在某些情况下，肠壁增厚也可持续到缓解期。

与组织学构造相对应，超声检查可以识别出肠壁的5层结构：

• 外层高回声——浆膜层。
• 外层低回声——肌层。
• 中间层高回声——黏膜下层。
• 内层低回声——黏膜层。
• 内层高回声——上皮层。

肠壁炎症活跃期的表现之一是层次结构的改变，这在肠瘘患者中很常见。炎症与微血管功能障碍及新生血管形成紧密相关。组织病理学研究表明，活动性IBD的一个早期征兆就是肠壁固有层和黏膜下层内新生微小血管的形成。CDI能够记录肠壁血管形成的变化过程，但在监测低速血流方面的敏感度具有局限性，而超声造影则不具有这种局限性。

根据EFSUMB肝外超声造影临床指南与建议（2017版），肠道超声造影的适应证主要如下：

• 评估胃肠壁和胃肠肿瘤的血管分布。
• 评估IBD的活动性并与克罗恩病中的纤维性和炎症性狭窄相鉴别。
• 监测克罗恩病治疗的有效性。
• 发现脓肿并确认和追踪瘘管的路径。
• 评估肠移植后血流灌注及血管性并发症。

肠道超声造影使用频率≥7.5 MHz的探头，需要更高剂量的造影剂——根据标准一般使用4.8 mL的SonoVue®静脉注射。检查时患者需禁食，取仰卧位并自由呼吸。检查之前，有必要根据炎症的典型声像表现使用普通经腹超声检查以确定目标区域。小肠壁厚度超过3 mm，结肠壁厚度超过5 mm，伴随着血管生成增加、周围脂肪的炎性浸润，以及反应性淋巴结增生等表现均提示存在肠道炎症。此外，确保视野中良好的图像质量及尽量少的肠道蠕动非常重要。

肠道超声造影分为两个时期：前30秒为动脉期，30秒之后则为静脉期。在通过静脉注射超声造影剂后，探头需以固定位置在目标区域连续扫查2分钟。最好选择在矢状断面进行扫查以免呼吸运动导致目标区域移位到视野之外。肠壁在注射造影剂后10~20秒开始增强，并在30~40秒达到高峰。增强强度与炎症严重程度成正比。增强在静脉期逐渐消退。

根据EFSUMB推荐和IBD肠道超声临床指南，增强参数分为定性、半定量和定量参数。主要的定性和半定量参数包括基于肠壁分层灌注变化的不同类型对比增强模式。

与肠壁增厚相比，使用定性超声造影评价的炎症活动与炎症真实的活动性更相关。增强模式根据炎症的严重程度而不同。活动性最强的克罗恩病同动脉期的肠壁全层增强或黏膜与黏膜下层的同时增强有关。轻微的炎症仅表现为黏膜下层的增强，而炎症没有活动性时则表现为不增强。

超声造影诊断活动性IBD的敏感度和特异度分别为81%和63%。使用类似的标准，另一项研究提出，敏感度和特异度可分别达到93.5%和93.7%。有研究提出一种诊断炎症严重程度的半定量方法，即肠壁增强的厚度占肠壁总厚度的百分比与克罗恩病的活动指数相关。

炎症活动性较低表现为增强强度较低，且达峰后消退速度更快。较高的炎症活动性则表现为明显的增强及缓慢的消退。此外，活动性炎症由于肠系膜血管增多及肠壁透壁性增强，还可表现出"梳状征"。

在增强的肠壁中出现局灶性低增强或无增强区域可能提示壁内脓肿的形成。IBD的肠外并发症包括蜂窝织炎和脓肿。如果炎性病灶中没有气体、液体成分，或内部没有明显彩色血流信号，那么传统超声很难将之与脓肿区别开来。超声造影在区分这两者上极其有用，因为炎症会在肿物内部出现增强，而脓肿只会在囊壁上出现增强。在IBD患者中，超声造影在检测活动性炎症上与MRI具有同等效力。有研究表明，当使用MRI作为参考标准时，超声造影的敏感度可达100%。

使用定量超声造影评估的炎症活动性更加具有客观性。它使用了时间-强度曲线（time-intensity curve，TIC）并可同时降低观察者之间与观察者内部的变异性。TIC曲线的定量参数是基于毛细血管水平的血流灌注获得的，从而能够记录治疗后疾病活动性下降引起的血管生成变化。

为了绘制准确的TIC曲线，ROI需要放在肠壁增强强度最高的位置。如果肠腔内存在气体，那么ROI的理想位置应该设置在肠管的浅侧。设置几个（通常为3个）独立的ROI可确保数据的准确性并且有利于避免运动引起的伪像。对肠道蠕动亢进的患者进行肠道抑制会使检查效果更好。

虽然线性化处理的结果可以最准确地评估灌注效果，但是经对数处理后的数据能够在标准设置下提供最佳的可重复性，这对于动态评估炎症活动性随治疗的变化具有重要意义。

在所有定量参数中，相对PI和AUC是最准确且最具重复性的。它们被用来反映疾病的活动情况。PI取决于微泡的浓度且与炎症严重程度相关。肠道超声造影增强的峰值范围为10～30 dB，无活动性炎症时PI低于15 dB，轻微炎症PI为15.0～18.2 dB，中等炎症PI为18.2～23.0 dB，存在明显炎症时PI为23 dB以上。

超声造影可以用来评估治疗的效果，它使对IBD患者肠道炎症的活动性进行无创监测成为可能。造影时肠壁的增强程度与治疗后血管生成及炎症活动性有关，这有助于帮助识别患者对治疗的反应（完全/部分/无反应）。

随着肠壁炎症消退，增强强度也会下降。研究显示，在对治疗有良好反应和无反应的患者中，TIC曲线的数值存在显著差异。研究人员计算出了每个分组中接受治疗前后相应参数上升的百分比（表9.1）。

如果使用标准化预设条件和同一超声探头对患者的治疗进行监测，那么在定量分析中因探头不同、内置条件不同而导致的局限性就不存在了。在病情缓解期进行超声造影，发现残留的肠壁增强能够识别出组织学不完全缓解和潜在的复发倾向。

表 9.1 对治疗有 / 无反应组中 TIC 曲线各参数较原始值的变化百分比

参数	有反应组		无反应组	
	Mean ± SD	95% CI	Mean ± SD	95% CI
峰值强度	−40.78 ± 62.85	−63.83，−17.72	53.21 ± 72.50	18.26，88.15
灌注速率	−34.80 ± 67.72	−59.64，−9.95	89.44 ± 45.32	19.39，159.48
消退速率	−5.64 ± 130.71	−53.59，−42.3	166.83 ± 204.44	68.29，265.37
灌注指数	−42.29 ± 59.21	−76.42，−46.72	50.96 ± 71.13	16.68，85.25
曲线下面积	−46.17 ± 48.42	−63.93，−28.41	41.78 ± 87.64	−0.45，84.02
灌注期曲线下面积	−43.93 ± 54.29	−63.86，24.03	39.79 ± 70.85	5.64，73.94
消退期曲线下面积	−49.36 ± 47.42	−66.75，−31.97	42.65 ± 97.09	−4.14，89.45

IBD的并发症之一是肠道狭窄，这会显著降低生存质量、延误病情。鉴于其治疗方案不同，区分不同的炎症及纤维成分类别是很重要的。当狭窄部位位于小肠时，可能会超出肠镜的检测范围，但是超声造影此时能够表现出炎性狭窄时肠壁的高增强。相反，纤维性狭窄造影时的特点为低增强。当炎性狭窄和纤维性狭窄同时发生在同一区域时则很难区分开来。

胃肠道的肿瘤分为恶性肿瘤与良性肿瘤。典型的胃肠道原发恶性肿瘤包括腺癌、胃肠道间质瘤、类癌和淋巴瘤。良性肿瘤则包括炎性息肉、炎性胃肠壁增厚及结核。

肠道病变的超声造影旨在识别其血管生成的特征——这可能表示潜在的恶性风险。考虑病变与肠壁的相对位置（腔内、壁内、浆膜下、肠外、远处浸润等）往往是很必要的。肠道肿瘤不像IBD那样累及很长一段肠管，而是在局部范围内破坏肠壁的层次。

胃肠道间质瘤是一类发生于胃、十二指肠和小肠上皮下的肿瘤，极少发生在食管或结肠。初步研究表明，因为胃肠道间质瘤在造影时表现为高增强及延迟消退，使用常规及内镜下超声造影可将其与良性病变鉴别开来。此外，胃肠道间质瘤常因包含囊性或坏死性成分而在造影时表现为部分无增强的区域。超声造影的定量分析通过评估肿瘤灌注的变化来监测肿瘤对抗血管生成疗法的反应。

类癌和神经内分泌肿瘤在超声造影时表现为类圆形的肿物，并在动脉期表现为高增强。其增强强度及消退速度均与肿瘤的恶性风险相关。

腺癌是结肠最常发生的恶性肿瘤，在增强后可能会出现消退。内镜超声、经直肠或经阴道超声在部分病例中也可提供额外的诊断信息。

● 参考文献 ●

识别二维码查阅

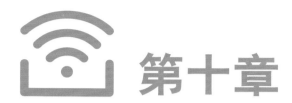

第十章

膀胱

Alexander N. Sencha, Munir G. Tukhbatullin,

Ella I. Peniaeva and Marat Z. Khasanov

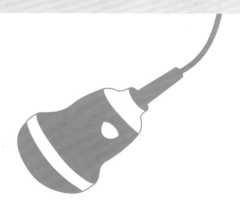

膀胱通过膀胱上动脉、膀胱下动脉，以及直肠中动脉、阴道内动脉和闭孔动脉的分支接受髂内动脉的血液供应。膀胱静脉形成广泛的静脉丛，与前列腺和阴道丛及直肠静脉相连通，并引流至髂内静脉。

根据EFSUMB指南和建议，当常规B型超声和多普勒超声诊断不明确时，超声造影最适合用于血尿患者的膀胱癌与血肿的鉴别诊断。

可考虑膀胱超声造影有以下附加适应证：

• 需要鉴别诊断的膀胱壁病变（肿瘤、血肿、致密沉积物、输尿管囊肿、输尿管结石等）。

• 肿瘤侵袭膀胱壁的详细描述。

• 肿瘤体积和邻近器官变化的详细描述。

超声造影可使实性病变增强，而血凝块、沉淀和结石不增强。超声造影在评估膀胱壁侵犯方面的作用超过了传统US，但MRI和CT仍然是膀胱肿瘤分期的首选方法（图10.1）。

超声造影对膀胱病变的鉴别诊断存在争议。正常膀胱壁显示规则分层。黏膜和黏膜下层早期增强，而肌肉层（逼尿肌）显示低增强。膀胱肿瘤通常在动脉期表现出快速高增强，随后在静脉期出现快速消退（图10.2、图10.3）。恶性膀胱肿瘤伴血管增生和快速消退，表现出异常结构和增强模式（图10.3）。

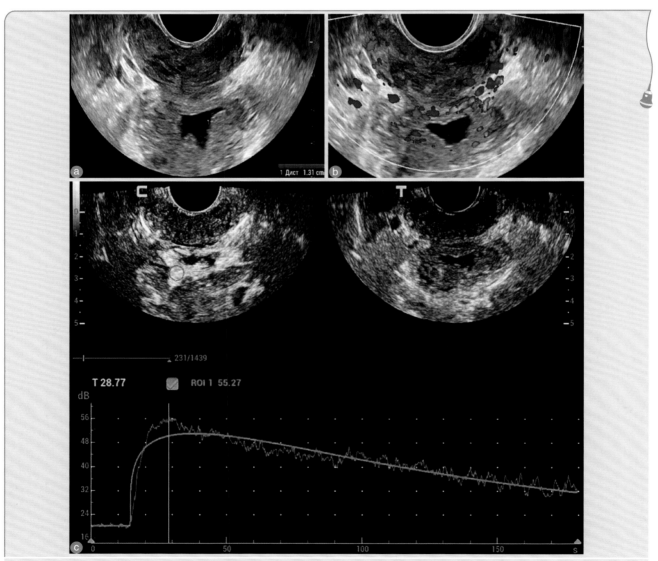

a.常规经阴道超声图像，膀胱壁增厚；b.CDI经阴道图像显示膀胱壁血管增生；c.带有TIC的超声造影，膀胱壁的快速超强化与缓慢消退。

图10.1　膀胱炎

根据膀胱肿瘤的分化程度，增强的特征和动力学是不同的。快速增强伴快速消退是低分化尿路上皮癌（PPV90%）的特征，而高分化尿路癌（PPV92%）具有缓慢消退而快速增强的特征。这一结论也可从TIC的分析中得出。超声造影在检测大于5 mm的膀胱癌中的敏感度达到95%，但在小于5 mm的病变中仅为20%。

一些文献试图通过超声造影定量分析来区分良性膀胱壁改变、恶性肿瘤，以及高分化肿瘤与低分化肿瘤。在本研究中，正常膀胱壁的特征是达到峰值的时间＞40秒，信号强度＜45%，消退时间＞80秒。低分化癌显示TTP＜28秒，信号强度＜45秒，消退时间约40秒。高分化癌显示TTP＞28秒，信号强度＞50%，消退时间约58秒。

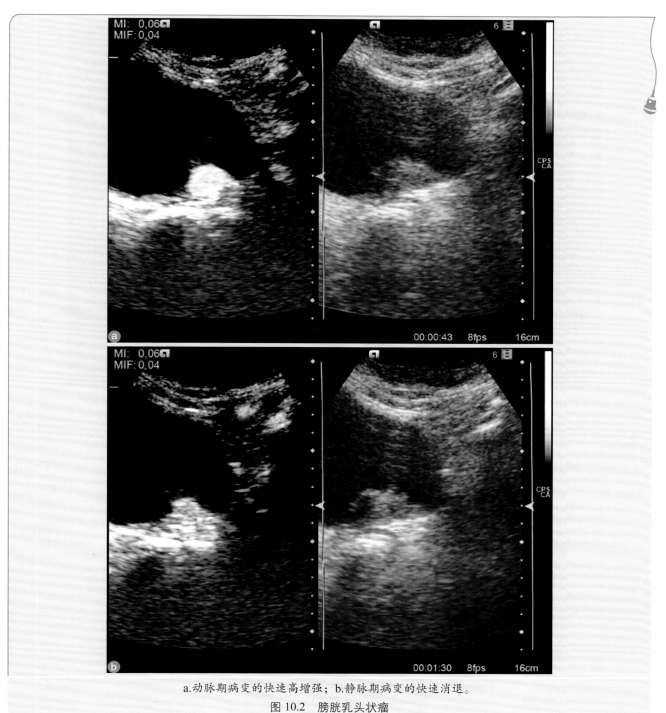

a.动脉期病变的快速高增强；b.静脉期病变的快速消退。

图10.2　膀胱乳头状瘤

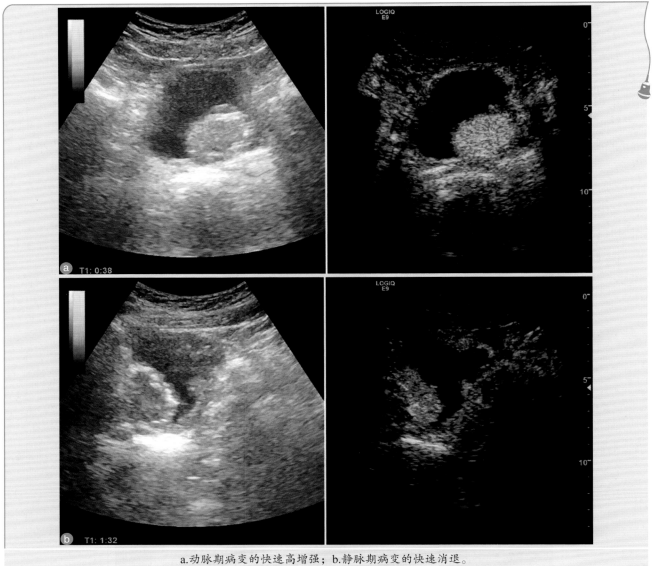

a.动脉期病变的快速高增强；b.静脉期病变的快速消退。

图 10.3　多灶性生长的膀胱肿瘤

● 参考文献 ●

识别二维码查阅

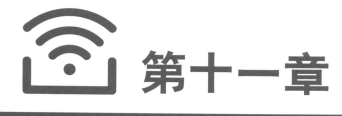

第十一章

前列腺

Munir G. Tukhbatullin, Marat Z. Khasanov,
Elena E. Fomina and Natalya I. Bayazova

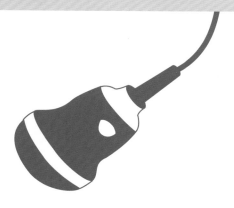

前列腺由主要动脉和其他动脉供血。主要动脉包括成对的膀胱下动脉和直肠中动脉，它们是髂内动脉的分支。膀胱下动脉在膀胱底部水平上行至前列腺动脉，前列腺动脉又分支为前列腺尿道动脉和前列腺包膜动脉。尿道动脉进入膀胱与前列腺的连接处，穿过前列腺实质进入尿道，主要供血给移行带。包膜动脉可产生许多小分支，供血腺体包膜。直肠中动脉也分支向前列腺包膜和精囊供血。前列腺的其他动脉包括阴部内动脉的分支、闭孔动脉和输精管动脉。来自主要动脉和其他动脉的分支在前列腺表面形成明显的血管丛，这在腺体的基底和侧面更明显。

大量前列腺静脉形成前列腺周围静脉丛。其静脉丛主要位于腺体的外侧和后部，与阴茎深背静脉、膀胱静脉、精囊、输精管、直肠和会阴有多个连接，并引流至髂内静脉。

就前列腺灌注而言，需要单独考虑腺体内部和外部的血液供应。内部易发生良性增生，周边易发生恶性转化。

目前，前列腺成像的标准方法是经直肠超声检查（transrectal ultrasound，TRUS）。它能测量前列腺的体积，评估整个腺体及其病变的边缘、结构和血管，并评估血流动力学数据。现代高频直肠探头（5 ~ 16 MHz）能够提供待检查结构的详细图像。然而，超声特征征象的特异度较低。例如，前列腺癌表现末周围区域的低回声病变是典型的。但这一特征可在各种良性变化中被检测到，如炎症过程、增生、血管周围区、腺泡扩张等。文献数据表明，只有40%的前列腺周边区低回声病灶被证实为恶性。

前列腺癌的发展与新生血管的生成相关，微血管密度的增加与更具侵袭性的肿瘤和不良预后相关。多普勒成像可显示前列腺恶性肿瘤血管的增生。然而，血流增加仅是一个特征，不只局限于前列腺癌。CDI的一个显著缺点是对低速微循环成像差。多普勒模式可识别直径达1 mm的血管，而肿瘤血管的大小范围为10 ~ 50 μm。多普勒发现肿瘤血管增多是由于检测到大的供血血管，而不是真正新生的微血管。

对比增强TRUS在以下情况下可能对患者有益：

- 常规超声检测到需要鉴别诊断的前列腺病变。
- 经直肠检查发现的质地较硬前列腺区域。
- 血清前列腺特异性抗原（prostate-specific antigen，PSA）高于 4 ng/mL，游离与总 PSA 比值小于 15%。
- 持续怀疑前列腺恶性肿瘤的患者初次活检阴性。
- 当怀疑前列腺癌的患者无法进行MRI检查时。
- 消融术后前列腺的评估。

文献经常指出超声造影对前列腺癌的诊断价值。然而，根据 EFSUMB（2017）的临床推荐，超声造影用于提高前列腺癌检出率是一个活跃的研究领域，但目前尚不能推荐临床使用。

前列腺超声造影通常使用 2.4 mL 的 SonoVue®。大多数内脏器官都有两个阶段的特征。从静脉注射超声造影剂开始，动脉期持续 30 ~ 45 秒，静脉期紧随其后（图 11.1）。

前列腺超声造影的主要目的是诊断前列腺癌并确定靶向穿刺区域。最典型的特征是快速而不对称的高增强，随后是快速消退（图 11.2）。

超声造影可精确地显示前列腺灌注情况并有助于确定活检区域。微血管密度与前列腺癌相关，文献报道 70 例根治性前列腺切除术患者中，超声造影联合 PDI 诊断前列腺癌的准确度为 86%。有研究比较了超声造影引导下 5 点穿刺和系统盲法 10 点穿刺的效能。它显示了超声造影靶向活检具有显著优势。许多研究已证明 CE-TRUS 有可能提高靶向前列腺活检诊断癌症的敏感度。

与多普勒成像相比，我们发现定性超声造影在前列腺癌检测中具有更高的诊断价值（表 11.1）。

超声造影的定量评估能够提高研究精确度并降低对操作者的依赖（图 11.3、图 11.4）。为此，我们研究了表征超声造影剂在前列腺实质内蓄积的定量参数，这有助于局灶性病变的鉴别诊断。

前列腺癌中新生血管的特征是峰值强度增加，显著高于良性增生 [分别为（9.82 dB ± 3.73 dB）vs.（7.51 dB ± 2.97 dB）]。肿瘤部位和 Gleason 评分也会影响峰值强度值。

前列腺癌和完整外周带的峰值强度值差异有统

计学意义（分别为 17.2 dB 和 12.6 dB）。癌的曲线下面积（dB·s）、平均通过时间（秒）和半廓清时间（秒）也显著高于良性病变（分别为 1055.3 dB·s、37.0 秒、52.3 秒和 685.1 dB·s、32.3 秒、46.5 秒）。研究使用回归模型，考虑前列腺完整外周带的值，计算病灶的 PI 和 AUC 的诊断价值，显著提高了前列腺癌的诊断和预测其侵袭性。以 PI/AUC 为临界值，分别计算 PI/AUC 的特异度、敏感度、PPV 和 NPV 分别为 73.7%/81.6%、66.7%/53.7%、64.3%/67.4%、75.7%/71.3%。当考虑外周带完整实质的 PI/AUC 数据时，以上数值分别增加到 90.8%/92.1%、79.6%/72.2%、86.0%/86.7%、86.3%/82.4%。然而，目前不建议使用任何阈值。

良性前列腺增生（benign prostate hyperplasia，BPH）是中老年男性最常见的前列腺疾病。患病率随年龄增长而增加。因此，31 ~ 40 岁男性 BPH 占 8%，51 ~ 60 岁占 40% ~ 50%，80 岁以上超过 80%。

BPH 的特征是腺体内部体积增大，外周带体积因受压而减小。超声造影能够显示正常组织与增生组织之间的差异。在 BPH 中，前列腺内部呈高增强，从手术包膜和尿道周围区向结节内部扩散，消退缓慢，内外腺体之间边界清晰（图 11.5 ~ 图 11.8）。

此外，前列腺的超声造影可作为高强度聚焦超声（high intensity focused ultrasound，HIFU）等消融技术治疗患者的随访工具。它可以显示治疗成功后的灌注缺损，并通过造影增强识别消融区的可疑区域。

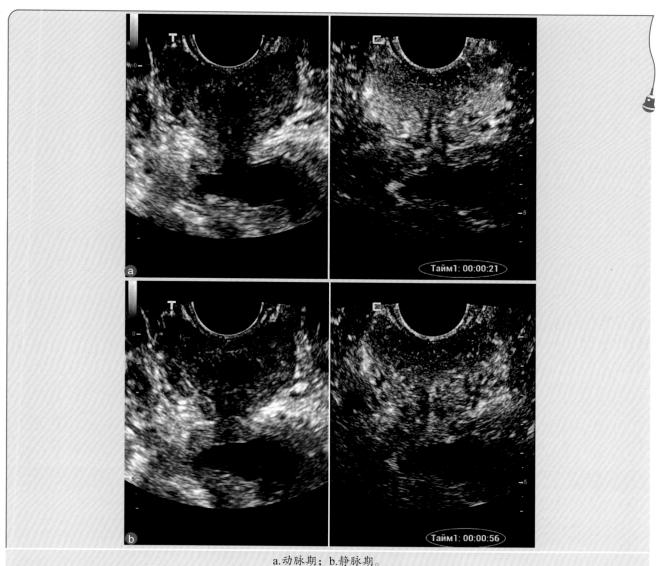

a. 动脉期；b. 静脉期。

图 11.1　正常前列腺 CE-TRUS

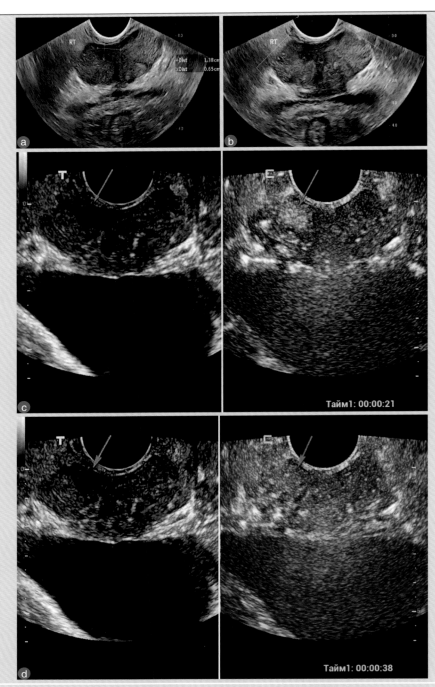

a.灰阶TRUS检测到右前列腺叶周围区域边缘模糊的低回声病变；b.CDI描绘了病变内的零星血管；c.CE-TRUS显示动脉期快速增强，病变用箭头标记；d.CE-TRUS显示早期静脉期快速冲洗。

图 11.2　右叶前列腺腺泡腺癌

表 11.1　定性超声造影在前列腺癌诊断中的价值

CEUS 参数	灵敏度（%）	特异度（%）	诊断准确度（%）	PPV（%）	NPV（%）
高增强	58	69	62	74	51
不均匀增强	48	96	67	95	54
与实质相比，动脉期快速增强，高强化	82	78	54	81	54
与实质相比，更快增强	58	96	73	96	60
CDI病变中有三个或更多的点状血流信号	35	77	52	70	43

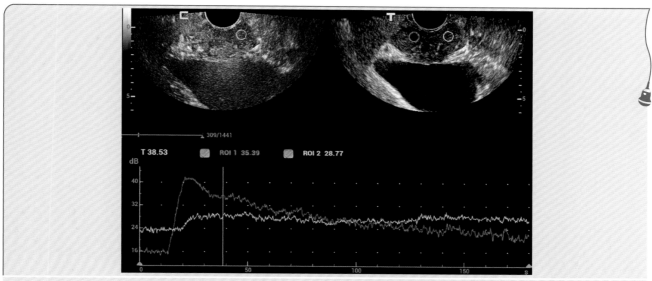

TIC的定量分析显示，与完整的实质（黄色ROI）相比，前列腺病变（粉红色ROI）的高增强和快速消退。

图11.3　右叶前列腺腺泡腺癌 CE-TRUS

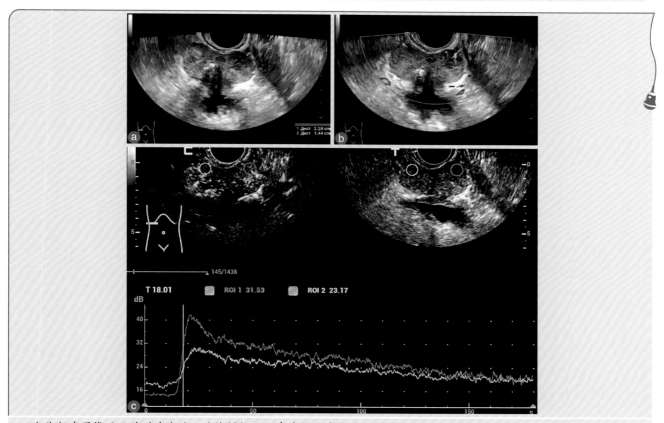

a.灰阶超声图像显示前列腺左叶一边缘模糊，回声降低的病变（标记物）；b.PDI检测到病变的血流增加；c.超声造影定量分析。TIC显示病变的增强（粉红色ROI）和完整的右叶实质（黄色ROI）的差异。

图11.4　前列腺癌

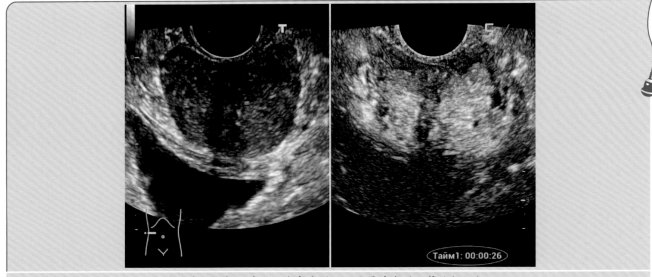

前列腺的内部和外周区域高度增强，边界清晰（用箭头标记）。

图 11.5　前列腺增生 CE-TRUS 动脉期

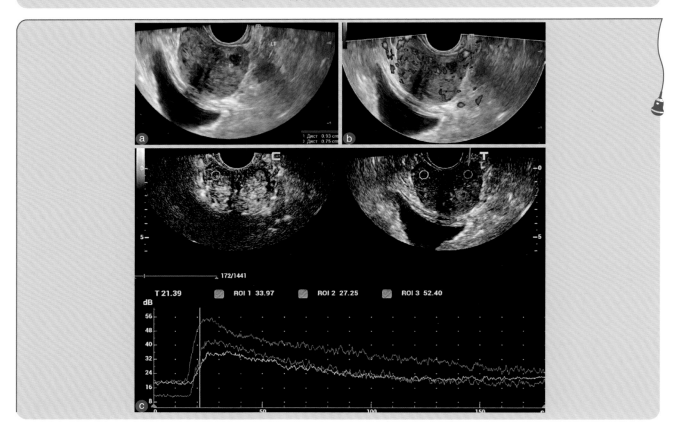

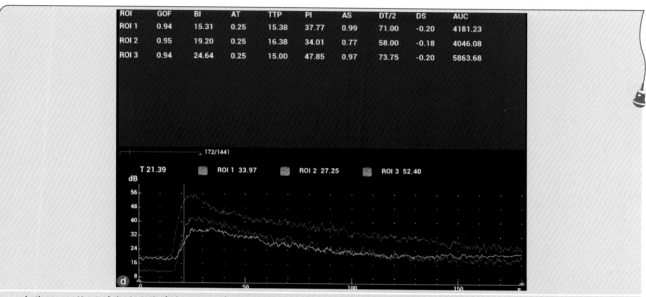

ROI	GOF	BI	AT	TTP	PI	AS	DT/2	DS	AUC
ROI 1	0.94	15.31	0.25	15.38	37.77	0.99	71.00	-0.20	4181.23
ROI 2	0.95	19.20	0.25	16.38	34.01	0.77	58.00	-0.18	4046.08
ROI 3	0.94	24.64	0.25	15.00	47.85	0.97	73.75	-0.20	5863.68

a.灰阶TRUS检测到左叶边缘清晰的低回声病变（距离标记）；b.PDI显示病变血流稀少（箭头）；c.CE-TRUS图像，定量分析，与对侧周边区域（黄色ROI）相比，病变（粉色ROI）表现出轻微的增强，其增强程度不超过中央部分（蓝色ROI）；d.c图部分增强的定量数据。

图 11.6 前列腺增生（1）

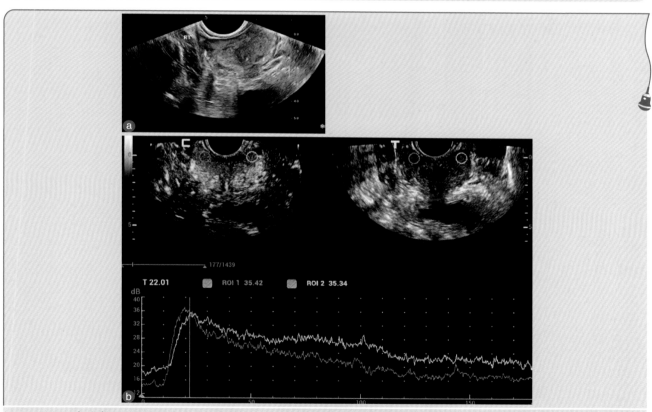

a.CDI显示前列腺右叶周围区域边缘模糊的低回声乏血供病变；b.CE-TRUS图像，定量分析。与相对完整的左叶外围区（黄色ROI）相比，右叶病变等增强（粉红色ROI），消退率和对比消退率适度增加。

图 11.7 前列腺增生（2）

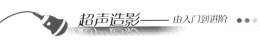
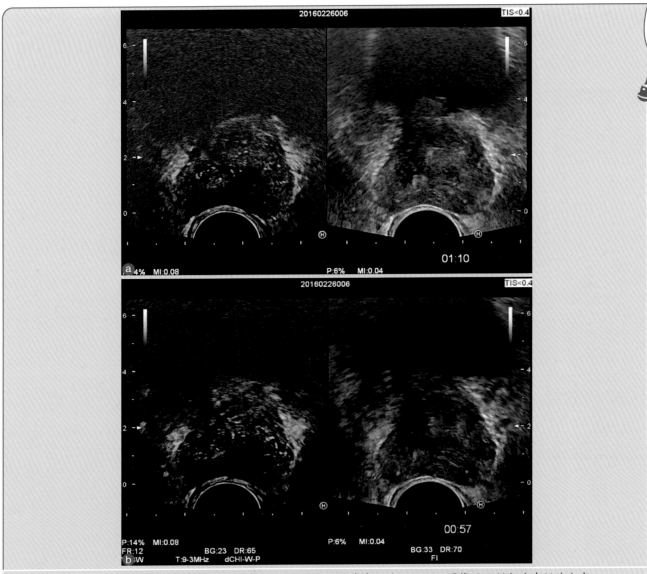

a.CE-TRUS图像显示前列腺移行区规则对称增强；b.1.5倍速度下的CE-TRUS图像显示微气泡有规律分布。

图 11.8 前列腺增生（3）

● 参考文献 ●

识别二维码查阅

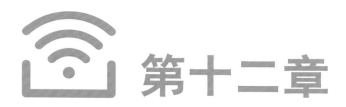

第十二章

妇科超声造影

Elena P.Fedotkina, Alexander N. Sencha, Alexey V. Pomortsev,
Munir G. Tukhbatullin, Anatoly G. Bykov, Yulia Y. Dyachenko,
Elena E. Fomina, Natalya I. Bayazova and Polina L. Sheshko

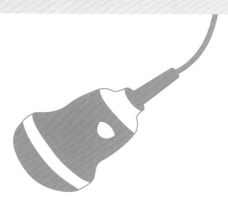

超声是一种快速可行地应用于女性健康的基本影像学方法。多普勒超声可以帮助识别肿瘤新生血管，这对现代妇科肿瘤诊疗有重要意义。超声造影在评估血流灌注和微血管方面优于多普勒成像，目前已经成功地应用于一些实质性脏器。然而，超声造影在诊断女性生殖系统疾病方面的作用仍然被低估。

一、子宫

子宫动脉起源于髂内动脉，是子宫阔韧带、圆韧带、输卵管、卵巢和阴道的主要血液供应来源。其向下走行至阔韧带底部的两层腹膜之间，跨过输尿管，发出阴道支营养子宫颈与阴道。然后子宫动脉向上延伸至宫角，沿阔韧带走行，与卵巢动脉的子宫支吻合，在阔韧带中间形成动脉弓。子宫动脉进入肌层后，其分支与子宫外表面平行排列，即为弓形动脉。

子宫外部和中部肌层的丰富动脉组成血管层，其发出大量直径较小的放射状动脉，走行至内部肌层即为螺旋动脉（吻合的毛细血管），为子宫内膜供血。子宫内膜动脉有两种类型。子宫内膜基底层由基底动脉供血，功能层由螺旋动脉供血，且功能层随月经周期的不同阶段而变化。子宫内膜静脉的回流由螺旋静脉开始，汇入子宫肌层的放射状静脉和弓状静脉，进一步注入子宫静脉的分支。后者位于子宫外侧面，并与阴道静脉分支汇合共同组成子宫阴道静脉丛。静脉血随后通过子宫静脉回流至髂内静脉。

子宫超声造影检查可依据病变的大小，选择经腹或经阴道检查。经阴道超声造影检查在大多数情况下是可行的。SonoVue®的推荐剂量为 1.5 ～ 2.4 mL。动脉期即从注射造影剂开始持续至 40 秒。子宫呈现从外周到中心的向心性增强模式。子宫动脉首先增强，其次是外侧肌层、内侧肌层，最后是子宫内膜（图 12.1）。静脉期紧随动脉期，其特征是造影增强的强度逐渐降低。

子宫内膜增生主要受雌激素影响，是介于正常子宫内膜和浸润性癌之间的临界状态，这是绝经后出血的常见原因。内膜增生的诊断依赖于组织病理学检查，可分为单纯性增生或复杂性增生，伴或不伴异型性增生。传统超声检查对子宫内膜良性病变和内膜癌的鉴别诊断存在困难。超声造影可对增厚的子宫内膜血流灌注及浸润性提供详细的评估。超声造影检查子宫内膜增生表现为低增强，且晚于正常的子宫肌层（图 12.2）。

子宫内膜癌的典型增强模式和内膜增生相反，通常表现为早期非均匀性高增强，且消退速度（67秒）较正常肌层（76秒）更快。同时结合弓形动脉的走行，超声造影可帮助评估肿瘤对肌层的浸润程度。

相关定量研究结果也证实了上述结论。子宫内膜癌的超声增强表现为始增时间、上升时间、达峰时间短，平均峰值强度和增强强度高，半清除时间及半消退时间（峰值减半时间）短（表 12.1）。其中，平均峰值强度和增强强度对子宫内膜癌的诊断具有较高的准确度，曲线下面积分别为 0.963 和 0.951。

子宫内膜息肉是传统超声检查中的常见疾病，发生癌变风险低，其诊断的一个重要方面是对息肉蒂部的评估。超声造影不仅可以显示血管蒂，还能显示整个息肉的灌注情况。内膜息肉在动脉期呈现快速增强，消退期延长。然而，最终诊断需进行组织病理学检查才能确定（图 12.3）。

子宫肌瘤是一种常见的肌层良性肿瘤。CDI 可显示其周边环状血流信号。大肌瘤的周围部分与小肌瘤相比，其肌层更具有生物活性。肿瘤内的灌注则不能用 CDI 和 PDI 来评估，传统的研究方法是采用增强 MRI，相关研究报道超声造影在检测肿瘤微血管方面并不逊于 MRI。注射超声造影剂之后，微泡首先出现在肌瘤周边，呈特征性的环状增强，随后向心性填充瘤体内部。而后，子宫肌层和内膜逐步增强（图 12.4 ～图 12.6）。

超声造影可清晰地显示瘤体边界，静脉期表现为持续性的均匀性增强，并逐渐消退，瘤体中不均匀强化可能是由于存在无血管的变性或坏死区域。浆膜下和黏膜下平滑肌瘤保留典型的强化特征，同时可在蒂部检测到供血动脉。平滑肌瘤有时需与平滑肌肉瘤进行鉴别，后者是一种罕见的起源于平滑肌的侵袭性恶性肿瘤。平滑肌肉瘤的超声造影特征是增强时间较早、增强强度较强，以及缺乏典型的环状增强。

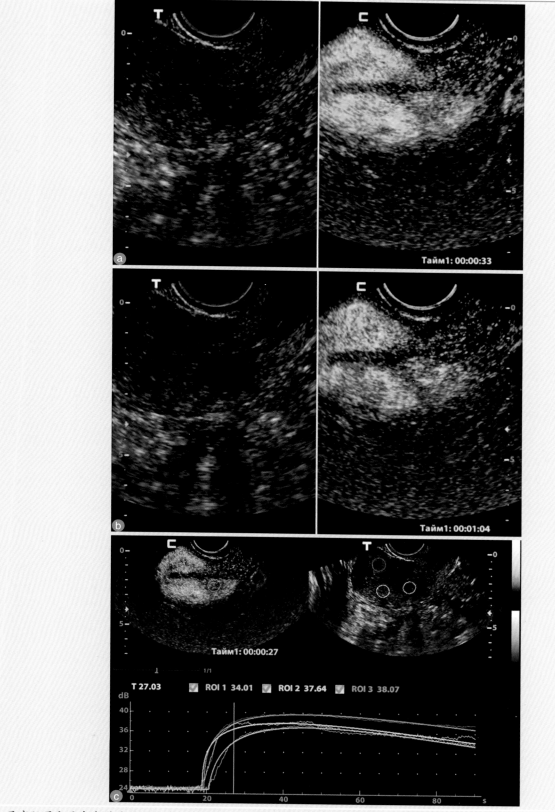

子宫肌层和子宫内膜的强化呈对称性增强。对称增强的子宫肌层和内膜。a.动脉期；b.静脉期；c.子宫肌层不同区域的时间-强度曲线。

图 12.1 正常子宫超声造影

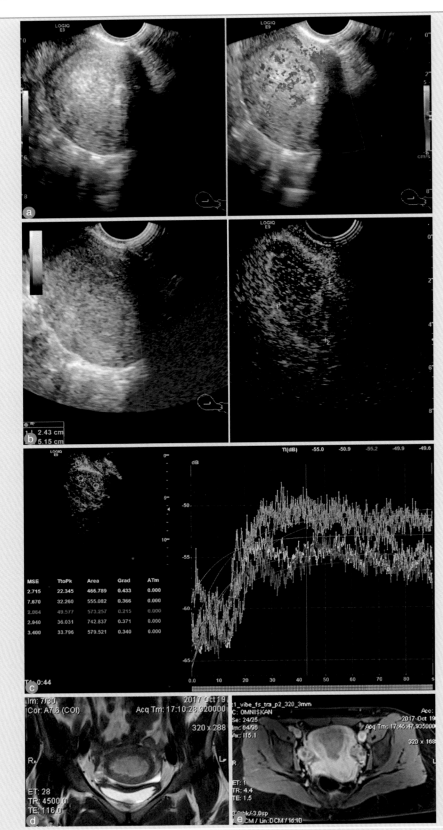

a.彩色多普勒超声图像；b.静脉期超声造影声像显示子宫内膜增厚及血管增生，边界模糊；c.子宫内膜超声造影时间–强度曲线的定量分析（黄色和蓝色为感兴趣区）；d.磁共振冠状面；e.磁共振横切面。

图 12.2 子宫内膜癌

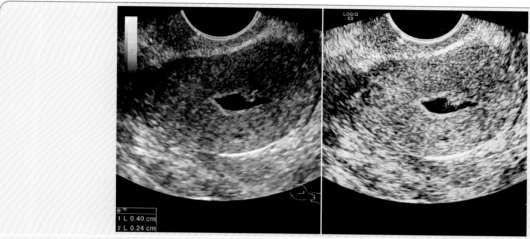

图 12.3　子宫内膜息肉超声造影

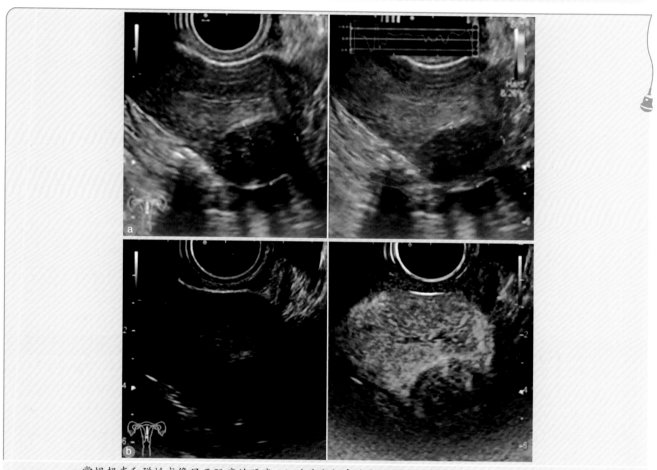

a.常规超声和弹性成像显示肌瘤的硬度；b.动脉期超声造影显示病灶内的血管，以及清晰的边界。

图 12.4　子宫肌瘤（1）

　　宫颈癌是一种常见的恶性肿瘤，也是全球女性癌症死亡的第四大常见原因。肿瘤中活跃的新生血管是导致患者复发和总体生存率不良的影响因素。超声造影显示动脉期肿瘤呈高增强，静脉期廓清。因此，在静脉期，肿瘤增强强度低于子宫肌层（图 12.7）。

　　肿瘤体积越大，无造影剂灌注的坏死区域导致增强的异质性越明显。定量分析表明与正常的肌层相比，宫颈癌的时间－强度曲线特征是峰值强度更

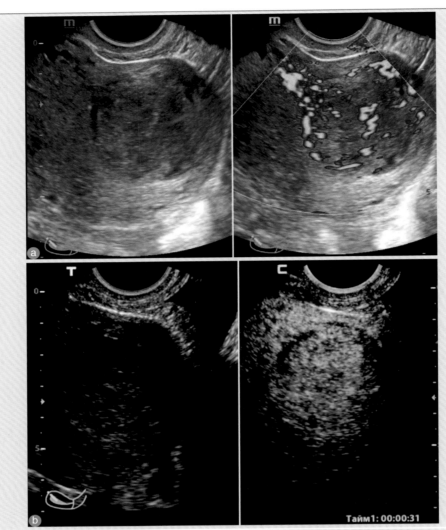

a.常规超声和PDI显示肌瘤内丰富的血流信号；b.动脉期超声造影显示病灶呈高增强。

图 12.5　子宫肌瘤（2）

表 12.1　子宫内膜癌与内膜增生的时间 – 强度曲线值

参数	子宫内膜癌	子宫内膜增生	敏感度，特异度，AUC
峰值强度（dB）	33.82 ± 3.17	26.80 ± 2.39	91.8%,88.1%,0.963
增强强度（dB）	25.05 ± 3.19	18.25 ± 2.57	85.7%,92.9%,0.951
始增时间（s）	11.79 ± 1.47	13.08 ± 1.24	64.3%,75.5%,0.741
达峰时间（s）	23.76 ± 2.39	28.56 ± 3.59	71.4%,87.8%,0.855
上升时间（s）	11.96 ± 2.76	15.48 ± 3.39	81.0%,73.5%,0.787
半消退时间（s）	71.26 ± 4.41	79.38 ± 6.27	71.4%,81.6%,0.848

高，上升时间、达峰时间更短（表 12.2）。此外，相关免疫组化研究显示肿瘤内造影剂增强的强度与瘤体内血管密度相关。

局灶性和弥漫性子宫腺肌症可引起盆腔疼痛、子宫出血和受精卵着床失败等。子宫腺肌症的超声造影表现为相对快速的弥漫性不均匀增强，并伴有低增强区域。上述增强模式通常被称为"虫蚀"样增强（图 12.8），其诊断子宫腺肌症的敏感度为 100%，特异度为 83.3%。静脉期，子宫腺肌症表现为弥漫性增强。

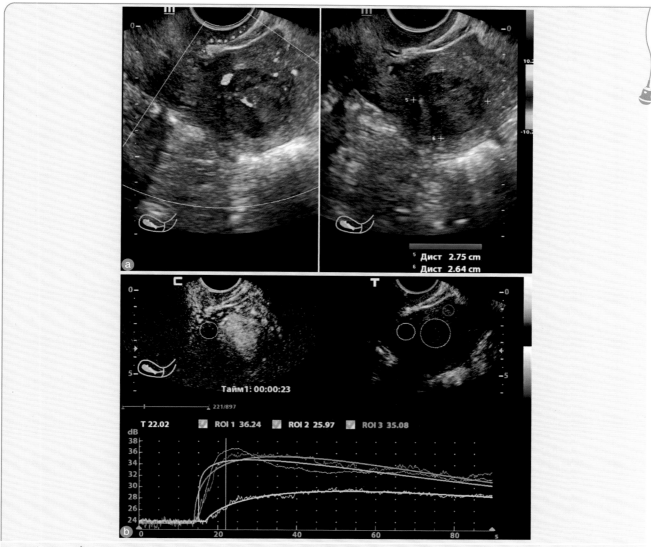

a.二维及CDI声像图显示肌瘤内中量的血流信号；b.超声造影时间-强度定量分析曲线提示病灶呈高增强（粉红色ROI）。

图 12.6　子宫肌瘤（3）

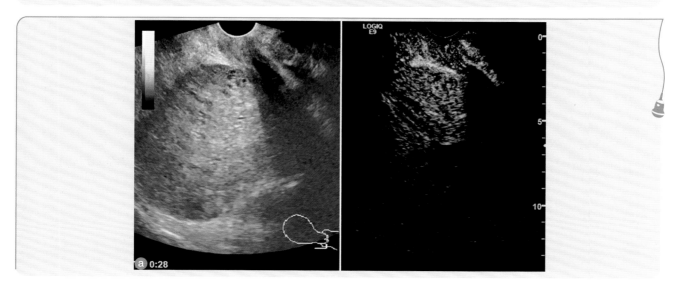

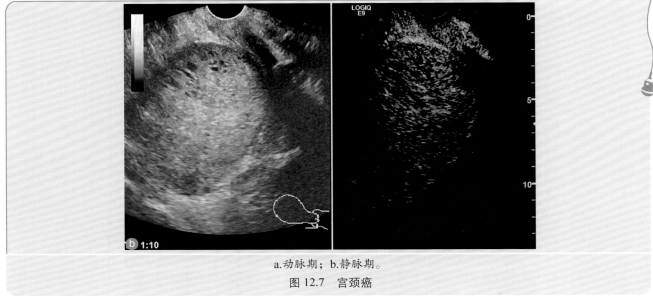

a.动脉期；b.静脉期。

图 12.7　宫颈癌

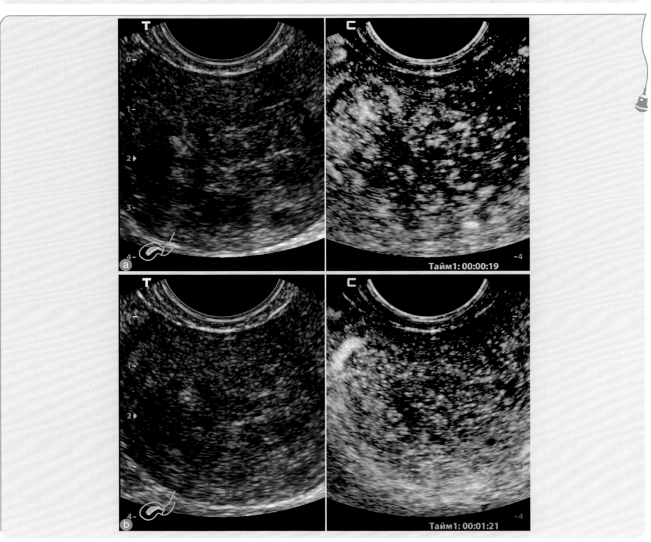

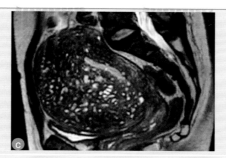

a.动脉期子宫肌层呈不规则、不对称的轻度强化；b.静脉期呈现弥漫性增强；c.MRI T_1WI 系列。

图 12.8　弥漫性子宫腺肌症

表 12.2　宫颈癌时间 – 强度曲线的定量值与参考区间比较

参数	峰值强度（%）	上升时间（s）	达峰时间（s）	平均渡越时间（s）
宫颈癌	143.24 ± 54.54	9.36 ± 2.84	9.86 ± 3.00	100.95 ± 79.48
对照区	100	17.49 ± 6.90	19.21 ± 7.97	121.12 ± 91.13

子宫腺肌症的超声造影时间 – 强度曲线显示峰值强度和达峰时间具有较高的准确度。其峰值强度（33.86 dB ± 1.89 dB）低于正常肌层（37.39 dB ± 1.65 dB），这可能是由于存在低增强区域。子宫腺肌症的达峰时间（22.30 秒 ± 2.18 秒）较正常肌层稍长（18.16 秒 ± 2.67 秒）。

高强度聚焦超声（high intensity focused ultrasound，HIFU）、子宫动脉栓塞和消融治疗是另一个有前景的应用方向。超声造影中非强化的区域为坏死组织，增强的区域为活性组织。因此，HIFU 治疗后立即进行超声造影检查，可发现是否需要进一步消融的区域，从而提高疗效。相关研究对超声造影和动态 MRI 评价病灶消融率进行比较，即 HIFU 治疗后非强化的肌瘤体积与肌瘤总体积之比，发现两者之间存在强相关性，并建议超声造影可作为评价疗效的替代方法。同时，对超选择性子宫动脉栓塞的子宫肌瘤患者进行疗效评估也获得了类似的结论（译者注：超选择性子宫动脉栓塞是一种介入手术方式）。

二、卵巢

卵巢由来自腹主动脉或肾动脉分支的卵巢动脉供血，其沿输尿管下行，穿过卵巢悬韧带到达子宫阔韧带的上部，发出卵巢和输卵管分支。卵巢动脉末端与子宫动脉相吻合。

卵巢在超声造影中通常表现为双侧对称的均匀性高增强，边界清晰。卵泡显示为持续的圆形灌注缺损区（图 12.9）。

卵巢功能性囊肿和卵巢旁囊肿是育龄期女性在常规超声检查中的常见病变，通常诊断相对容易。如果囊肿内包含有回声结构，可能会导致诊断困难。单纯性囊肿在超声造影时囊腔内呈现无增强，囊壁表现为边界清晰的轻度强化（图 12.10），这有助于排除恶性的可能。

子宫内膜异位囊肿是卵巢子宫内膜异位症的表现。不规则增厚的囊壁和附壁有回声的成分使其难以与囊腺瘤或囊腺癌相鉴别。此外，子宫内膜异位症在绝经后妇女中存在恶变的风险。超声造影显示子宫内膜异位囊肿在动脉期表现出环状高增强，静脉期缓慢消退，囊腔内无明显增强（图 12.11）。

卵巢交界性肿瘤种类多样，表现为上皮非典型增生及无间质浸润，主要病理类型为浆液性和黏液性肿瘤，子宫内膜样肿瘤、透明细胞及移行细胞肿瘤则较为罕见。超声造影表现为肿瘤内的实性成分呈高增强，以及消退时间较长，这并不能完全排除恶性可能。因此，卵巢交界性肿瘤的最终诊断往往依赖于组织病理学（图 12.12）。

卵巢癌是妇科肿瘤学中的一个难题。肿瘤内新生血管和微血管密度的评估对预后有重要的参考意义。超声造影鉴别卵巢良、恶性肿瘤的敏感度和特异度分别为89% ~ 96%和91% ~ 97%。恶性肿瘤表现为早期不均匀高增强（图 12.13）。

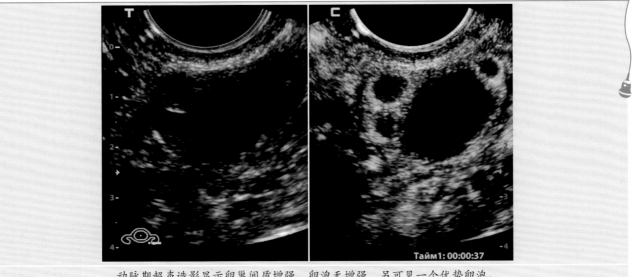

动脉期超声造影显示卵巢间质增强，卵泡无增强，另可见一个优势卵泡。

图 12.9　正常卵巢

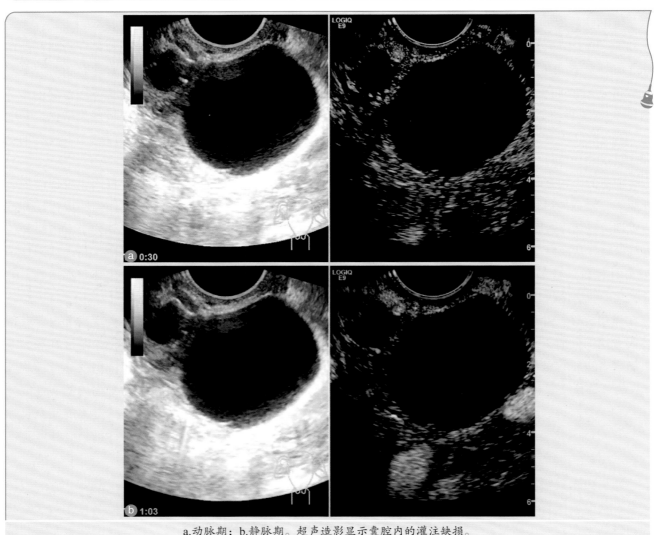

a.动脉期；b.静脉期。超声造影显示囊腔内的灌注缺损。

图 12.10　卵巢浆液性囊腺瘤

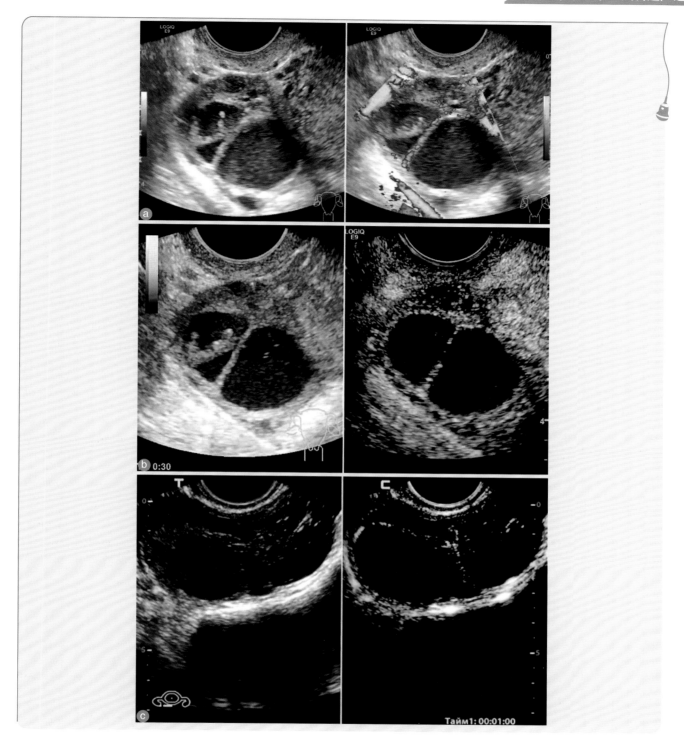

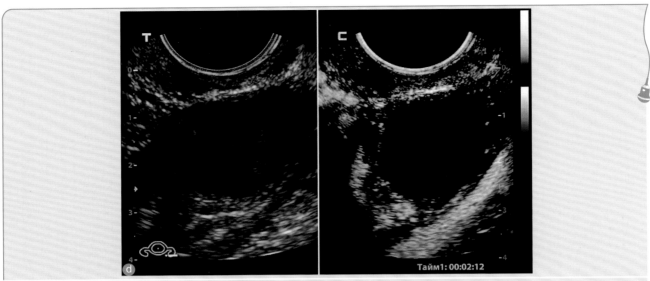

a.常规超声和PDI声像图；b.动脉期囊壁均匀性增强，内部无增强；c.例2:子宫内膜异位囊肿；d.例3:子宫内膜异位囊肿。

图 12.11　卵巢子宫内膜异位囊肿

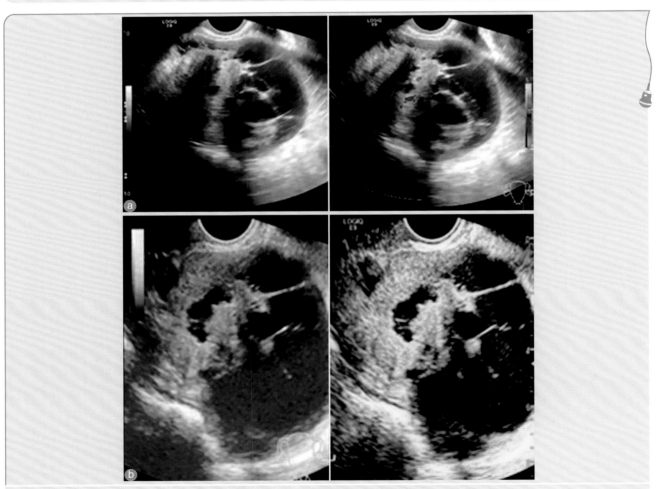

a.二维及CDI声像图；b.动脉期病灶内实性部分呈高增强，边界规整。

图 12.12　卵巢交界性肿瘤

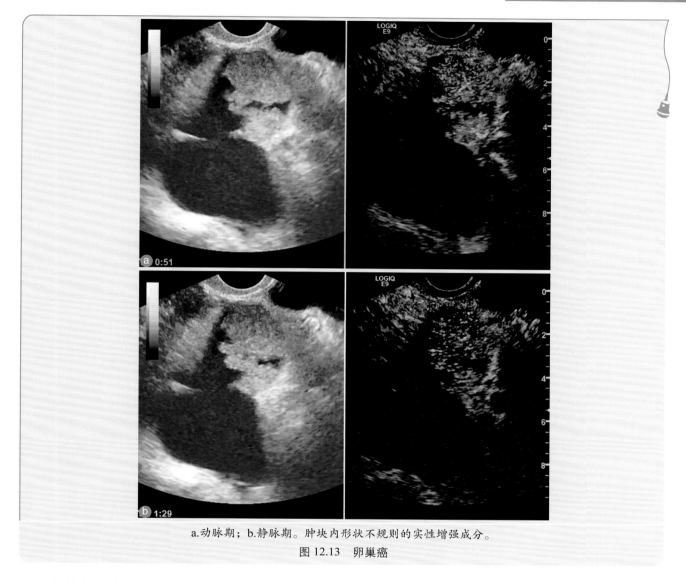

a.动脉期；b.静脉期。肿块内形状不规则的实性增强成分。

图 12.13　卵巢癌

　　卵巢良性肿瘤超声造影表现为动脉期同步或晚于肌层的均匀性等增强，良性及恶性病变在静脉期均呈低增强。相关超声造影定量研究发现，恶性肿瘤比良性肿瘤有更长的半消退时间（46.3 秒 ±19.7 秒 *vs.*139.9 秒 ±43.6 秒），同时更高的峰值强度（23.3 dB ± 2.8 dB *vs.*12.3 dB ± 3.9 dB）和曲线下面积（2012.9 dB·s ± 532.9 dB·s *vs.*523.8 dB·s ± 318 dB·s），数据证实了卵巢恶性肿瘤的高灌注。卵巢生殖细胞肿瘤超声造影也可表现为不均匀性高增强，并可显示肿瘤内的穿支血管。

　　超声造影有助于诊断卵巢扭转并评估其严重程度，卵巢部分扭转的特征是卵巢组织呈现低增强。卵巢未见造影剂灌注提示完全扭转，卵巢内增强区域的体积与其活性有关。

　　目前，部分研究者试图将超声造影技术与妇科影像报告和数据系统相结合,对卵巢病变进行评估。

　　超声造影尽管有一定的潜力，但目前在妇科患者诊断流程中的地位尚未明确。EFSUMB 对超声造影非肝脏应用临床实践的指南和建议表明，尽管附件肿块的无强化对应良性病变，超声造影也没有被推荐使用的妇科临床指征。然而，根据指南，腔内注射超声造影剂可用于评估输卵管的通畅性。

三、子宫输卵管超声造影

　　女性不孕症患者中输卵管和腹膜因素占30% ~ 50%。输卵管通畅性和宫腔形态可通过多种影像学方法准确评估，选择性使用造影剂的多参数超声技术是其中之一。

子宫输卵管超声造影（hystero salpingo-contrast sonography，HyCoSy）是在经阴道超声下观察液态造影剂进入宫腔及输卵管的一种成像方法，它可以实时显示宫腔的结构有无异常，评估输卵管和卵巢旁间隙的解剖和功能状态。

子宫输卵管超声造影可使用无回声造影剂（生理盐水）或强回声造影剂（如 SonoVue®）。

HyCoSy 的适应证：

• 评估不孕症患者输卵管的通畅性。

• 习惯性流产。

• 异常子宫出血。

• 怀疑有子宫内膜息肉，黏膜下子宫肌瘤或宫腔粘连。

• 评估剖宫产术后的子宫瘢痕。

• 经阴道超声检查宫腔成像差、发现局部或弥漫性子宫内膜增厚。

• 子宫先天性发育异常。

HyCoSy 的禁忌证：

• 妊娠状态。

• 生殖系统恶性肿瘤。

• 盆腔脏器炎症，包括输卵管炎和输卵管积水。

患者行 HyCoSy 检查之前，需明确基础病史，且进行盆腔脏器的经阴道超声扫查。同时需签署知情同意书。

HyCoSy 的检查时间是在育龄期女性月经周期的增殖期（7 ～ 11 天）进行。对于月经不规则的患者，只有在获得血清 β - 人绒毛膜促性腺激素妊娠试验阳性结果后才能进行检查。建议患者在术前 15 ～ 30 分钟口服解痉药，以免输卵管发生痉挛。HyCoSy 检查包括以下几个步骤。

1. 准备阶段

（1）与患者沟通，核对病史，并签署知情同意书。

（2）选取合适的检查体位，以便于操作。

（3）常规超声初步扫查并确定目标区域。

（4）置入并固定输卵管造影导管。

（5）预设置超声设备增强模式并进行必要的调整。

（6）配备超声造影剂并做好静脉注射准备。

2. HyCoSy 检查步骤

（1）通过导管将造影剂注入宫腔。

（2）确保超声造影检查和动态影像同步记录。

（3）获得诊断所需的临床信息之后结束检查和动态影像记录。

3. 后处理阶段

（1）必要时剪切动态影像以保证获得清晰图像，进行定量分析。

（2）讨论检查结果并完成报告书写。

（3）就检查结果与患者沟通并确定进一步的建议。

HyCoSy 是在特定操作室进行，需要一台带有经阴道探头及增强模式的超声设备。

患者平卧，取膀胱截石位，检查过程可有数个阶段，一般建议采用两个阶段的子宫输卵管超声造影，即包含两种超声造影剂的连续使用。

首先使用无回声的生理盐水来评估宫腔及输卵管状况，然后在前者显示不满意的情况下再使用强回声的 SonoVue®。

HyCoSy 分为以下步骤：

（1）经阴道超声全面扫查盆腔脏器。

（2）放置一次性窥阴器，暴露宫颈，消毒阴道和宫颈。

（3）将 5 ～ 7F 球囊式输卵管超声造影软管经子宫颈送入至宫腔内，球囊内注入 1.5 ～ 2 mL 的生理盐水以固定导管。

（4）将无回声造影剂（无菌生理盐水）注入宫腔，使子宫前后壁分离约 1.0 cm，以清晰地勾勒出宫腔的轮廓（图 12.14）。

（5）根据以下标准评估生理盐水造影下输卵管通畅性。

a. 造影剂或微气泡在卵巢周围间隙积聚。

b. 输卵管伞端造影剂溢出。

c. 直肠子宫陷凹内出现游离液体，提示输卵管通畅。

第一阶段完成后，用标准方法制备 SonoVue® 悬浮液，冻干粉剂中注入 5 mL 生理盐水。SonoVue®

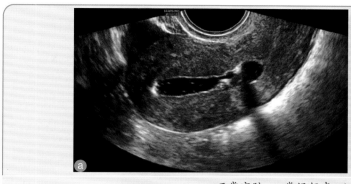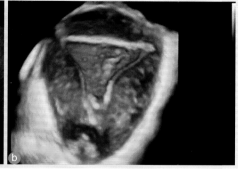

正常宫腔。a.常规超声；b.三维立体重建。

图 12.14　注入生理盐水的子宫输卵管造影

冻干粉的稀释技术与静脉注射相同。用注射器抽取 0.5 mL 已准备好的悬浮液，然后加 0.9% 的生理盐水稀释至 5.0 mL。检查的第二阶段是将准备好的造影剂注入宫腔。

正常情况下，子宫腔呈三角形，尖端指向宫颈，三角形的底部对应子宫底部，其轮廓可有轻微的凹陷或凸起。造影剂在宫腔内均匀分布，宫腔边界光滑清晰，无充盈缺损。一般来说，宫腔的形态不取决于子宫的位置及有无收缩。宫颈管的大小则取决于许多方面，如年龄、分娩史等，宫颈管通常呈梭形，宽为 3 ~ 4 mm。

输卵管起源于子宫底的外侧，位于阔韧带的上部，是一对宽为 2 ~ 6 mm，长为 10 ~ 12 cm 的弯曲管状结构，常规超声检查很难识别出正常的输卵管，在盆腔内游离液体的衬托下，输卵管成像效果较好。

然而，输卵管的超声造影图像与常规超声不同。SonoVue® 在宫腔及输卵管中流动，使输卵管内的管腔结构可视化（图 12.15）。

输卵管起始段（间质部）的长度小于 12 mm。峡部最长、最薄。造影显示其管径约 1 mm，其次是壶腹部，此段最宽，内径可达 10 ~ 12 mm。输卵管远端呈漏斗状，末端邻近卵巢的部位称为伞端。HyCoSy 可以清晰地显示正常输卵管形态。SonoVue® 呈强回声进入输卵管、卵巢旁和子宫直肠陷凹，表明输卵管通畅（图 12.16）。

稀释的 SonoVue® 与高浓度的 SonoVue® 对输卵管管腔具有同等的增强效果。输卵管通常是曲折的，难以在二维图像中显示整个长度，三维重建可显著改善图像效果（图 12.17）。

当诊断所需的图像信息获取之后，开始将造影软管从宫腔中撤离，这是完整的 HyCoSy 检查流程。

在 HyCoSy 检查期间和之后均可记录动态影像，从而实现后期处理、延迟再评估、数据传输和存档。最后一步是对检查的描述和报告的书写。

盆腔器官炎症或外伤时可伴有组织水肿和粘连，累及输卵管时表现为输卵管阻塞或积液。输卵管的感染可导致输卵管炎或粘连，典型的炎症反应导致输卵管伞端粘连、纤毛上皮萎缩、分泌细胞数量增加，最终导致输卵管运动功能受损。在封闭空间内液体积聚和分泌细胞活性增加的共同作用下导致炎症过程进展，形成输卵管积液。盆腔内脏腹膜与壁腹膜间纤维组织粘连，可影响内生殖器的解剖和功能状态，并伴有慢性盆腔疼痛综合征、性交困难、痛经和邻近器官功能受损。

输卵管阻塞时，HyCoSy 表现为造影剂不能通过输卵管管腔且未出现在子宫直肠陷凹及卵巢周围。据报道，42% ~ 95% 的输卵管近端阻塞是由痉挛、瓣膜样运动和黏液栓引起的假性梗阻。远端阻塞与输卵管伞端粘连有关。输卵管内的炎症反应可导致部分输卵管伞端失去功能，其余的形成紧密粘连从而影响伞端的运动，导致无法正常拾卵。造影剂在卵巢周围的分布模式也可表明输卵管伞端有无粘连（图 12.18、图 12.19）。

在 HyCoSy 过程中，输卵管积水可出现在一侧或双侧，表现为长条状的管状结构，内部充满均匀的无回声，附壁有多个细小高回声褶皱（图 12.20）。

子宫内膜病变是宫腔内常见的疾病，表现为异

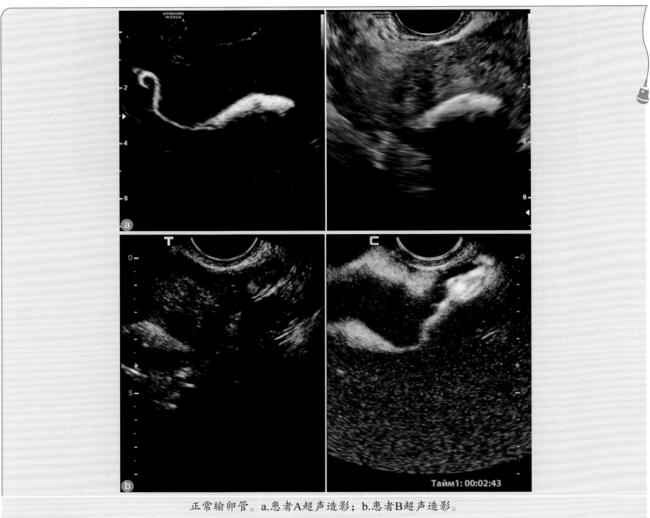

正常输卵管。a.患者A超声造影；b.患者B超声造影。

图 12.15　子宫输卵管超声造影（1）

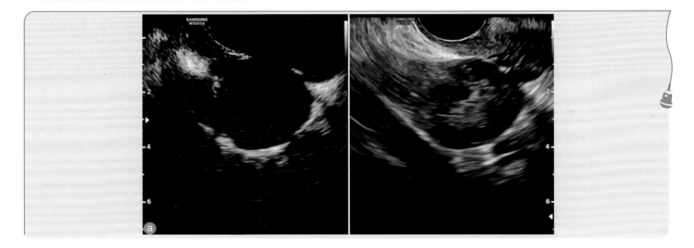

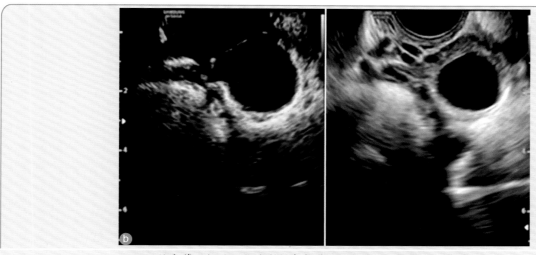

输卵管通畅时可见造影剂在卵巢周围环绕。a.患者A；b.患者B。

图 12.16　子宫输卵管超声造影（2）

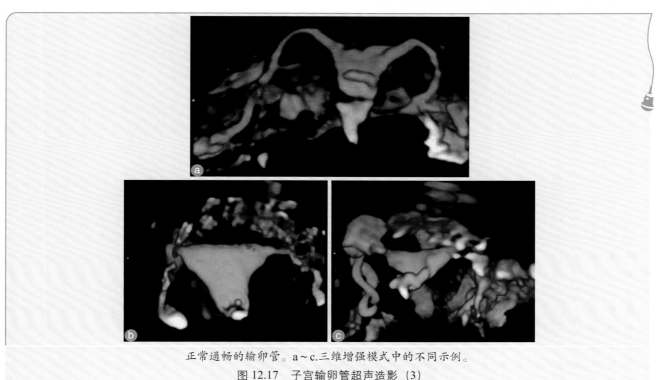

正常通畅的输卵管。a~c.三维增强模式中的不同示例。

图 12.17　子宫输卵管超声造影（3）

常子宫出血、不孕、反复种植失败等。超声可以精确地评估子宫内膜的形态、边界、回声、厚度，以及子宫内膜–肌层交界处。

正常情况下，子宫中央高回声内膜线平滑且规则。异常时则表现为非线性、扭曲、回声中断或模糊。子宫内膜的厚度是在子宫体与宫颈同时显示的矢状切面中测量中央高回声的最大前后径。在育龄期女性中，子宫内膜的厚度、形态和回声取决于月经周期的阶段。子宫内膜的厚度在分泌期达到最大值，为 10 ~ 15 mm。绝经后女性，在前 5 年内，子宫内膜厚度为 7 ~ 9 mm；超过 5 年后，小于 4mm。然而，经阴道超声并不总是能清楚地显示子宫内膜和宫腔情况。在以下这些情况下，HyCoSy 是有益的。

宫腔内注入超声造影剂使子宫前后壁内膜分开，可清楚地显示内膜病变及先天性发育异常。与经阴道超声相比，HyCoSy 的优势在于对子宫内膜

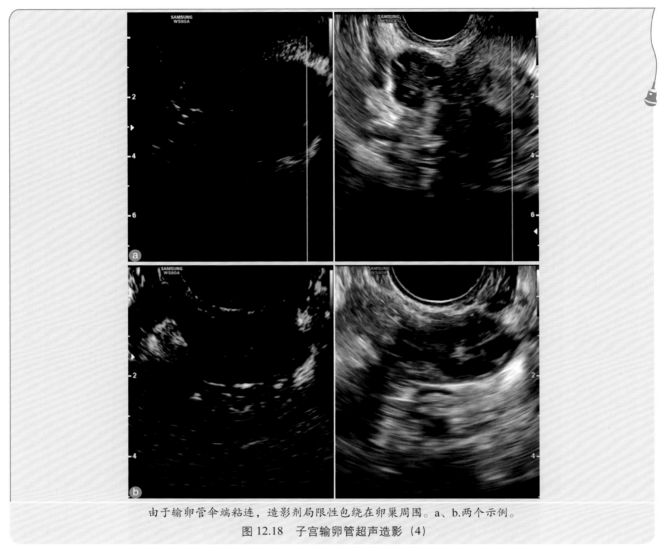

由于输卵管伞端粘连，造影剂局限性包绕在卵巢周围。a、b.两个示例。

图 12.18　子宫输卵管超声造影（4）

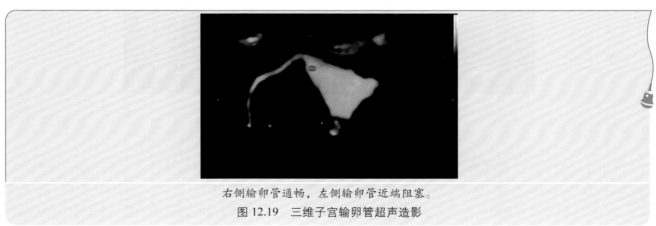

右侧输卵管通畅，左侧输卵管近端阻塞。

图 12.19　三维子宫输卵管超声造影

基底层、功能层，以及子宫内膜-肌层交界处的成像。

　　子宫内膜息肉是从子宫内膜表面突出到宫腔的病变。病理表现为子宫内膜腺体上皮和间质细胞的局部增生。血管蒂是息肉的重要特征，由纤维和平滑肌组织组成。

　　宫腔注入生理盐水后，子宫内膜息肉表现为宫腔内高回声的占位性病变，边缘光滑，无蒂或带蒂，周围为液体填充。息肉通常是良性的，但偶尔也会出现异型性或癌。恶性和交界性子宫内膜病变（伴有复杂性增生和异型性的子宫内膜息肉）的发病率在绝经后女性中较高。

　　二维超声成像无法准确地显示 5 mm 以下的病变、两个或多个相邻息肉，以及输卵管开口和子宫峡部病变。脱落的上皮细胞和血凝块也可能导致假阳性报告的出现。三维成像有助于对难以可视化的区域进行诊断（图 12.21）。

　　宫腔粘连（也称 Ascherman 综合征）是子宫黏膜不同区域之间的粘连，导致宫腔部分或完全闭塞。粘连部分由纤维组织组成，可有腺体成分，通常由感染、炎症、宫腔操作（如流产或诊断性扩张和刮宫）或长期使用宫内避孕器所致。

　　宫腔粘连的超声诊断标准：

• 子宫内膜回声与月经周期不匹配。

• 子宫内膜轮廓不连续，中央呈沙漏状改变。

• 子宫内膜出现高回声区。

• 宫腔内固定于内膜基底层长度不等的单线状高回声，厚度为 2 ~ 4 mm。

　　对于进行 HyCoSy 检查的宫腔粘连患者，宫腔内注入造影剂时可能会遇到以下问题：

• 导管未能置入宫腔。

• 当球囊置于宫颈管时，造影剂无法进入宫腔。

• 降低造影剂推注速率，过低的速率可能提示宫腔完全闭塞。

　　HyCoSy 在二维模式下可检测到粘连宫腔的不规则狭窄或沙漏样扩张。三维 HyCoSy 同时提供 3 个相互垂直的切面，以更好地显示病灶。冠状切面对于确定多发多向性粘连的形态、输卵管间质部的通畅性，以及宫腔内充盈缺损的不同原因都是非常实用的（图 12.22）。不同扫查模式的组合有助于识别厚度为 1 ~ 2 mm 的薄蜘蛛网状粘连，包括与宫腔轴线平行的病灶。

　　子宫平滑肌瘤（纤维瘤）是一种由子宫平滑肌细胞组成的良性激素依赖性肿瘤。HyCoSy 有助于识别导致宫腔变形的病变。

　　黏膜下肌瘤往往表现为宽基底和边缘清晰。肌瘤回声与肌层相比呈低回声或等回声，内膜息肉则相反，回声等同子宫内膜且高于肌瘤回声。此外，子宫内膜回声覆盖黏膜下肌瘤的表面。在 CDI 检查

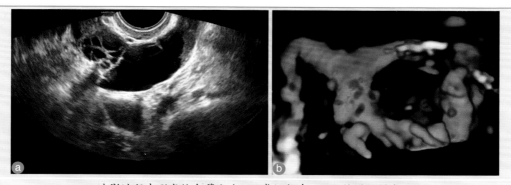

造影过程中形成输卵管积水。a.常规超声；b.三维增强模式。

图 12.20　子宫输卵管超声造影（5）

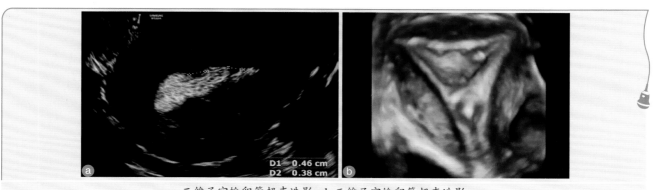

a.二维子宫输卵管超声造影；b.三维子宫输卵管超声造影。

图 12.21　子宫内膜息肉

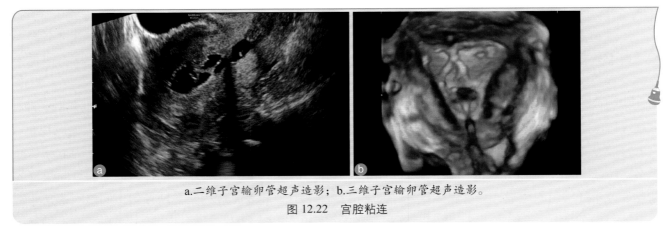

a.二维子宫输卵管超声造影；b.三维子宫输卵管超声造影。

图 12.22　宫腔粘连

中，肌瘤常表现为多点分布的血流信号，息肉则表现为单一的中央滋养血管。

HyCoSy 可描绘病变的轮廓、基底宽度及蒂的准确位置。宫腔注入造影剂可以评估肌瘤附近区域的基底轮廓（图 12.23）。

子宫先天性畸形是指子宫的解剖结构紊乱，包括器官发育不全，大小、形态、比例、对称性、轮廓等。内生殖器畸形发生在 1%～3% 的女性中，常常导致不孕。

对于子宫畸形患者，HyCoSy 相较于宫腔镜或

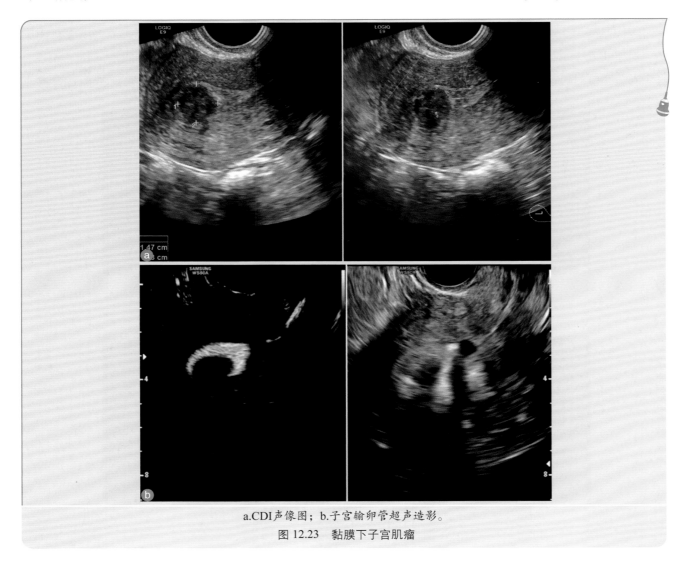

a.CDI声像图；b.子宫输卵管超声造影。

图 12.23　黏膜下子宫肌瘤

MRI 是一种侵入性更小、成本更低的方法。不同超声检查模式的组合对鞍状子宫和较大的苗勒管畸形的诊断具有接近 100% 的敏感度和特异度。冠状切面更能说明这一点。

子宫形态异常最常见的是弓形子宫和 T 形子宫。弓形子宫的特征是子宫底增厚（宫腔底部凹陷呈钝角，深度小于 15 mm）和一个宫腔。常规超声检查中弓形子宫常被提示为正常。然而，三维重建可准确地识别这种异常（图 12.24）。

T 形子宫表现为宫腔形状的变化，可伴随子宫腔尺寸的缩小（图 12.25）。这通常是由于宫内暴露于己烯雌酚所致。T 形子宫患者的自然流产、早产或异位妊娠风险较高。

单角子宫是一种罕见的先天性子宫异常，是由于一侧苗勒管发育受阻造成的，发生率为 1:10000。根据残角情况，分为以下几种亚型：

• 无残角（图 12.26）。
• 基本没有宫腔的残角（图 12.27）。
• 残角子宫与健侧宫腔互通或不通。

无功能性残角呈圆形或椭圆形，具有肌层回声。

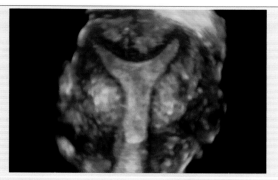

图 12.24 弓形子宫的三维子宫输卵管超声造影

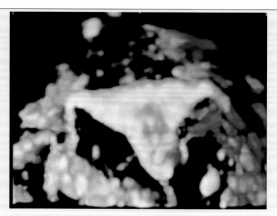

图 12.25 T 形子宫的三维子宫输卵管超声造影

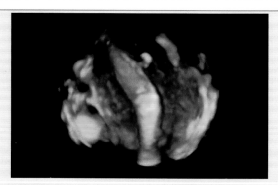

子宫狭小，中线偏向健侧，宫腔不对称，对侧子宫附件和肾脏缺失。

图 12.26 单角子宫三维子宫输卵管超声造影（1）

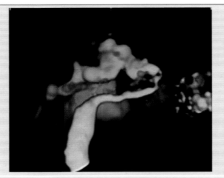

基本角，无子宫腔。主角很窄。

图 12.27　单角子宫三维子宫输卵管超声造影（2）

常表现为子宫外侧壁邻近宫腔的病变。偶尔被误诊为浆膜下肌瘤。

　　纵隔子宫的特征是存在由纵隔分开的两个对称的宫腔（图 12.28）。纵隔的上段是肌层，其下段是一个前后朝向的薄纤维结构，每个宫腔均与输卵管相连。纵隔可有不同的长度，在部分纵隔子宫中，纵隔位于在宫颈内口上方将宫腔分为两部分；在完全纵隔子宫中，纵隔将宫腔完全隔开，直至宫颈内口或以下水平。纵隔子宫可引起痛经、子宫出血、不孕或流产等症状。

　　子宫瘢痕在手术后出现，包括剖宫产。对于计划怀孕的女性来说，评估瘢痕情况是非常重要的。剖宫产瘢痕表现为造影剂的局部充盈 MRI 缺损，这是子宫肌层修复不充分所致。

　　在大多数情况下，子宫瘢痕不伴有临床症状，部分患者可出现经期延长、月经干净后出血、性交困难、慢性盆腔疼痛或继发不孕。此外，后续妊娠植入瘢痕区也是可能的。

　　对子宫瘢痕情况的评估有多种诊断方法，如常规超声和宫腔镜检查。它们有不同的诊断价值、优点和缺点。常规超声和 MRI 旨在评估瘢痕断裂的风险。然而，这些方法并不总是能够评估瘢痕中对于决定子宫下段成形术至关重要的子宫肌层弹性。宫腔镜对于确定瘢痕状况是可行的，但无法测量完整的子宫肌层厚度。宫腔内注射 SonoVue® 可描绘宫腔的轮廓，识别剖宫产瘢痕缺损，并检测可能存在的裂缝（图 12.29 ～图 12.31）。

　　HyCoSy 检查由于上述已存在的局限，可能会出现一些技术难点：

　　• 宫颈管狭窄，可能出现于粘连、宫颈锥切术后或绝经后患者。

　　• 子宫过度前屈或后屈，插入导管可能需要用宫颈钳牵引子宫。

　　HyCoSy 期间患者最常见的主诉是下腹部不适或疼痛。为缓解这些症状，建议以适当的速度持续推注造影剂，以确保宫腔的最佳充盈。宫腔快速充血会引起剧烈疼痛，可能需要抗痉挛或停止操作。患者还可能感到发热、恶心或其他血管迷走神经反

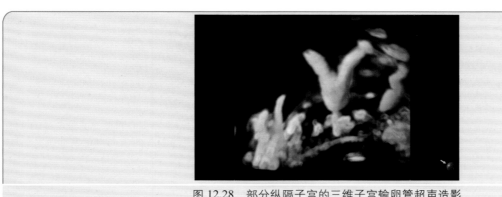

图 12.28　部分纵隔子宫的三维子宫输卵管超声造影

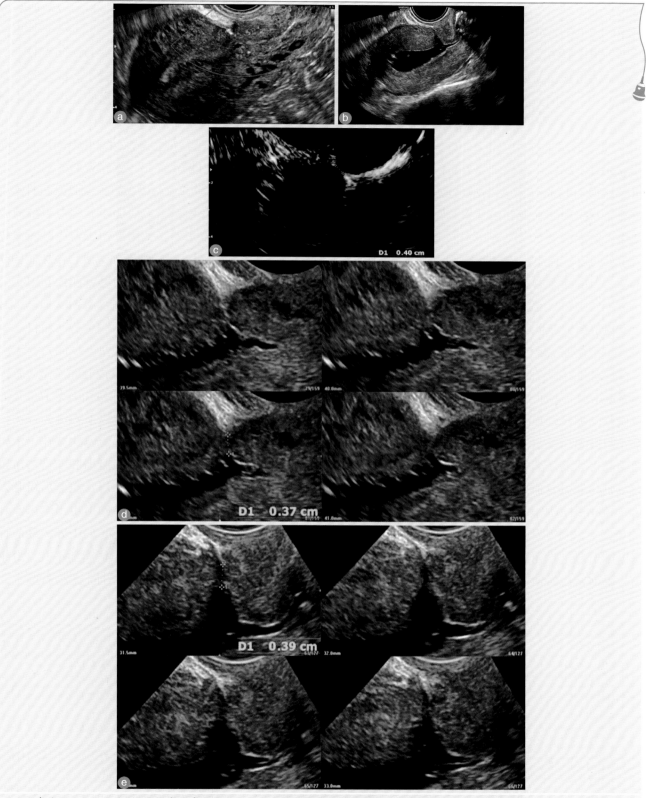

a.CDI声像图；b.二维子宫输卵管超声造影；c.三维子宫输卵管超声造影；d.多平面三维子宫输卵管超声造影矢状面；e.多平面三维子宫输卵管超声造影横切面，宫腔外未显示造影剂回声。

图 12.29　剖宫产子宫瘢痕

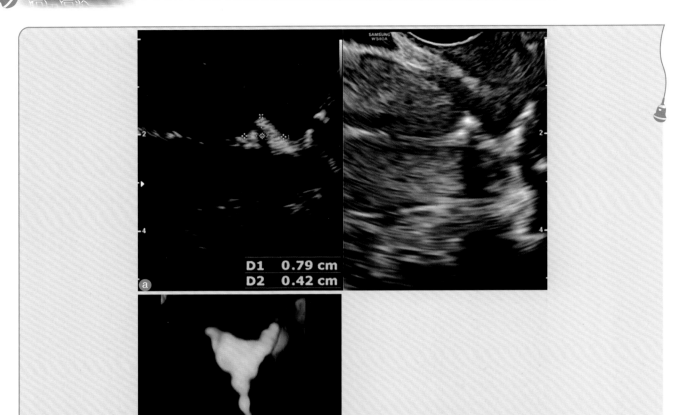

宫腔外未显示造影剂回声。a.二维子宫输卵管超声造影；b.三维子宫输卵管超声造影。

图 12.30　完整的剖宫产子宫瘢痕伴峡部轻微膨出

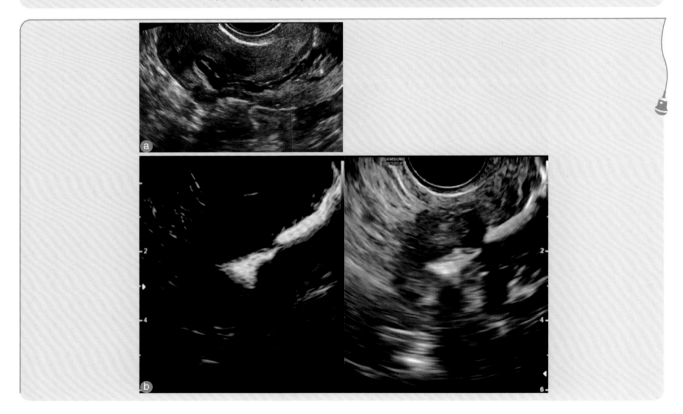

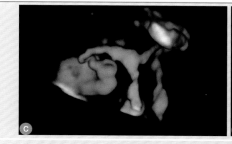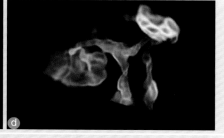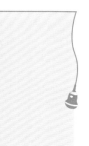

子宫肌瘤及瘘管切除后，宫腔后壁轮廓不规则且薄，管腔粘连。a.二维生理盐水子宫输卵管超声造影；b.二维SonoVue®子宫输卵管超声造影；c.三维子宫输卵管超声造影；d.三维子宫输卵管超声造影表面重建。

图 12.31 子宫肌瘤切除术后子宫后壁瘢痕

应，甚至昏厥。这些症状也可导致 HyCoSy 检查暂停。

由 HyCoSy 引起的罕见并发症是医源性输卵管积水，常发生于输卵管阻塞时。

超声造影剂具有高效、准确、安全性高等特点。患者（包括输卵管造影的患者在内）通常对其耐受性良好。HyCoSy 是一种安全、有效、可行的技术，可用于诊断输卵管 - 腹膜不孕因素、宫腔病变、子宫畸形等，也可作为诊断不孕症的一线方法，以减少宫腔镜手术的次数。

四、盆腔静脉超声造影

目前，静脉疾病的主要诊断方法是超声多普勒成像。超声造影可对盆腔静脉进行精确研究，尽管很少使用，但可显著提高超声的诊断价值。

盆腔静脉曲张累及卵巢静脉和盆腔静脉丛。卵巢静脉瓣功能不全是其主要病因。继发因素常见于梗阻性疾病中，典型表现为左肾静脉受主动脉 - 肠系膜动脉压迫，也称为胡桃夹综合征。缓解左肾静脉高压的手术方法之一是建立性腺静脉和同侧髂外静脉之间的性腺静脉 - 髂静脉旁路。如果压力梯度高于 3 mmHg，则需要建立旁路。此类患者的术后检测是一个重要问题。常规超声无法确定静脉旁路的功能，CT 或静脉造影术有其众所周知的缺点，且经济负担较重。超声造影是一种非常有效且耐受性良好的可适用于门诊患者的诊断方法。盆腔静脉超声造影的适应证如下：

• 检查卵巢静脉。
• 性腺 - 髂静脉旁路的术后随访。
• 检测直径小于 0.4 cm 的静脉旁路。

• 增强 CT 或静脉造影对旁路功能的评估存在可疑。
• 检测盆腔静脉血栓。

在 MI 增强模式下使用宽频凸阵（2.5 ~ 5.5 MHz）和经阴道（4 ~ 11 MHz）探头进行超声造影检查。首先利用常规超声、CDI 和脉冲多普勒检测下腔静脉、髂静脉、左肾静脉、卵巢静脉、盆腔静脉的直径、通畅度和流速等。由于性腺 - 髂静脉旁路的血流流速非常低，其功能难以被评估，尤其是当它的直径很小时。经阴道超声检查识别术后早期的低回声血栓存在困难。

增强超声可以很好地解决上述问题。通过静脉注射造影剂进行卵巢静脉、旁路或盆腔静脉丛超声造影检查。探头放置在左下腹或右下腹的腹壁上观察卵巢静脉或静脉旁路，经阴道检查评估盆腔静脉丛。

超声造影可从定性和定量的角度评估卵巢静脉和静脉旁路的功能。定性特征的可视化评估，如增强的强度和静脉腔内造影剂的分布，可以用高增强、低增强和持续增强等术语描述。

定量分析是在后处理阶段使用软件进行分析，感兴趣区位于静脉或旁路的远端，评估时间 - 强度曲线形状和数值，尤其是达峰时间。

超声造影有助于术后监测性腺 - 髂静脉旁路（图 12.32），尤其在多普勒超声无法提供准确的数据时，使用超声造影是非常有必要的。探头扫查区域为受检血管上方左下腹部。动态循环记录从造影剂推注开始持续 1.5 分钟。正常旁路呈高增强，定量分析可通过始达时间和达峰时间的正常值来确认旁路通畅性。

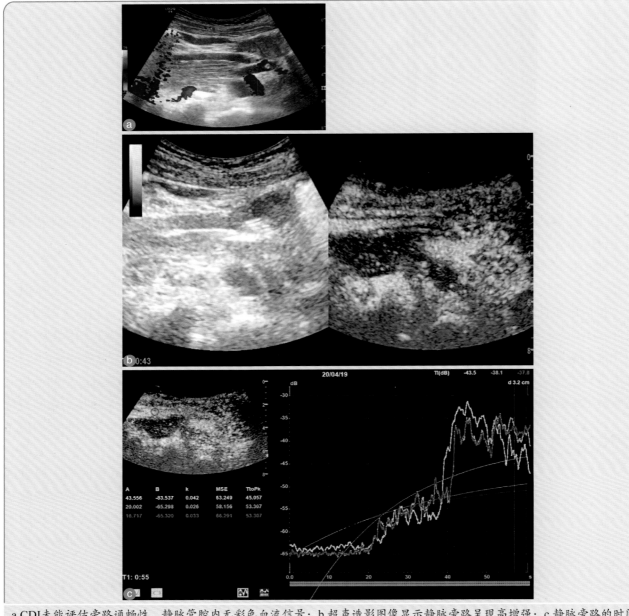

a.CDI未能评估旁路通畅性，静脉管腔内无彩色血流信号；b.超声造影图像显示静脉旁路呈现高增强；c.静脉旁路的时间–强度曲线图。

图 12.32　性腺－髂静脉旁路

盆腔静脉的通畅性是常见的研究对象。手术治疗后，尤其是术后早期下腹部疼痛加重，应排除盆腔静脉血栓形成。如果多普勒超声无法确定，经阴道超声造影检查是可行的，定性参数最具有诊断价值。正常通畅的静脉可见造影剂充填管腔，无充盈缺损（图 12.33）。

超声造影可以很好地评估任何位置静脉管腔内血栓的大小和附着情况，以及血栓后综合征的再通情况（图 12.34）。

超声造影是对盆腔静脉多普勒超声检查的有效补充。与放射诊断方法相比超声造影具有无须特殊培训和住院治疗等优势，且在门诊治疗中非常有价值。

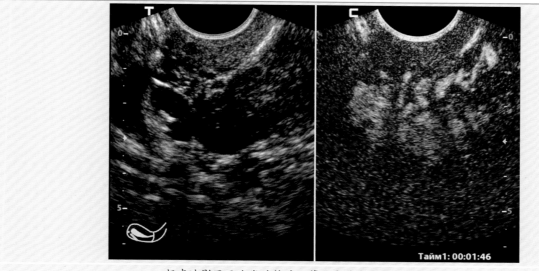

超声造影显示曲张的静脉，管腔内造影剂增强，无血栓。

图 12.33　盆腔静脉曲张

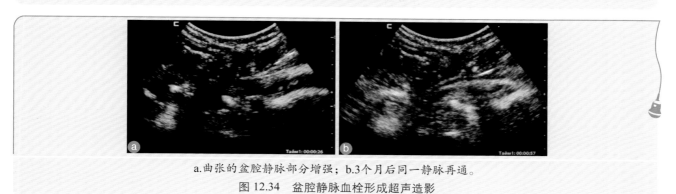

a.曲张的盆腔静脉部分增强；b.3个月后同一静脉再通。

图 12.34　盆腔静脉血栓形成超声造影

● 参考文献 ●

识别二维码查阅

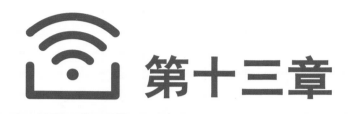

第十三章

甲状腺和甲状旁腺

Ekaterina A. Sencha and Alexander N. Sencha

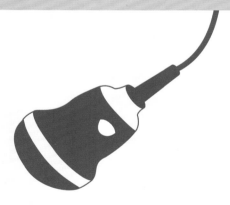

甲状腺由成对的甲状腺上动脉、下动脉供血，它们分别起源于颈外动脉和甲状颈干（为锁骨下动脉的分支），其中 6% ~ 8% 由来自头臂干不成对的甲状腺最下动脉为腺体供血。

Levovist（德国先灵）是最早发表的用于甲状腺局灶性病变超声造影的造影剂，它是由半乳糖和棕榈酸制备形成的能够稳定通过肺部毛细血管的气体微泡悬浮液，但其显像时长被限制在 2 分钟以内。

目前，第二代超声造影剂（如 SonoVue®）可对血管管径小于 40 μm 的组织进行灌注成像，并将观察持续时间延长至 3 ~ 8 分钟。

据文献报道，甲状腺超声造影中 SonoVue® 使用的剂量范围为 1.2 ~ 4.8 mL，但许多专家认为 2.4 mL 已经足够，对此尚未达成共识。

我们认为，SonoVue® 用于甲状腺超声造影的最佳剂量为 2.4 mL，此剂量能确保对组织进行全面的血流灌注评估。动脉期即从造影剂流入动脉开始，持续 30 ~ 45 秒，逐渐增强，紧随其后的是静脉期，为增强的平台期，随后提升水平降低。

欧洲超声医学与生物学联合会针对超声造影在非肝脏应用中的临床实践指南和建议（2017）中将关于甲状腺的内容独立成章，它认为，利用超声造影对甲状腺结节进行定性是一个热门的研究领域，但目前仍不推荐用于临床。然而，大量的超声造影经验和一些荟萃分析表明，超声造影可以提高甲状腺常规超声的诊断准确度，并有助于确定细针活检的区域。

以下是进行甲状腺超声造影的主要适应证：

• 明确甲状腺结节中微循环的灌注，尤其是疑似甲状腺癌的结节。其中，包括首次超声检查的可疑结节，以及随访 6 ~ 12 个月快速生长和回声结构有变化的结节。

• 多房的复杂性囊性病灶尤其是富含血供的实性部分。

• 超声表现与其临床症状及其他诊断方法不一致的患者。

在进行甲状腺超声造影中，除一般禁忌证外，将以下情况视为相对禁忌证：

• 常规超声成像质量较差，如位置过深或过浅，且需要特殊检查条件。

• 病灶过小。

正常甲状腺超声造影在动脉期呈现快速、均匀的高增强，随后增强水平逐渐下降（图 13.1）。

甲状腺超声造影主要是根据造影剂在病灶的灌注情况、分布特点及消退时间与正常甲状腺实质相比进行定性和定量分析，从而鉴别病灶的良、恶性。过去 10 年内发表的关于使用 SonoVue® 进行甲状腺超声造影诊断甲状腺癌的文章呈现出多样

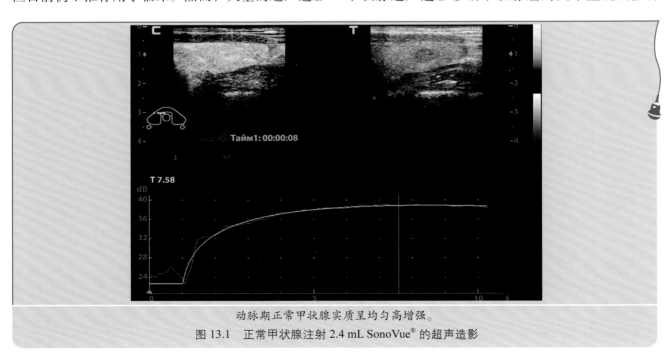

动脉期正常甲状腺实质呈均匀高增强。

图 13.1 正常甲状腺注射 2.4 mL SonoVue® 的超声造影

性。敏感度范围为 68.0% ～ 97.6%，特异度范围为 57.0% ～ 98.7%（表 13.1）。基于 CEUS 的甲状腺结节鉴别诊断研究的荟萃分析表明其诊断准确性高（表 13.2）。

甲状腺超声造影可将常规超声检查的特异性和诊断准确性提高 8%。大多数关于甲状腺超声造影的文章均对甲状腺恶性肿瘤的增强模式和血流动力学进行了定性分析。

表 13.1　超声造影对甲状腺癌的诊断价值

作者	年份	敏感度（%）	特异度（%）	PPV（%）	NPV（%）	准确度（%）	AUC（dB·s）（95%CI）
Nemec等	2010	76.9	84.8	66.7	90.3	82.6	–
Li等	2013	82.9	81.4	67.5	88.9	82.6	–
Giusti等	2013	68.0	67.0	76.0	–	64.0	–
Pan等	2013	86.7	95.8	–	–	91.0	–
Cantisani等	2013	79.0	91.0	83.0	89.0	–	–
Ma等	2014	–	–	–	–	–	0.910
Deng等	2014	82.1	84.9	71.9	91.0	84.0	–
Jiang等	2015	89.8	91.8	93.1	91.0	88.0	0.908（0.847 ～ 0.969）
Schleder等	2015	81.0	92.0	97.0	63.0	–	–
Li等	2015	88.0	80.0	–	–	85.0	–
Sui等	2016	81.8	90.7	93.1	90.7	85.3	0.883（0.810 ± 0.956）
Prieditis等	2016	82.0	57.0	–	70.0	–	–
Chen等	2016	87.5	86.3	90.3	86.8	82.6	–
Zhang等	2017	77.3	93.9	79.5	93.5	90.0	–
Rakitina等	2017	94.1	87.5	97.0	77.8	92.8	–
Zhang等	2017	97.6	98.7	97.6	98.7	98.3	–
Tian等	2018	86.7	91.3	–	–	–	0.862（0.813 ～ 0.924）
Sencha等	2018	68.0	85.0				
Xu等	2019	85.7	83.3	88.4	88.4	–	0.867（0.830 ～ 0.905）

表 13.2　超声造影对荟萃分析数据的诊断价值

作者	年份	研究数量（篇）	甲状腺病变数目（例）	甲状腺恶性肿瘤的数目（例）	总体敏感度（%）（CI）	总体特异度（%）（CI）	PPV（%）（CI）	NPV（%）（CI）	AUC（dB·s）（95%CI）
Yu等	2014	7	597	257	0.853（0.80 ～ 0.89）	0.876（0.84 ～ 0.91）	5.822（3.51 ～ 9.66）	0.195（0.13 ～ 0.30）	0.916
Sun等	2014	25	1154	424	0.880（0.85 ～ 0.91）	0.900（0.88 ～ 0.92）	8.690（5.76 ～ 13.09）	0.150（0.12 ～ 0.19）	0.946
Ma等	2015	13	1127	–	0.900（0.88 ～ 0.93）	0.860（0.83 ～ 0.89）	7.400（3.63 ～ 15.08）	0.160（0.09 ～ 0.28）	0.940
Liu等	2018	33	3808	1840	0.880（0.85 ～ 0.91）	0.880（0.83 ～ 0.91）	7.100（5.2 ～ 9.8）	0.130（0.10 ～ 0.18）	0.940

最早发表的关于甲状腺恶性病灶超声造影的文章指出，恶性结节有显著的新生血管生成，但这些研究忽略了超声造影剂分布的分级和特点。随着经验的积累，相关研究增加了超声造影的定性描述部分，但更多的是一种建议，而不是一种标准化的规范指南。

关于超声造影的定性特征，有以下几种情况。病灶的边缘强化对提示良性病变具有高度特异度，同步、均匀强化的结节同样提示为良性病变。

不均匀增强及低增强是甲状腺癌的特异度特征。这些强化程度的定性参数在各种研究中都有不同，见表 13.3 和表 13.4。

表 13.3　超声造影"不均匀强化"参数在甲状腺癌诊断中的价值

作者	年份	敏感度（%）	特异度（%）	PPV（%）	NPV（%）	准确度（%）
Zhang等	2010	88.2	92.5	91.8	89.1	90.4
Ma等	2014	90.4	91.0	–	–	–
Yuan等	2015	78.4	85.4	82.9	81.4	–
Deng等	2015	73.1	75.3	74.8	–	–
Wu等	2016	50.6	90.7	77.6	74.3	75.1
Prieditisal等	2016	88.0	34.0	56.0	78.0	62.0
Ma等	2017	83.5	82.9	88.0	78.3	83.7
Ballal等	2017	92.5	93.2	95.2	88.2	92.4
Zhang等	2017	40.5	92.3	73.9	74.2	74.2
Zhao等	2018	82.0	74.0	82.0	74.0	78.7

表 13.4　超声造影"低增强"参数在甲状腺癌诊断中的价值

作者	年份	敏感度（%）	特异度（%）	PPV（%）	NPV（%）	准确度（%）
Deng等	2013	82.1	84.9	71.9	91.0	84.0
Ma等	2014	66.0	82.1	–	–	–
Yuan等	2015	78.4	95.1	93.6	83.0	–
Zhao等	2015	97.6	85.7	93.0	94.7	93.5
Deng等	2015	73.1	80.2	–	–	78.8
Wu等	2016	41.6	95.7	86.1	72.0	74.7
Prieditis等	2016	82.0	56.0	64.0	77.0	69.0
Ma等	2017	78.5	55.4	71.3	64.6	68.9
Ballal等	2017	82.4	96.9	97.8	76.8	89.3
Zhang等	2017	40.5	92.3	73.9	74.2	74.2
Zhao等	2018	56.7	73.3	75.5	53.9	63.5

病灶形态不规则、边界不清是恶性病变的其他定性特征。

在最近的研究中，现代统计分析方法如 ROC 分析和构建多模态诊断模型已被用于更有效地评估诊断参数和预后。

笔者研究表明，恶性和良性甲状腺结节在增强的一致性和廓清方面有明显的差异。自身免疫性甲状腺疾病中的假结节表现为均匀强化，造影剂的灌注与周围的甲状腺实质相当。它将自身免疫性甲状腺疾病与所有其他组区分开来，并使用定性数据进行鉴别诊断（图 13.2）。

甲状腺恶性肿瘤组表现出造影剂"快速消退"的特点，有别于良性病变组。然而，在良性和恶性甲状腺结节组中，构建 ROC 曲线的二元 Logistic 回归显示单独的定性增强参数诊断价值较低（图 13.3 ~ 图 13.6）。

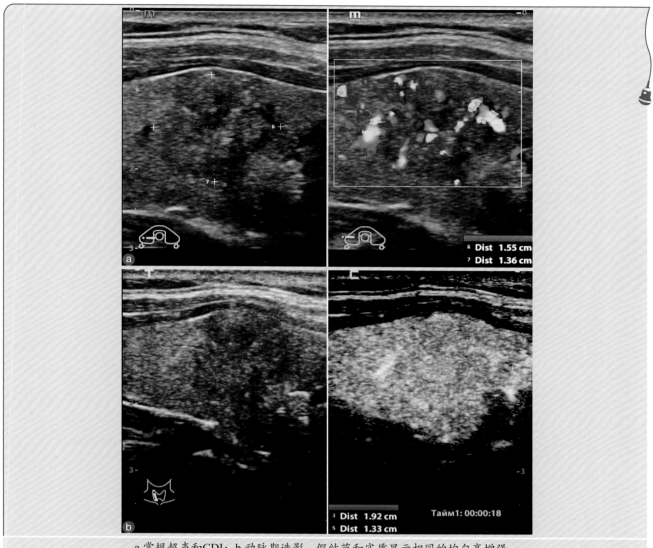

a.常规超声和CDI；b.动脉期造影。假结节和实质显示相同的均匀高增强。

图 13.2　自身免疫性甲状腺疾病伴假结节

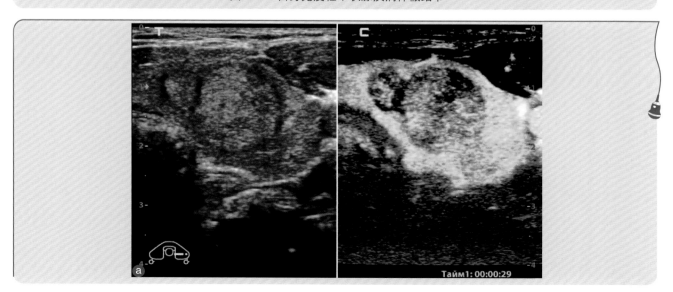

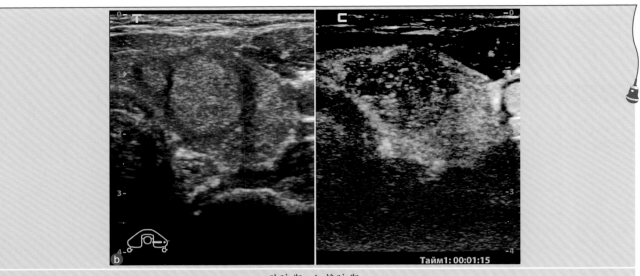

a.动脉期；b.静脉期。

图 13.3　病灶不规则增强的甲状腺癌超声造影

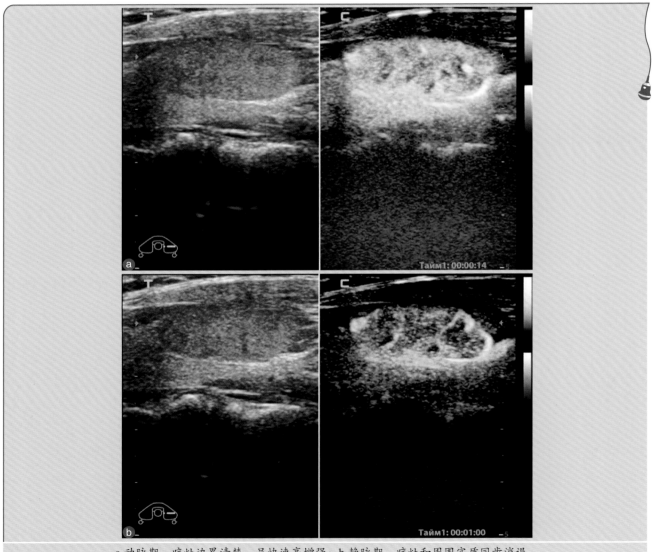

a.动脉期，病灶边界清楚，呈快速高增强；b.静脉期，病灶和周围实质同步消退。

图 13.4　滤泡性甲状腺腺瘤的超声造影

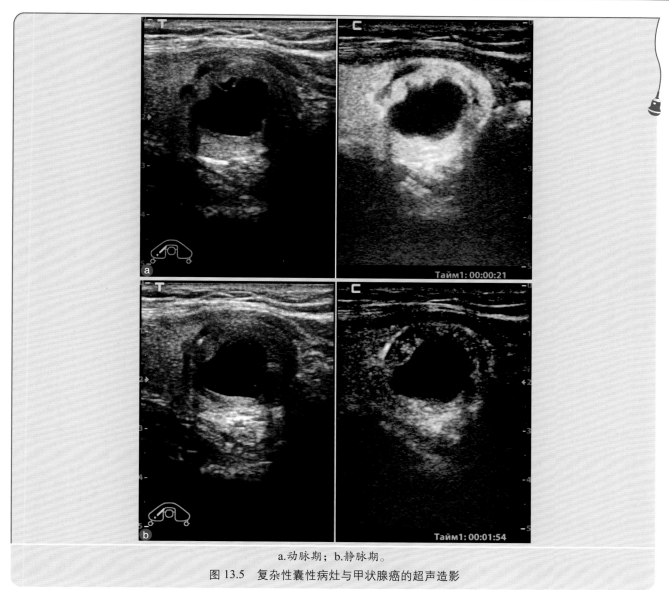

a.动脉期；b.静脉期。

图 13.5 复杂性囊性病灶与甲状腺癌的超声造影

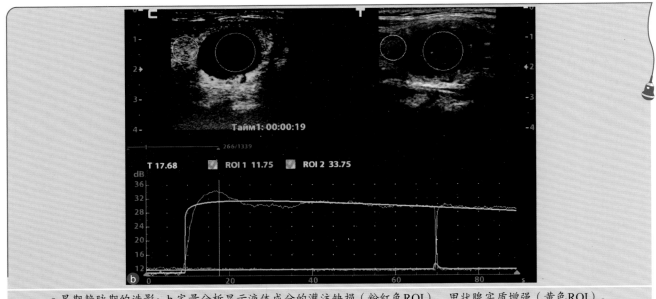

a.早期静脉期的造影；b.定量分析显示液体成分的灌注缺损（粉红色ROI），甲状腺实质增强（黄色ROI）。

图 13.6 单纯性甲状腺囊肿伴分隔

血流灌注情况定量分析软件使用原始数据构建时间–强度曲线，从而对增强数据进行更准确、更客观的评估，同时增加观察者自身和不同观察者间的一致性。

相关研究指出，动态造影和 TIC 分析能够更好地了解各种甲状腺病变中新生血管形成的病理生理过程，并扩大了在甲状腺疾病鉴别诊断中的应用前景。TIC 分析在肿瘤学中是客观评估肿瘤疗效的有效方法。

目前，用于评估甲状腺病变小血管空间位置的超声造影三维可视化技术还不是很普遍，有个别研究对其进行了分析，并指出了其在鉴别诊断中的应用前景。

尽管在过去的 5 年里 TIC 分析在甲状腺疾病研究中十分流行，但已公开发表的数据仍然存在很大差异。

Spiezia 等首次尝试使用第一代超声造影剂 Levovist 根据 TIC 特征区分甲状腺癌和滤泡状腺瘤，揭示了恶性甲状腺病变较胶质结节和腺瘤强化早（8.1秒 ±1.4秒 vs.19.6秒 ±2.2秒，16.1秒 ±2.8秒）。然而，良性和恶性病变之间的初始、峰值和终末强化程度没有显著的差异。

Argalia 等随后在仅对超声造影剂动力学进行目测评估而不确定定量参数的研究中发现，大多数的甲状腺结节表现出高增强。所有结节均显示相似的快速增强。然而，大多数良性病变具有均匀的单相 TIC，而甲状腺癌则多表现为不均匀的多相 TIC。

Bartolotta 等最先提供了血流灌注的定量参数，计算正常甲状腺实质和甲状腺结节在特定时间间隔内 Levovist 的灌注量。根据所研究病灶峰值强度的重复结果，笔者认为该方法不适用于甲状腺肿块的鉴别诊断。

在对第二代超声造影剂 SonoVue® 的研究中也获得了近似于相互矛盾的数据。有研究指出，良性和恶性甲状腺肿块的达峰时间和廓清时间无显著差异，提示甲状腺病变无特殊强化特征。

该研究对甲状腺超声造影进行了详细的定量分析。除良性病变和恶性病变的峰值强度（分别为 21.1 dB ± 4.0 dB 和 22.8 dB ± 4.1 dB）和达峰时间（分别为 22.0秒 ±6.9秒和27.3秒 ±11.1秒）外，还计算了 TIC 不同时间段的绝对数值与基础数值的比值，而最后一个参数具有较好的诊断价值。根据参数"峰值强度后 20 秒内强度比 > 2.35"诊断为甲状腺癌的敏感度为 76.9%，准确度为 82.6%。

相关超声造影定量研究显示，峰值强度指数曲线下面积为 0.830，达峰时间强度指数为 0.860。在恶性病变中，峰值强度指数 < 0.99 的敏感度为 37.7%，特异度为 75.5%，达峰时间强度指数 > 0.98

的敏感度为 56.6%，特异度为 75.5%。

有研究考虑了最大峰值强度和达峰时间强度。乳头状癌的最大峰值强度为（84±9）个单位，达峰时间为 17 秒 ±1 秒，良性肿瘤为 121 秒 ±17 秒和 14 秒 ±1 秒。但仅在最大峰值强度参数方面差异有统计学意义（$P < 0.05$）。在另一项研究中，作者报道了恶性病变和良性病变之间峰值强度的差异有统计学意义（分别为 41.40%±14.10% 和 85.58%±10.76%）。曲线下面积为 0.908±0.031（95% CI 0.847 ~ 0.969）。

有研究表明，甲状腺癌（$n=20$）在超声造影的延迟期造影剂可以完全廓清，10% 的腺瘤中也存在类似的造影特征，但不常见。另一个增强特征是达峰时间在癌中央与周围组织之间有显著差异（$P < 0.05$），在交界区与周围组织之间也有显著差异（$P=0.01$）。超声造影的 TIC 分析可以动态评估甲状腺微血管变化，有助于良、恶性结节的鉴别。

有研究认为，恶性病变和良性病变的灌注程度不同。恶性肿瘤的灌注特点是峰值强度较低，上升时间和达峰时间较晚，灌注最大斜率系数较小，上升和下降曲线下的面积较小，相对平均通过时间较早。

有研究显示，恶性病变的最大峰值强度低于良性病变（分别为 42 dB ±4.8 dB *vs.* 54 dB ±5.4 dB），而达峰时间无明显差异（分别为 19.21 秒 ±1.3 秒 *vs.* 17.77 秒 ±6.6 秒）。

还有研究提示，甲状腺良、恶性病变的定量参数"峰值强度"和定性特征"增强模式"存在明显差异。不均匀强化的敏感度、特异度、PPV、NPV和准确度分别为 97.6%、85.7%、93.0%、94.7% 和 93.5%。达峰时低强化值的敏感度为 85.4%，特异度为 52.4%，PPV 为 77.8%，NPV 为 64.7%，准确度为 74.2%。

在本研究中，笔者获得了结节和正常实质的峰值强度、结节的 DT/2、DT/2 指数、结节的增强值下降速度、沉降速度（descending velocity，DV）指数、DV 差值在良、恶性病变之间的准确差异（$P < 0.05$）。诊断甲状腺癌最有价值的是 DT/2 指数、DV 指数和 DV 差值。DT/2 指数 > 1.028 诊断甲状腺癌的敏感度为 86.1%，特异度为 85.2%，PPV 为 87.7%，NPV 为 83.4%，AUC 为 0.872。DV 指数 ≤ 0.895 诊断甲状腺癌的敏感度为 66.7%，特异度为 95.1%，PPV 为 94.3%，NPV 为 70.0%，AUC 为 0.840。DV 差值 ≤ −0.020 dB/s 诊断甲状腺癌的敏感度为 66.7%，特异度为 95.1%，PPV 为 94.3%，NPV 为 70.0%，AUC 为 0.842（图 13.7、图 13.8）。

超声造影是鉴别甲状腺良、恶性结节的一种有前景且无创的方法，可作为细针吸取活性组织检查的补充。造影增强的定量分析有助于提高超声检查的特异度和准确度。与常规超声检查（敏感度 50%，特异度 77%，PPV59%，NPV69%，准确度 66%）相比，甲状腺超声造影对含钙化的结节诊断敏感度为 90%，特异度为 92%，PPV 为 88%，NPV 为 93%，准确度为 91%。

超声造影是一种用于诊断甲状旁腺病变的新方法，可以显示甲状旁腺的血流灌注情况。

超声造影可以用于甲状旁腺病变和其他颈部器官疾病的鉴别诊断。对于甲状旁腺占位病变或甲状旁腺增生，CDI 和 PDI 均表现为富血供病变，需要与甲状腺病变和其他颈部肿块相鉴别。对于常规超声及 CDI 不能给病灶定性的患者，可以建议进行超声造影检查，有助于显示甲状旁腺病变的典型征象，如"血管极""混合型"。

甲状旁腺病变表现出不同的增强模式，通常需要与正常甲状腺实质相比较。甲状旁腺腺瘤常表现为高增强，而正常甲状旁腺则表现为低增强（图 13.9）。

而与其他肿块相比，甲状旁腺病变的血流灌注增加更为显著。确定甲状旁腺增生或腺瘤的血管类型并不影响结论和后续处理（图 13.10、图 13.11）。

超声造影诊断甲状旁腺腺瘤的准确度为 99%，而常规超声检查为 70%；其鉴别异常甲状旁腺的敏感度为 89.3% ~ 98.4%。超声造影还有助于鉴别甲状腺结节、甲状腺术后和颈部肿瘤的异常甲状旁腺。甲状旁腺腺瘤造影剂完全廓清的时间为 30 ~ 60 秒，而甲状腺结节则为 120 ~ 180 秒。

甲状旁腺囊肿需要与甲状腺囊性病变、颈外侧囊肿、颈部转移淋巴结等相鉴别。所有的甲状旁腺囊肿在超声造影检查中均表现为灌注缺损，这在所

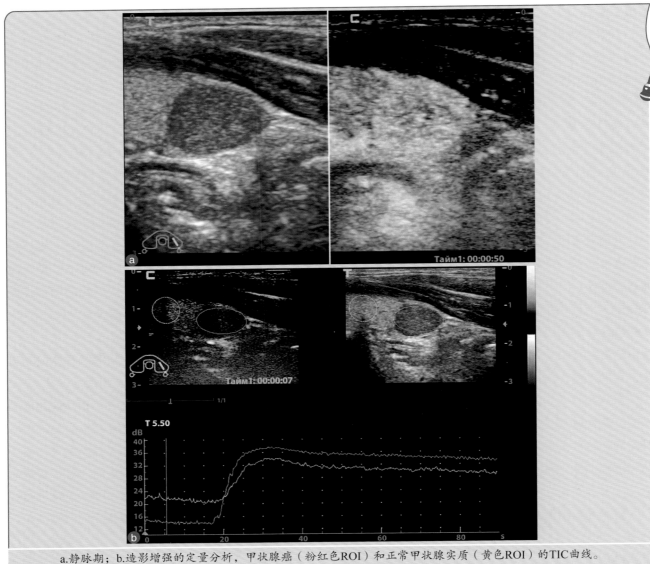

a.静脉期；b.造影增强的定量分析，甲状腺癌（粉红色ROI）和正常甲状腺实质（黄色ROI）的TIC曲线。

图 13.7　滤泡性甲状腺癌

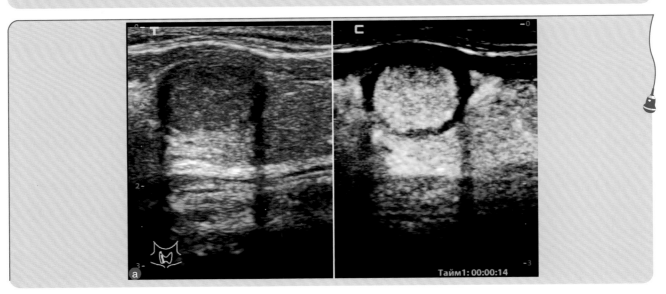

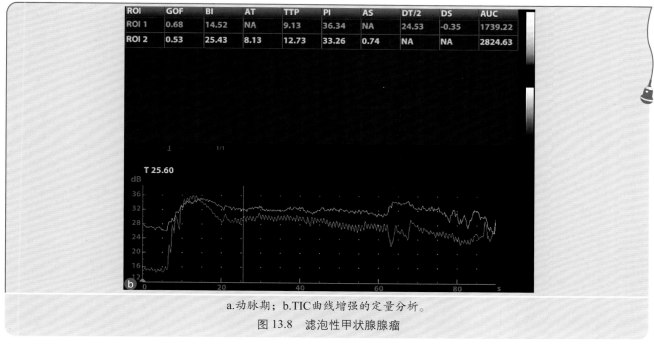

ROI	GOF	BI	AT	TTP	PI	AS	DT/2	DS	AUC
ROI 1	0.68	14.52	NA	9.13	36.34	NA	24.53	-0.35	1739.22
ROI 2	0.53	25.43	8.13	12.73	33.26	0.74	NA	NA	2824.63

a.动脉期；b.TIC曲线增强的定量分析。

图 13.8　滤泡性甲状腺腺瘤

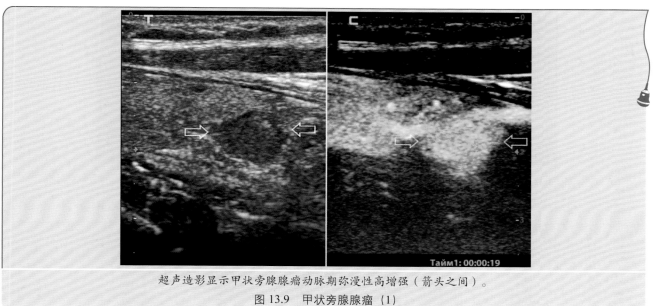

超声造影显示甲状旁腺腺瘤动脉期弥漫性高增强（箭头之间）。

图 13.9　甲状旁腺腺瘤（1）

有含液性病变中都很常见。而甲状旁腺囊肿的壁很薄，无增强（图 13.12）。

定量评估病变内的血流灌注有望提供更准确和可重复性的数据。

甲状腺和甲状旁腺的超声造影是一种有前景的无创性诊断方法。目前，仍需进一步的研究来明确它在不同疾病诊断流程中的地位。

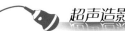
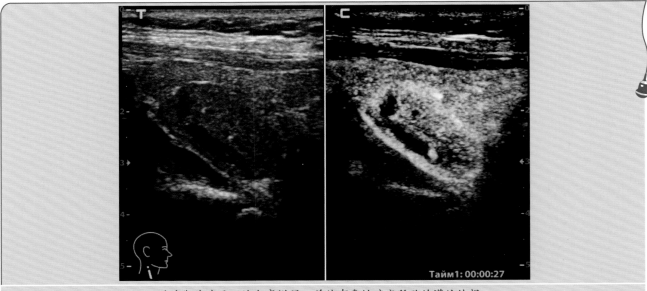

动脉期腺瘤呈不均匀高增强，并伴有囊性病变所致的灌注缺损。

图 13.10　甲状旁腺腺瘤（2）

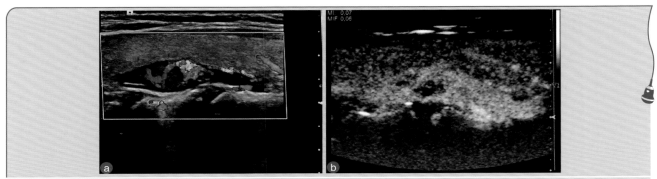

a.CDI表现为甲状腺后方甲状旁腺腺瘤的典型表现，伴有分支血管；b.动脉期呈高增强，并伴有微小的灌注缺损。

图 13.11　甲状旁腺腺瘤（3）

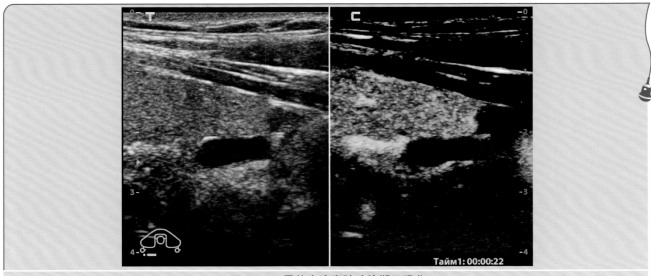

图 13.12　甲状旁腺囊肿动脉期无强化

参考文献

识别二维码查阅

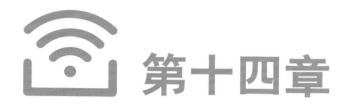

第十四章

乳腺

Alexander N. Sencha, Ekaterina A. Sencha
and Liubov A. Timofeyeva

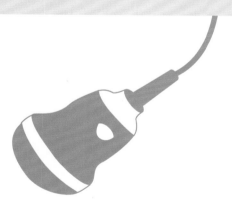

乳腺的血供来自胸廓内动脉、胸外侧动脉及肋间动脉的多条分支。乳腺深静脉与同名动脉伴行，而浅静脉形成一个皮下静脉网后主要汇入腋静脉。

根据乳腺灌注特点将超声造影剂用于乳腺病变鉴别诊断是基于科学研究及临床实践而提出的。据大量文献报道，超声造影在识别乳腺肿瘤新生血管方面具有很高的准确度。虽然乳腺肿物比肝脏肿物评估起来似乎要更加复杂，但超声造影确实能够提供额外的诊断信息。不过，有大量关于乳腺肿瘤超声造影的研究得出了模棱两可的结果。

乳腺超声造影适用于以下情况：

• 中等回声或低回声的实性乳腺病灶，伴有恶性征象〔乳腺成像报告和数据系统（breast imaging reporting and data system，BI-RADS）4 类〕，尚未接受活检。

• 中等回声或低回声的实性乳腺病灶，伴有恶性征象（BI-RADS 4 类），细针活检和细胞学检查显示无异型性。

• 含有实性成分的复杂囊肿（BI-RADS 3 ~ 4 类）。

• 使用不同诊断方法显示具有可疑或有争议特征的病变（BI-RADS 3 ~ 4 类）。

• 超声特征（如大小、回声、均匀性、血管分布或弹性值）迅速发生变化的乳腺病灶（BI-RADS 3 ~ 4 类）。

• 有乳房填充手术史的乳腺病灶。

• 复发的乳腺病灶。

• 副乳腺组织。

• 存在转移性腋窝淋巴结而没有恶性可疑性的乳腺病灶。

乳腺病变超声造影使用的操作与其他器官相同。患者需取仰卧位，造影剂的静脉给药（尤其是 SonoVue®）需按操作手册进行。检查时需实时观察对比增强，并记录下连续的视频存档用于后续数据分析。

乳腺超声造影通常使用 2.4 ~ 5.0 mL 的 SonoVue® 以快速推注方式静脉给药。使用 4.8 mL 的造影剂加上 5 mL 生理盐水冲管可达到最佳效果。

正常乳腺腺体组织无高增强，无快进增强，表现为均匀性增强且在动脉期没有灌注缺损或局部高增强，消退较慢且很均匀（图 14.1）。

乳腺病灶的诊断是通过识别器官和病变中微血管生成，以及肿瘤内部新生血管来实现的，这是恶性病灶的特征。超声造影剂能够显著改善肿瘤内血管成像的效果，使可识别的血管数量从 36% 增加到 95%。超声造影比 CDI 诊断的准确度更高就是因为其对血管结构有更加准确的评估。

有研究表明，在把血管成分作为诊断恶性病灶的标准时，敏感度可以从 36% 提升至 95%，但由于部分良性病灶也表现为富血供，诊断特异度从 86% 降低为 79%。乳腺癌与纤维腺瘤的微血管分布之间

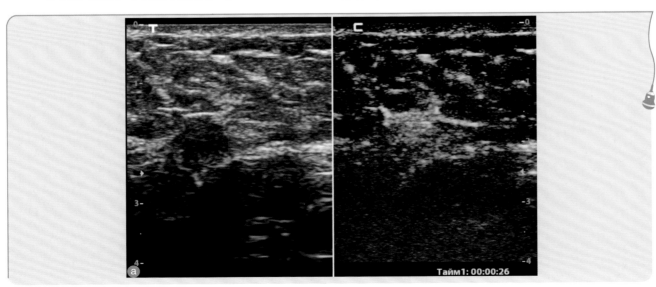

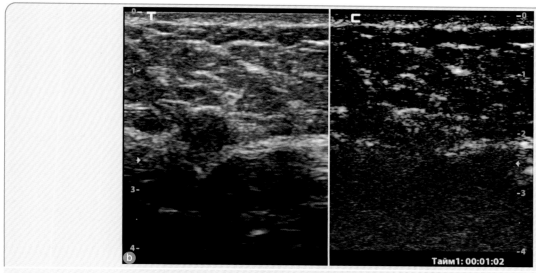

超声造影显示少量、规则的增强。a.动脉期；b.静脉期。

图 14.1　正常乳腺

存在一些差异。肿瘤分化程度越高，其血管分布也越规则。这些结果表明，在恶性程度较低的肿瘤与部分良性肿瘤之间可能并没有血管分布的区别。

有研究表明，超声造影能够降低穿刺活检的次数。该研究者提出超声造影可以作为 MRI 之外的另一种选择，尤其是在术后 18 个月内瘢痕和肉芽组织尚含有较丰富的毛细血管时。不足的是，多数超声造影结果与组织病理学确定的微血管丰富程度并不相关。鉴于乳腺是位置比较表浅的器官，穿刺活检被认为是一种较安全的诊断"金标准"。

增强 MRI 使用的对比剂可从肿瘤微血管外溢至血管外组织内，但是 SonoVue® 微泡可以一直存在于血管腔内。因此，在超声造影检查中显示的灌注区域及增强曲线与肿瘤的血管外组织不相关，而与肿瘤内新生血管的分布非常一致。

超声造影可以在所有血管增强时相进行长时间动态的观察。不同于实质性器官的造影，乳腺超声造影并不受限于肿瘤与实质间快速增强的比例不均问题。而且乳腺超声造影还可以长时间清晰地显示结节的声像。

超声造影弥补了其他检查方式对血管信息呈现不足的缺陷，这对诊断实性结节和囊性结节均有意义。因其评估新生血管的高度准确性，超声造影能够在患者接受治疗后用来检测残留病灶或复发的肿瘤。

因为常规超声较难发现体积较小的结节，超声造影在这类结节诊断中的作用存在局限性，且由于视野范围的限制，对乳腺进行整体的同步扫查也不能实现。因此，关于乳腺超声造影的研究数量仍较少，该技术还不能替代传统超声及穿刺活检。

单纯性乳腺囊肿是一种良性病变，而且在超声下一般不存在诊断难度。在注射造影剂之后，囊肿表现为无增强（图 14.2）。

在诊断乳腺囊肿时一般无须使用超声造影，但在少数声像表现类似实性结节的复杂囊肿诊断中超声造影可能有帮助，因为造影可以确定这些结节是无血管的。

如果复杂囊肿有含血管成分的分隔、有乳头生成或含有实性成分，则必须与乳腺肿瘤相鉴别。超声造影可显示囊性结节周边不均匀增强的成分，并引导靶向活检（图 14.3）。

乳腺纤维腺瘤及很多其他良性乳腺肿瘤在 CDI 模式下显示为乏血管。血管主要分布于结节的周边且有少许规则的分支。在一些结节中可以发现一支通向结节中央的滋养或引流血管。

乳腺纤维腺瘤典型的超声造影表现为周边增强，经组织病理学证实的纤维腺瘤有 80% 均可在造影时观察到周边增强与延迟消退（图 14.4）。

乳腺纤维腺瘤一般增强达峰时间更长（≥ 30 秒）且消退较慢（70 ~ 150 秒）。这些定量参数的值在

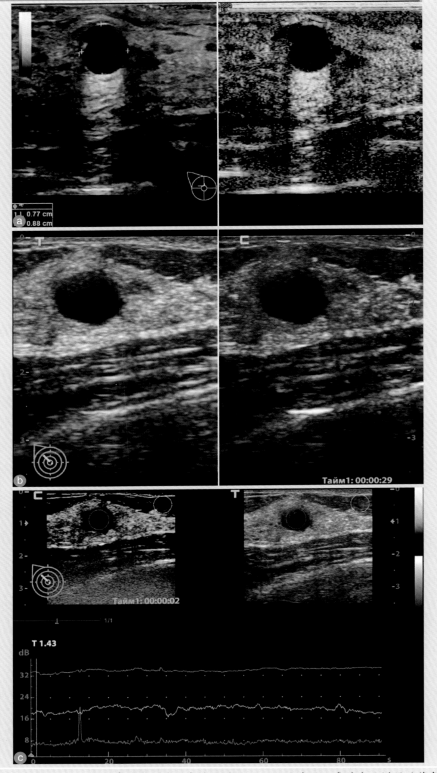

a.动脉期囊肿内无增强；b.另一例超声造影下典型囊肿无增强；c.TIC曲线显示囊肿内无增强（蓝色ROI区域）。

图 14.2　单纯性乳腺囊肿超声造影

乳腺纤维腺瘤中均比在恶性肿瘤中的更大。在部分患者中，纤维腺瘤表现出不均匀的高增强（图 14.5）。这些纤维腺瘤在 CDI 模式下也显示出穿支血流并伴有通向肿瘤中央的粗大分支。

在男性乳腺发育的结节中，60% 的结节表现为无增强，其余的结节表现为周边增强，这符合其良

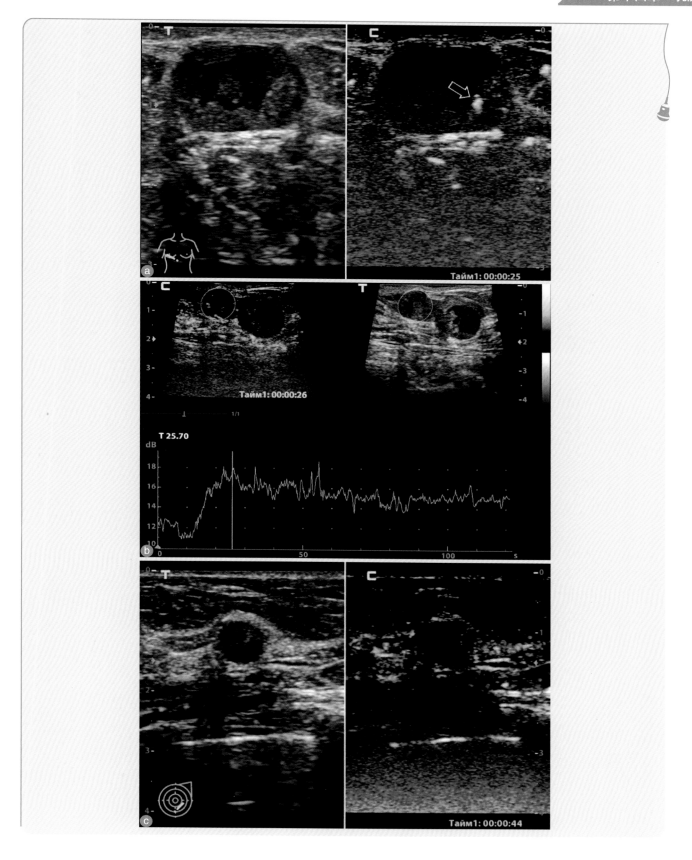

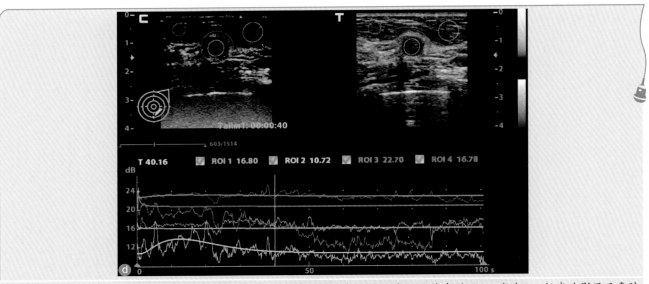

a.患者A，超声造影显示囊壁实性部分有增强；b.TIC曲线定量分析证实该囊性结节有增强；c.患者B，超声造影显示囊肿内轻微增强；d.定量分析显示与周边乳腺成分相比囊肿内部有增强（黄色ROI区域）。

图14.3 复杂性乳腺囊肿超声造影

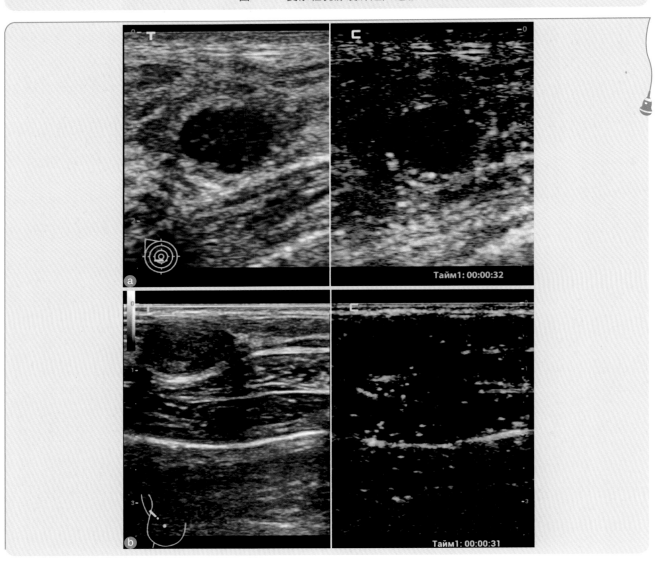

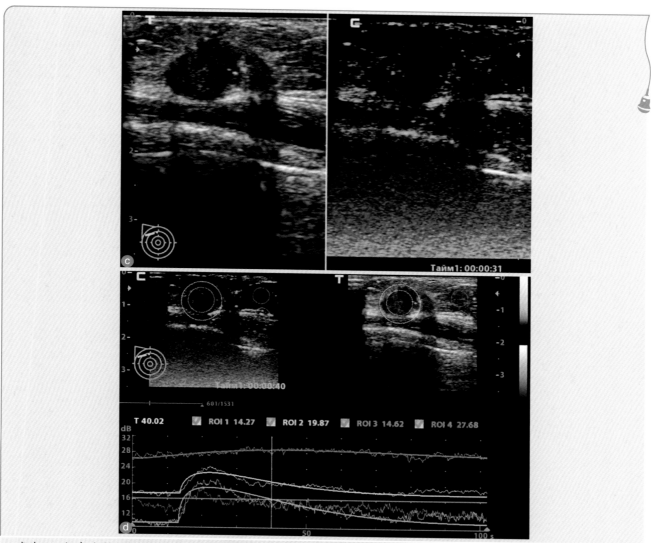

a.患者A，超声造影显示动脉期呈周围型增强；b.患者B，动脉期结节内轻度增强；c.患者C，动脉期结节内轻度增强；d.患者C，结节TIC曲线定量分析显示结节较周边乳腺组织呈轻度增强且缓慢消退（粉色和黄色ROI区域）。

图14.4　乳腺纤维腺瘤超声造影

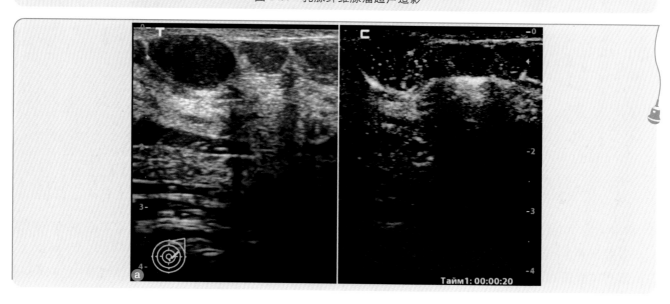

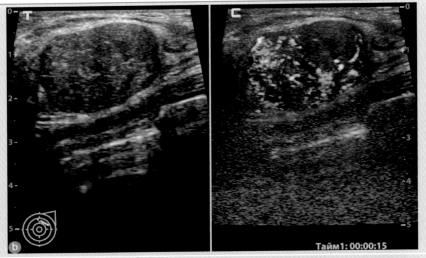

a.患者A，超声造影显示动脉期呈中度周围型及中央型增强；b.患者B，动脉期结节内显著不均匀增强。

图 14.5　乳腺纤维腺瘤

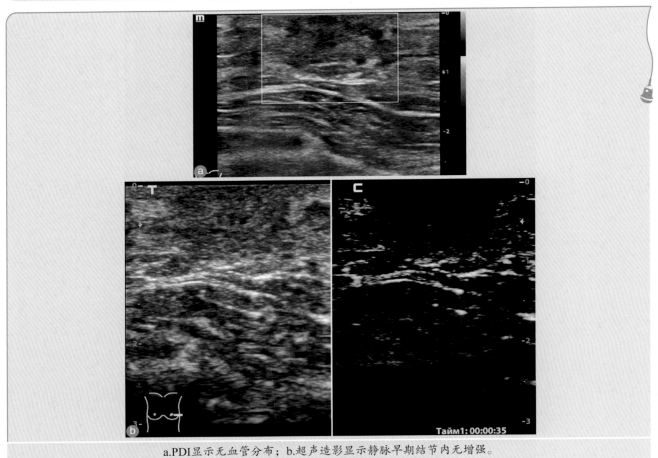

a.PDI显示无血管分布；b.超声造影显示静脉早期结节内无增强。

图 14.6　男性乳腺发育

性结节的特点（图 14.6）。

乳腺恶性病变被认为是富血供的，但是由于 CDI 和 PDI 模式对低速血流敏感度较低，它们对恶性病变内的血管识别能力很有限。

在超声造影下，男性和女性乳腺恶性结节均在动脉期表现为不均匀的高增强（图 14.7、图 14.8），这种增强模式可出现在 2/3 的恶性结节中。不规则的高增强意味着血管不规则的分支、杂乱无章的微

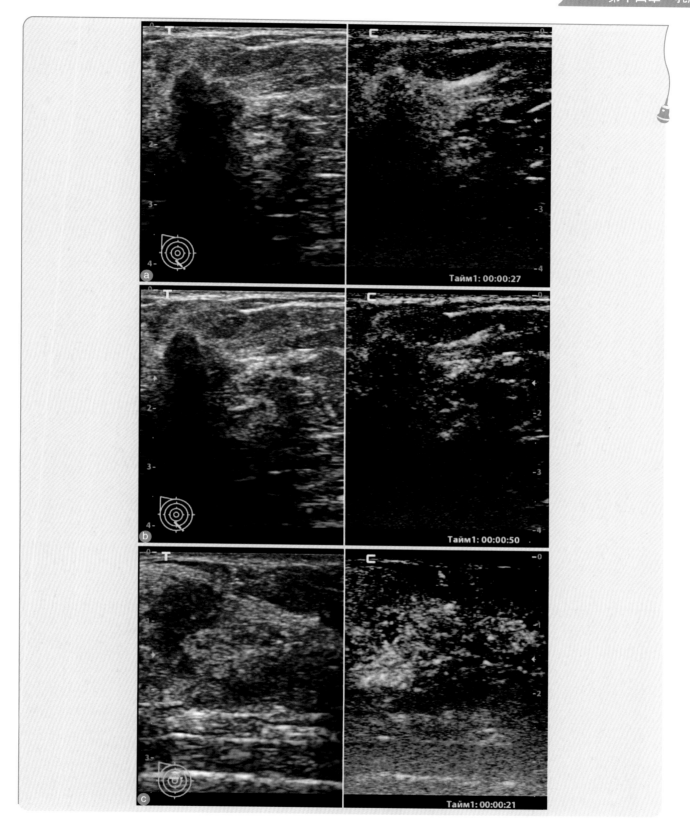

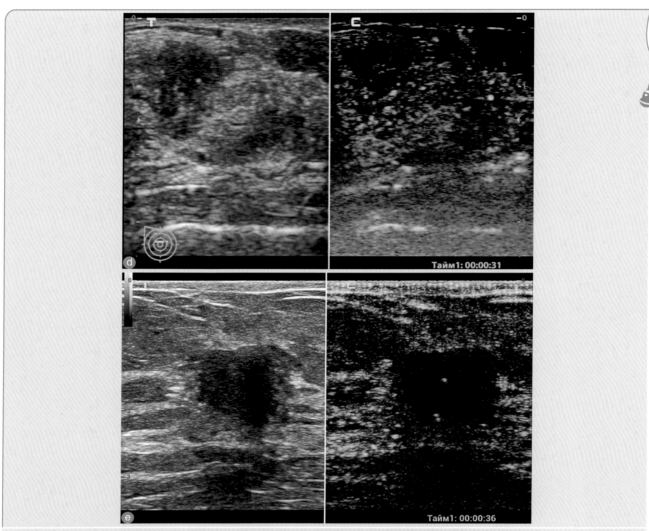

a.患者A，动脉期显著不均匀增强；b.患者A，静脉期快速消退；c.患者B，动脉期显著不均匀增强；d.患者B，动脉期结束即出现超快速消退；e.患者C，超声造影所有时相均为轻微中央型增强。

图 14.7　1 例女性乳腺癌超声造影

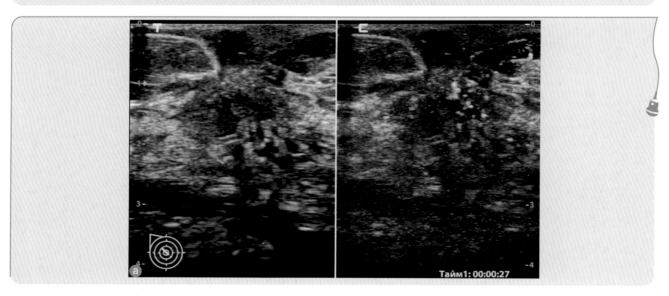

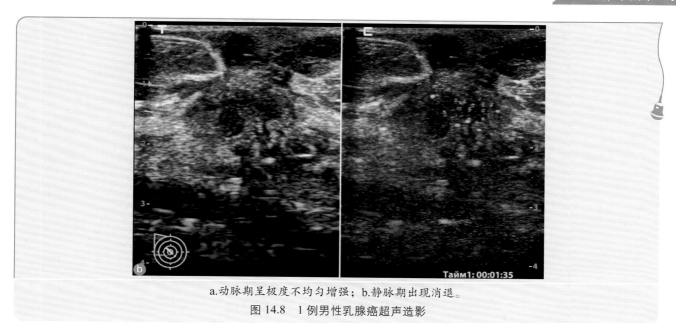

a.动脉期呈极度不均匀增强；b.静脉期出现消退。

图 14.8　1 例男性乳腺癌超声造影

小动静脉及动静脉分流，这些结构导致了肿瘤内部造影剂快速的消退。

约 15% 的乳腺癌在肿瘤周边局部区域出现了造影剂的轻微聚集现象，这可能与肿瘤中央易出现纤维化和变形而导致低灌注区域相关。在任何情况下出现灌注增强区域均可能与恶性相关，对该区域进行超声引导下的靶向活检是非常有效的。

多数乳腺恶性肿瘤可表现出快速生长的肿瘤所具有的血管特点，如不规则的血管分布与血管内径，伴随着血管扭曲及扩张、动静脉分流、不规则的血管分支或不连续的血管壁（图 14.9、图 14.10）。这些血管结构的变形与肿瘤低分化的程度紧密相关。

异常的血管分布、结构及口径导致肿瘤在超声造影下表现为不均匀的马赛克样增强模式，这种增强模式常常代表着恶性风险。不同的是，纤维腺瘤通常表现为乏血供或主要为周围型血管分布，且血管分支形态规则。不过，约 10% 的乳腺良性肿物（包括炎症包块、幼稚型纤维腺瘤和叶状肿瘤）可能表现出不同程度的马赛克样血管类型。与之相反，根据病理学家的说法，由于肿瘤中央区域会出现纤维化和坏死，侵袭性乳腺癌也可能出现周围性增强表现。此外，部分导管内癌也会因纤维化和血管纤细而导致血流灌注少。

定量超声造影 TIC 曲线显示，RT（rise time，上

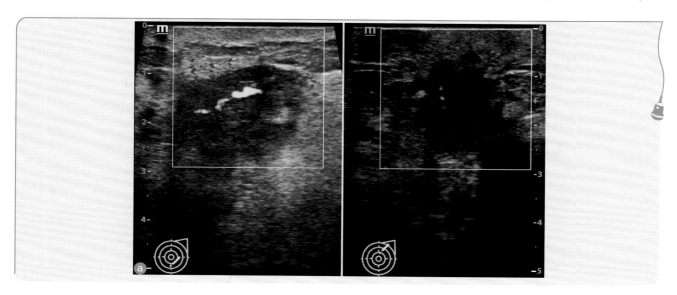

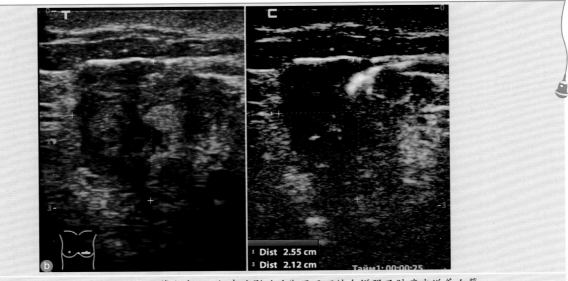

a.PDI显示肿瘤内部不规则的血管分布；b.超声造影动脉期显示不均匀增强及肿瘤内滋养血管。

图 14.9　乳腺癌（1）

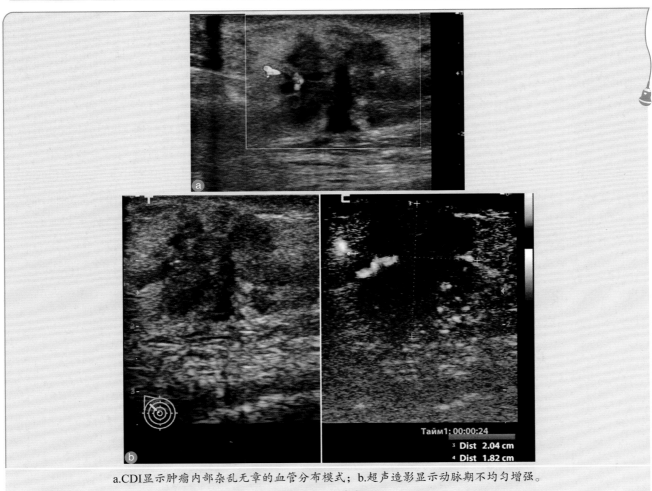

a.CDI显示肿瘤内部杂乱无章的血管分布模式；b.超声造影显示动脉期不均匀增强。

图 14.10　乳腺癌（2）

升时间）、TTP（time to peak，达峰时间）和MTT（mean transit time，平均通过时间）数值在良性结节中均高于恶性结节（分别为RT 16.52秒±4.15秒 vs.13.86秒±3.36秒；TTP 19.86秒±4.87秒 vs.16.52秒±4.85秒；DT/2 80.55秒±18.65秒 vs.65.16秒±20.28秒）（图14.11）。

有研究分析了超声造影定量参数各指标与乳腺癌主要免疫组织化学指标之间的关系。TTP主要与肿瘤级别、孕激素受体状态及腋窝淋巴结状态有关，消退率则与肿瘤雌孕激素受体状态显著相关。

在临床工作中，超声与病理下测量肿瘤大小常常出现不一致的情况。错误地低估肿瘤的大小可能会导致错误的肿瘤分级和不恰当的临床决策。

一项荟萃分析比较了超声造影与传统超声对乳腺良、恶性病灶的鉴别效能，超声造影具有较高的诊断准确度，其中敏感度为0.93（95% CI 0.91～0.95），特异度为0.86（95% CI 0.84～0.88）。此外，不论是单独使用还是与传统超声联用，超声造影的AUC曲线数据表现都优于传统超声。

与常规超声相比，超声造影测量肿瘤的真实尺寸更加准确，这可能是因为血管侵袭和瘤周组织增强导致的。将这一诊断标准用于乳腺肿物的鉴别诊

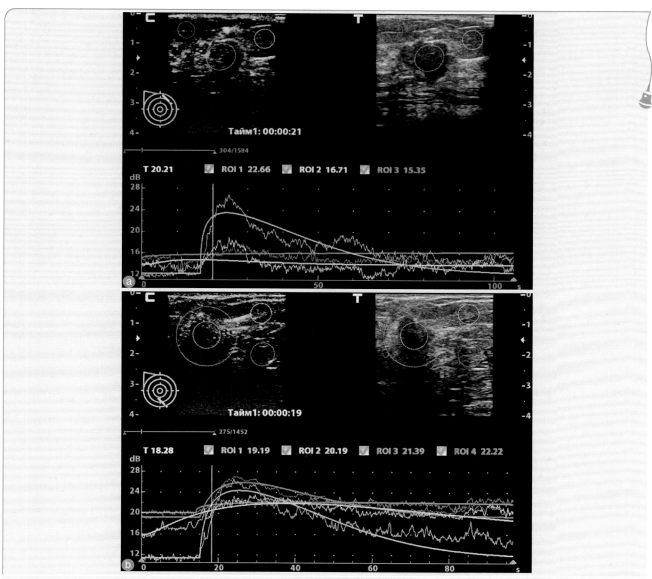

a.TIC曲线显示与周围组织（黄色及蓝色ROI区域）相比，肿瘤（粉色ROI区域）内部出现增强；b.TIC曲线显示与周围组织（黄色及蓝色ROI区域）相比，肿瘤（粉色ROI区域）及瘤周组织（红色ROI区域）出现增强。

图14.11 乳腺癌（3）

断可能有助于完善乳腺 BI-RADS 分类。

有研究尝试建立一种具有较高诊断准确性的 5 分法评分系统来简化乳腺疾病超声造影的诊断流程，具体评分标准如下：

（1）结节内呈无增强，且与周边组织界限分明。

（2）结节与周边组织呈等增强或同步增强，没有表现出明显的边界轮廓。

（3）结节与周边组织相比呈快进增强，均匀或不均匀增强，边界清晰（有时表现出环状增强）。增强后结节范围较常规超声无明显变化。结节形态规则，呈圆形或椭圆形。

（4）结节与周边组织相比呈快进增强，常呈不均匀增强。增强后结节范围较常规超声测量值增大，但边界清晰。结节内有 / 无灌注缺损，且不存在蟹足样增强。结节形态通常不规则。

（5）结节呈不均匀增强，与常规超声相比范围增大，呈快进增强，有 / 无灌注缺损，具有典型的蟹足样增强且边界不清。结节形态通常不规则。

有研究表明，乳腺超声造影与 MRI 检查结果一致性较高，这两种检查手段联合使用后表现出较高的敏感度（91% 和 100%）、特异度（73% 和 64%）和准确度（86% 和 91%），这表明超声造影定量参数对乳腺肿瘤的诊断是准确的。在以上研究中超声造影定量和定性参数均来自由肿瘤内部获取的血管特征，但是考虑到恶性肿瘤对周围组织的影响，对瘤周组织的检查结果进行分析也是合理的。

恶性肿瘤的特点是呈浸润性生长，且因侵犯周围组织而导致边界模糊。相反，良性肿瘤通常不会浸润周围组织，与周围组织分界清晰。

有研究比较了不同模式下测量肿瘤大小的准确度。研究指出，超声测量的肿瘤大小与病理测量结果存在显著差异（最大可达 8 mm），这在小叶癌中尤其明显。在一项纳入 6543 名乳腺癌患者的研究中，超声测量的平均肿瘤大小为 18.3 mm，而病理测量则为 20.8 mm。这可能是因为超声测量仅限于肿瘤本身，而没有将浸润性生长和瘤周组织包括在内。瘤周组织包含了很重要的诊断信息，包括新生血管这一用于鉴别肿瘤良、恶性的重要指征。此外，该研究还指出，使用瘤周组织与瘤体自身特征联合诊

断乳腺癌的效果更好。

BI-RADS 4 类乳腺结节的恶性风险范围是 3% ~ 94%，这导致了很多不必要的穿刺活检。如果能识别出较准确的声像特点来进行鉴别诊断，就可以避免这类不必要的活检。

多模态超声使 BI-RADS 4 类结节的诊断准确性大幅提升。有研究表明，常规超声对 BI-RADS 4 类结节诊断的敏感度和特异度分别是 88.6% 和 75.7%。如果联合使用超声造影，则敏感度可达 94.6%。若与剪切波弹性成像联用，则敏感度与特异度分别为 88.6% 和 90.5%。最佳的诊断敏感度和特异度是在将灰阶、弹性和超声造影联用时得到的，分别为 97.7% 和 93.2%。

与压迫性弹性成像相比，超声造影对乳腺癌诊断的敏感度和特异度较高（分别为 67.6% vs.61.8%，90.6% vs.87.5%）。在小于 1 cm 的乳腺肿瘤中，常规超声、弹性超声与超声造影的诊断特异度分别为 17.4%、56.2% 和 86.0%，敏感度分别为 100、92.2% 和 93.2%。

根据美国癌症协会的数据，每年用于乳腺癌诊断的支出估算约为 79.1 亿美元。这表示需要一种更高特异性的方法以通过较少的诊断程序来实现准确的诊断。在美国，每年在乳腺钼靶诊断上的支出为 30.5 亿美元（平均每次检查支出 349 美元），每年在乳腺超声上的支出为 9.2 亿美元（平均每次检查支出 132 美元），每年在乳腺活检上的支出为 30.7 亿美元（平均每次检查支出 1938 美元）。除基本诊断方法之外，49.4% 的患者接受了另一种诊断方法，20.1% 的患者使用了 3 种诊断方法，10.0% 的患者接受了 4 种诊断方法。10.3% 的患者接受了活检来确认其乳腺病变。根据国家癌症研究所的数据，71% 的活检结果（年均花费 21.8 亿美元）显示之前的检查结果为假阳性。如果可以使用一种特异度更高、更准确的方法来进行诊断，就可以避免这种假阳性过高的情况。除上述经济因素之外，还可以避免接受穿刺活检后在等待活检结果过程中出现的负面心理作用。

使用两种不同三模态联合超声（灰阶、剪切波弹性成像、超声造影或 CDI）进行诊断的多参数定

量超声显示出对乳腺癌的最佳诊断效果，将活检结果中的假阳性数量显著降低至 46.9%。

在非肿块型乳腺癌患者中，所有超声模式的敏感度都很高（90% ~ 97.5%），但是特异度却各不相同。常规超声特异度为 29%，CDI 特异度为 41.9%，应变力弹性成像特异度为 58.1%，超声造影特异度为 58.1%，而多模态超声将特异度提升至 77.4%。以上诊断模式的准确度分别是 69.0%、70.4%、80.2%、76.1% 和 87.3%。

另一项类似的研究发表于 2020 年，该研究也显示了超声造影在鉴别乳腺非肿块型病灶中的作用。乳腺良、恶性结节的微钙化，增强时间，增强强度，结节范围和周围血管等特征均有明显差异。与传统常规超声相比，超声造影将诊断敏感度由 82% 提升至 87%，将特异度由 74% 提升至 92%，将准确度由 76% 提升至 90%。

总体来说，超声造影对鉴别诊断乳腺结节作用显著，主要体现在对血流和灌注情况的无创性评估上。对于一些乏血供的乳腺结节，如腺病、纤维化、瘢痕及某些纤维腺瘤亚型，超声造影可能存在诊断劣势。与增强强度有关的因素包括：注射造影剂的方式（团注、输注等）、患者的年龄（60 岁以上的患者肿瘤灌注水平较低）、肿瘤大小、组织学类型及肿瘤的结构（例如，浸润性肿瘤因内部存在动静脉分流而表现为快退模式）。活检和组织病理学检查仍然是乳腺癌患者确诊的"金标准"。

● **参考文献** ●

识别二维码查阅

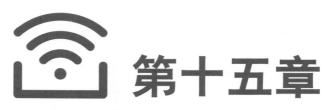

第十五章

涎腺

Alexander N. Sencha and Ella I. Peniaeva

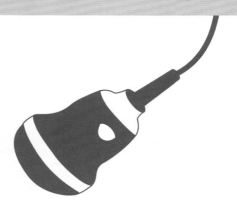

人类主要有 3 个成对的涎腺（腮腺、颌下腺和舌下腺）。每个腺体都有各自的血液供应。腮腺由颞浅动脉的分支供应，静脉回流入下颌后静脉。颌下腺由面动脉供血，静脉回流到同名静脉。舌下腺通过舌动脉和面动脉的分支供血，静脉回流入舌静脉。

为了扩大超声应用的范围及提高其诊断效能，越来越多的高分辨率超声检查开始使用腔内和（或）静脉内造影剂进行造影检查。此外，超声造影量化可以获得更有效、更准确和可重复的数据。

通常，正常的涎腺或炎性的、退行性变的涎腺，没有必要使用超声造影。而其在涎腺肿瘤的鉴别诊断中是有效的。涎腺局灶性病变表现为不同的增强模式，具有诊断价值。

涎腺超声造影使用单次静脉注射 2.4 ～ 4.8 mL SonoVue®。正常涎腺实质的造影剂表现为均匀高增强、左右对称，有轻度消退（图 15.1）。

涎腺超声造影的时间 - 强度曲线可用于非侵入性监测慢性涎腺炎合并涎石症的治疗和识别肿瘤新生血管。

涎腺囊肿具有特殊的超声表现，如常规超声呈均匀的囊性无回声，多普勒超声提示无血流信号。单纯性涎腺囊肿和其他部位的囊肿超声造影均显示灌注缺损，在动静脉期均呈无增强（图 15.2）。

超声造影常用于评估涎腺肿瘤的微血管形成。腮腺肿瘤占所有涎腺肿瘤的 70% ～ 90%，8% ～ 10% 发生在颌下腺和舌下腺，4.9% ～ 22% 发生在小腺体。

涎腺良性肿瘤最常表现为多形性腺瘤。常规超声及多普勒超声检查显示肿瘤边界清楚，病灶周边可见环形血流信号，肿瘤内部未见明显血供。多形性腺瘤的超声造影通常表现为低增强（图 15.3）。尽管一些其他类型的肿瘤，如 Warthin 瘤（囊腺淋巴瘤）可能会出现高增强。

造影定量分析显示多形性腺瘤血管减少，灌注指数低，而腺淋巴瘤血管丰富。本研究分析了各种涎腺肿瘤的 TIC 曲线，发现良性病变的平均灌注时间和 AUC 值（14.6 秒 ±1.24 秒和 400.63 dB·s ± 53.85 dB·s）低于恶性肿瘤。然而，囊腺淋巴瘤的 AUC 值（515.4 dB·s ± 71.26 dB·s vs. 285.82 dB·s ± 36.44 dB·s）和峰值强度（22.74 dB ± 2.69 dB vs. 14.32 dB ± 2.66 dB）明显高于多形性腺瘤。

诊断和鉴别诊断恶性肿瘤是超声造影的重要价值。恶性肿瘤见于 3.6% ～ 30% 的涎腺病变，主要累及腮腺。超声造影剂有助于增强的血管和新生血管的识别。大多数涎腺恶性肿瘤的特点是血管分支混乱，血管走行和管径不规则，动静脉瘘，血管壁厚薄不均，有时还会有多条供血血管（图 15.4）。

不同组织学类型的涎腺肿瘤具有不同的定性和定量增强特征。超声造影可作为评价腮腺良、恶性肿瘤独立的定量方法。涎腺恶性肿瘤边界模糊，是典型的富血供病变，量化评估显示为高灌注。TIC 显示其 MTT 值为 17.94 秒 ±1.62 秒，明显高于良性病变组，其 AUC 值也较高 (584.9 dB·s ± 143.0 dB·s)。

超声造影可对涎腺肿瘤的微血管进行显微成

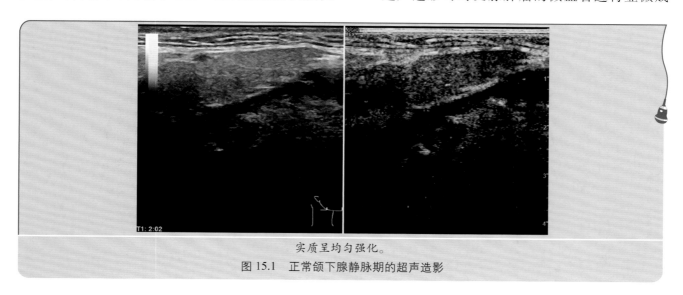

实质呈均匀强化。

图 15.1　正常颌下腺静脉期的超声造影

像，明显优于常规超声。　　　　　　　　　　进一步研究和积累实践经验。

涎腺超声造影具有重要的应用前景，但仍需要

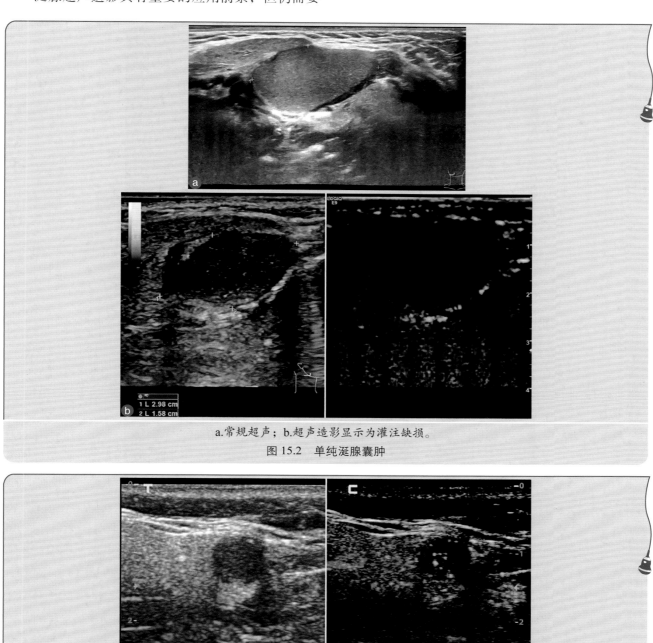

a.常规超声；b.超声造影显示为灌注缺损。

图 15.2　单纯涎腺囊肿

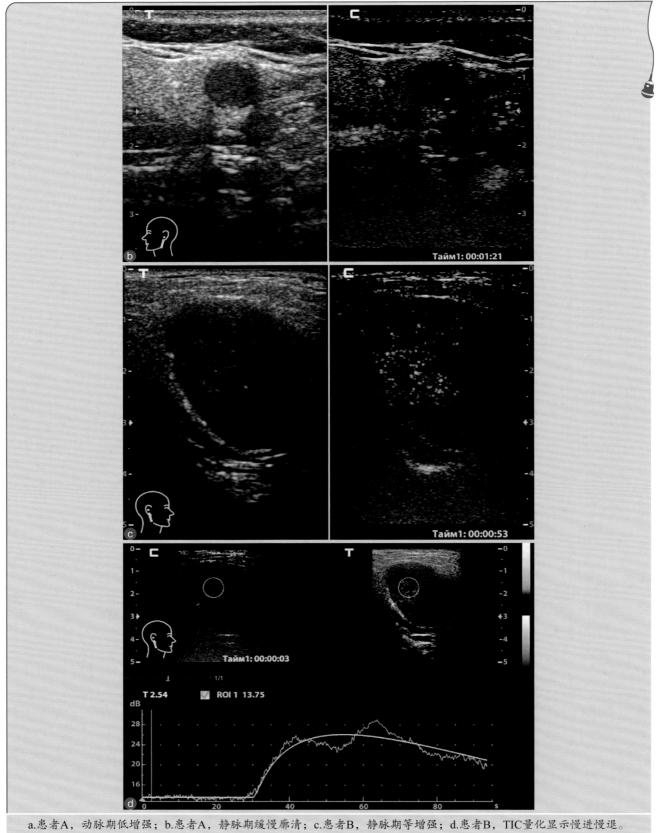

a.患者A，动脉期低增强；b.患者A，静脉期缓慢廓清；c.患者B，静脉期等增强；d.患者B，TIC量化显示慢进慢退。

图 15.3　腮腺多形性腺瘤的超声造影

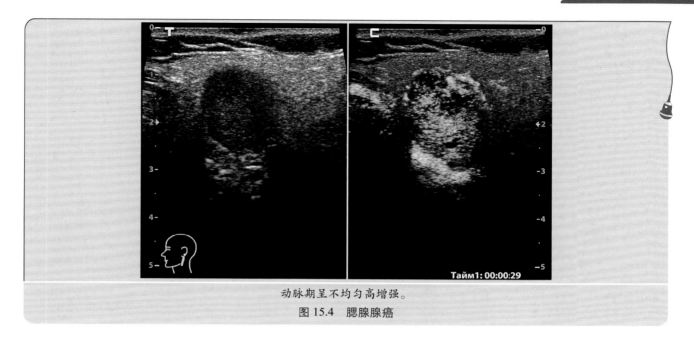

动脉期呈不均匀高增强。

图 15.4　腮腺腺癌

参考文献

识别二维码查阅

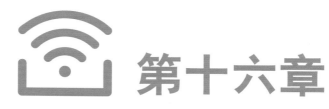

第十六章

阴囊和睾丸

Alexander N. Sencha, Yury N. Patrunov and Ella I. Peniaeva

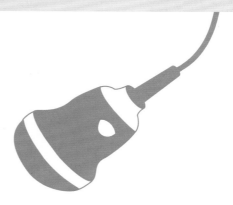

传统超声对于阴囊病变的检出方面具有高度的敏感度，但对其进行鉴别的能力是有限的。因此，人们尝试通过注射微泡来提高其诊断效能。超声造影剂的使用使超声的敏感度从 76% 提高到 96%，特异度则从 45% 提高到 100%。超声造影的诊断价值也优于各种类型的弹性成像。不同超声方法对于睾丸病变的诊断价值见表 16.1。

根据 EFSUMB 指南和超声造影非肝应用临床实践（2017）的建议，推荐在以下情况进行睾丸超声造影检查：

（1）区分局灶性睾丸病变内部有无血供，有助于排除恶性肿瘤。

（2）区分睾丸创伤导致的局部坏死区域。

（3）识别节段性梗死。

（4）鉴别严重附睾 – 睾丸炎导致的脓肿形成和梗死。

睾丸超声造影在技术上与大多数浅表器官的研究相似，但 SonoVue® 的剂量要求需提高至 2.4 ~ 4.8 mL。正常睾丸的增强通常出现于超声造影剂注射 20 秒后。其中，动脉首先增强，几秒钟内实质完全增强。阴囊壁的增强程度要低于睾丸内容物。3 分钟内增强消退且睾丸实质内无超声造影剂残留（图 16.1）。动脉期增强显示规则的囊状动脉和向心动脉。除此以外的任何其他模式都被认为是异常的，因此需特别注意。

传统超声对于阴囊肿物的敏感度接近 100%，但对于良、恶性病变的鉴别仍然是一个问题。既往认为无血管肿块多为良性，其中肿瘤的血管化程度与其恶性风险是相关的。但一项荟萃分析显示，许多在 CDI 和 PDI 下表现为无血供的低回声肿物，其病理结果是恶性的。超声造影可以显示病变内部的血流灌注，对于低速血流尤为敏感。超声造影可以

表 16.1　超声方法对睾丸病变的诊断价值

形态	敏感度（%）	特异度（%）	准确度（%）	PPV（%）	NPV（%）
常规超声	100	43	88	87	100
CDI	81	86	82	96	55
超声造影	93	85	91	96	73
实时弹性成像，弹性评分	98	25	85	85	75
实时弹性成像，弹性评分的差异	98	50	89	90	83
实时弹性成像，应变率	98	50	89	90	83

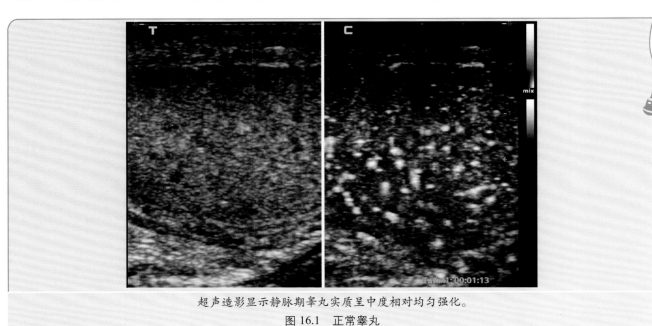

超声造影显示静脉期睾丸实质呈中度相对均匀强化。

图 16.1　正常睾丸

对病变内部血管进行准确的识别，从而可以将表皮样囊肿和单纯囊肿与其他睾丸肿瘤进行鉴别。

在典型的常规超声中，单纯性睾丸囊肿的诊断并不困难。但囊肿表现为囊壁不规则增厚或囊内透声不佳时，与罕见囊性肿瘤的鉴别是很有必要的。在超声造影下，单纯性囊肿在所有血管相中均不增强，表现为边界清晰的灌注缺失区域。而在囊性肿瘤中，肿瘤的囊壁和内部的实性成分则可见增强。

尽管表皮样囊肿具有典型的超声征象，如"洋葱皮"征和明显的中央或周围钙化伴声影，但它们与恶性肿瘤鉴别的主要特征是内部无血流。表皮样囊肿在超声造影下多表现为无增强。在大多数情况下，囊肿的边缘环状高增强与邻近睾丸实质受压导致的血管密度增加有关，小的表皮样囊肿在超声造影下可能不出现边缘的环状高增强。

睾丸和阴囊内还有许多其他类型的良性病变，如睾丸肾上腺残基瘤、睾丸网管状扩张、结节病、附睾乳头状囊腺瘤、平滑肌瘤、脂肪瘤、睾丸旁纤维状假瘤等，这些病变均较为罕见，且缺乏与超声造影相关的研究。

睾丸网管状扩张是由输出管阻塞引起的，超声造影显示为睾丸正常的血管模式，而睾丸网管状扩张所表现出的特征性的囊性或管状结构内部则未见增强。

睾丸肾上腺残基瘤是由促肾上腺皮质激素增加引起的。在胎儿发育过程中，肾上腺细胞的迁移可能受损，一些细胞群残留于睾丸实质中。这些细胞群在一定的情况下增殖，这一过程并不会导致相关症状。病变通常表现为双侧和多发。超声造影的典型表现为动脉期的高增强和静脉期的等增强，且通过病变的血管不发生分支。

睾丸外阴囊病变多被认为是良性的。与睾丸肿物一样，超声造影可以显示睾丸外的阴囊肿物内的血管分布，但尚无与其特征性增强模式相关的报道。

在男性所有的恶性肿瘤中，睾丸恶性肿瘤的发生率高达1%。其中90%～95%是生殖细胞来源肿瘤。在超声造影中，睾丸恶性肿瘤多表现为完全或部分增强，其中穿支血管是原发性睾丸肿瘤的典型特征。在浸润性病变中，如淋巴瘤、浆细胞瘤和粒细胞性肉瘤等，可观察到无分支的线样血管。

精原细胞瘤是最常见的生殖细胞肿瘤，其在CDI和PDI下常表现为富血供肿瘤。超声造影的优势是可以精确地显示肿瘤的血流灌注，这对较小的病灶也同样有效。精原细胞瘤表现为快速的高增强伴随睾丸实质的特征性线性血管模式的消失。病变内造影剂的消退是非常迅速的，但异常的"交叉"血管仍持续存在。

非精原细胞性生殖细胞肿瘤的典型代表是混合性生殖细胞肿瘤，其由两种或两种以上的生殖细胞成分的不同组合构成。由于混合性生殖细胞肿瘤的主要成分不同，肿瘤可能表现为不同的声像图特点。CDI可能不能识别出类似于良性病变的混合性生殖细胞肿瘤内部血流的增加。在超声造影下，肿块内微气泡的混乱运动可以提示病灶的异常血管及恶性可能。

胚胎性癌在超声造影下可能有动脉早期高增强伴快速消退及显著低增强等不同的图像模式（图16.2）。另外，睾丸绒毛膜癌内部的出血还可以表现为无增强。

卵黄囊瘤与其他生殖细胞肿瘤相比，在对比增

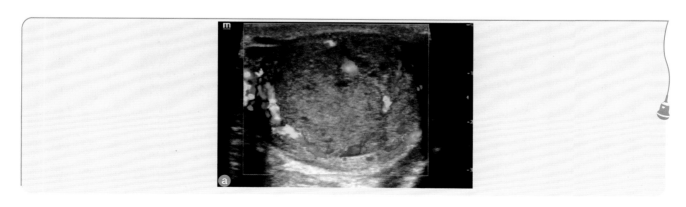

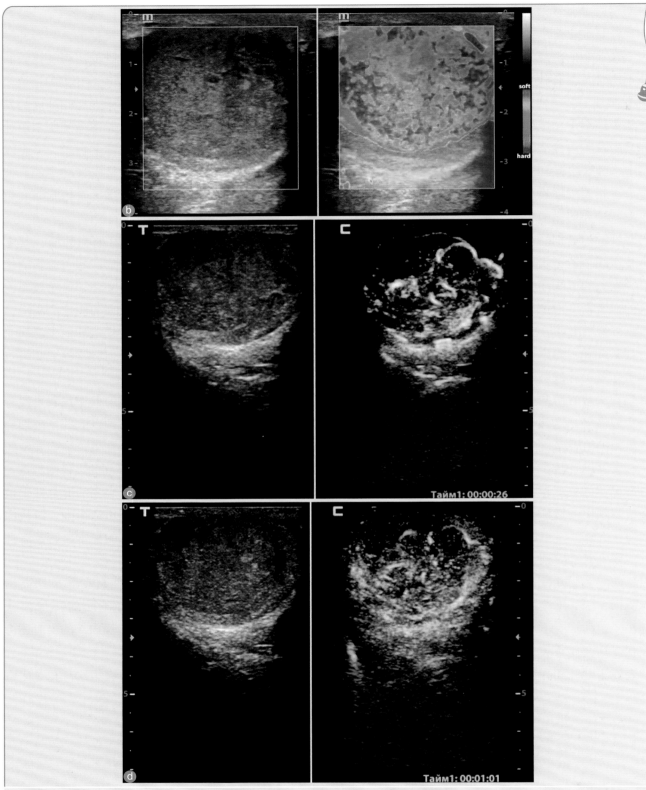

a. CDI显示睾丸肿瘤内血流信号分布不规则；b. 超声压缩弹性成像显示睾丸病变硬度分布不均匀；c. 超声造影显示动脉期肿瘤中的扭曲动脉；d. 超声造影显示静脉期异常血管呈不均匀增强。

图 16.2 睾丸胚胎性癌

强方面没有任何重要的区别。病变内血管的混乱分布也是其特征。

性索间质肿瘤是继生殖细胞肿瘤之后睾丸第二常见的肿瘤，尽管它们通常是良性的。性索间质肿瘤来源于睾丸间质细胞和（或）支持细胞。这些肿瘤通常表现为动脉期高增强，但与生殖细胞肿瘤不同，性索间质肿瘤的增强会持续很长时间。

在原发性或继发性的睾丸淋巴瘤中，局限性和弥漫性的病灶均表现为保留血管模式的高增强模式，因此超声造影并不能提供任何额外的信息。睾丸淋巴瘤的超声造影增强模式类似于睾丸炎，在鉴别诊断时需要结合相关的临床资料。

睾丸内的转移性病变不显示任何特殊的增强特征，与原发性睾丸肿瘤相似。

目前，在单一组织学类型的恶性睾丸肿瘤中，尚无公认的对比增强特征模式。任何在超声造影下表现为增强的肿瘤都应该被认为是潜在的恶性肿瘤，尤其是在快速消退的情况下。

有关超声造影定量分析的出版物较为罕见，这提示了对睾丸病变鉴别诊断是有前景的。相关研究报道，与非肿瘤性病变相比，睾丸肿瘤有更快的流入和流出速度，以及更高的峰值强度。此外，恶性肿瘤表现出更快的流入和流出速度，但峰值强度没有差异（表16.2）。然而，相关文献较少且缺乏标准化，并不能作为建议。

超声造影同样有助于阴囊非肿瘤性疾病的诊断。睾丸扭转的微泡注射检查很少被报道。这可能是由于睾丸扭转主要发生于儿童和青少年，而超声造影剂并未被批准用于儿科患者，在许多国家，超声造影剂常在适应证外使用。根据精索扭曲的严重程度，睾丸的动脉血供明显减少或闭塞。一个动物模型表明，当扭曲角度大于450°时，动脉灌注才会停止。现代的CDI和PDI在睾丸扭转诊断中具有较高的敏感度和特异度（分别为86%～100%和98%～100%），超声造影并没有提供任何额外的临床信息，但可以对睾丸内的缺血区域进行准确的判断。然而，当睾丸体积较小，多普勒成像不能提供有效的血流检测时，超声造影可能有一定的价值。当睾丸血供减少或缺失时，与正常睾丸相比，超声造影相对应表现为低增强或无增强。

在CDI和PDI下，急性节段性睾丸梗死典型表现为血流明显减少或缺失的楔形区域。但在其表现为圆形等不典型形态时，与睾丸内的乏血供肿瘤进行鉴别诊断是很有必要的。在急性梗死期时，超声造影表现为有一个或多个被正常的睾丸血管分隔的缺血性小叶。亚急性节段性梗死的特点是缺血区周围的环状增强，这与周围组织的反应性充血相关，并随时间的推移而减少。一个月后，缺血灶边缘的环状高增强出现缺失，而病变内可能会出现点状增强。

睾丸附睾炎的诊断基于临床资料，而CDI和PDI可以显示病灶内丰富的血流信号，这使超声对其诊断更具说服力。静脉血流的增加通常与睾丸炎

表16.2　在恶性和良性肿瘤、非肿瘤性病变和正常睾丸实质中，超声造影的定量特征

参数	恶性肿瘤	所有良性病变	p	所有肿瘤	非肿瘤性病变	p	睾丸实质
WIT（s）	5.9 (4.6～7.8)	8.1 (6.7～12.6)	0.001	6.9 (5.2～8.6)	9.5 (7.7～17.24)	0.002	8.1 (5.9～12.0)
TTP（s）	31.7 (27～35.8)	38.8 (31.2～45.7)	0.005	33.3 (29.0～40.4)	43.4 (32.6～51.9)	0.009	38.2 (31.4～44.4)
MTT（s）	8.8 (6.8～11.4)	11.4 (9.4～17.8)	0.001	10.2 (7.7～12.4)	13.1 (10.8～24.4)	0.004	12.1 (8.9～17.1)
WOT（s）	18.8	26.5 (19.9～36.5)	0.001	20.6 (15.9～25.2)	34.3 (24.1～46.6)	0.001	23.1 (16.8～35.5)
PI（dB）	3.5 (2.0～5.2)	4.0 (1.4～5.4)	0.799	4.0 (2.3～5.4)	1.6 (0.6～4.2)	0.002	2.3 (1.5～3.3)
AZ（dB·s）	140 (84～223)	177 (77～263)	0.260	180 (99～261)	102 (30～215)	0.026	104 (67～169)
AS（dB/s）	0.49 (0.3～0.8)	0.4 (0.1～0.7)	0.162	0.5 (0.3～0.8)	0.1 (0.05～0.3)	0.001	0.2 (0.1～0.4)

注：WIT灌注时间，TTP达峰增强的时间，MTT平均通过时间，WOT消退时间，PI峰值强度，AZ曲线下面积，AS上升斜率。

症有关。超声造影分析了所获得的无并发症睾丸炎的超声数据，为脓肿、静脉梗死、精索静脉血栓形成、出血等并发症提供了有价值的诊断信息。超声造影提高了对精索炎后血栓与睾丸实质炎症后缺血鉴别的敏感度。

睾丸静脉梗死是由炎症引起的节段性或弥漫性静脉流出障碍，从而导致坏死和脓肿，这也可能是高凝状态或睾丸外伤的结果。常规超声检查很难区分动脉梗死、肿瘤和静脉梗死伴脓肿。有研究报道，位于睾丸中心的圆形非强化局灶性病变是静脉梗死合并脓肿的特征。静脉梗死和睾丸脓肿常表现为边缘不规则和环状高增强。超声造影也有助于评估真实的脓肿大小。

阴囊外伤约占所有身体创伤的1%。通常是由运动导致的，其中钝性创伤是最常见的损伤机制，而穿透性损伤是罕见的。阴囊外伤通常包括淤伤、血肿、睾丸破裂等。睾丸外伤的首选检查方法是超声联合 CDI 和 PDI。识别白膜的连续或中断是诊断的关键。此外，睾丸的体积也很重要，这决定了手术的类型。在大多数情况下，超声造影可以更准确地解释创伤所导致的变化，精确地判断损伤的性质和范围。其特征表现为不规则线形的无增强区域和血肿形成，根据损伤的严重程度不同可表现为低增强或无增强（图 16.3、图 16.4）。

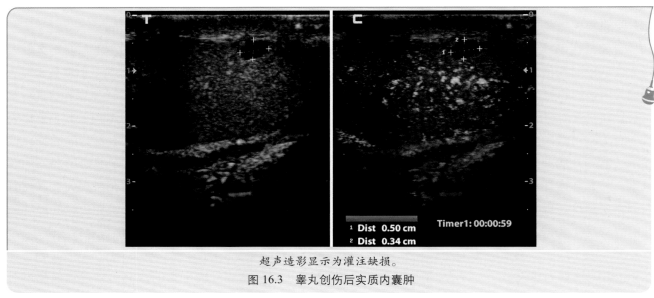

超声造影显示为灌注缺损。

图 16.3 睾丸创伤后实质内囊肿

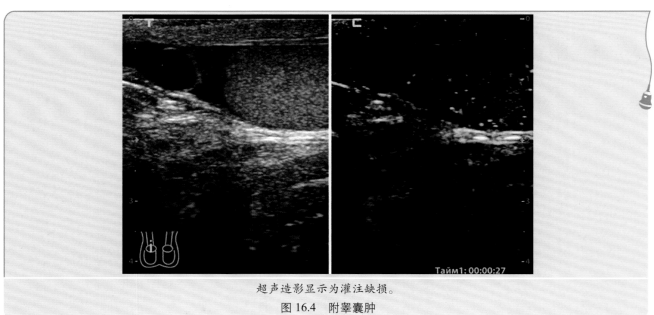

超声造影显示为灌注缺损。

图 16.4 附睾囊肿

超声造影在评估睾丸局灶性病变和创伤性损伤方面都优于常规超声检查。它准确、实时地显示了阴囊器官的灌注。更重要的是可以对无血供病变进行识别。在某些情况下，超声造影数据可以作为"警觉性观察"或穿刺活检策略的重要论据，避免不必要的睾丸切除。

参考文献

识别二维码查阅

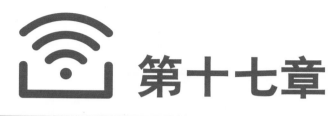

第十七章

淋巴结

Alexander N. Sencha, Ekaterina A. Sencha,

EllaI. Peniaeva and Yury N. Patrunov

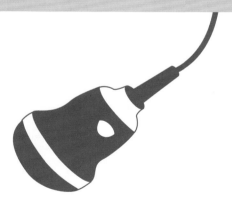

超声是诊断淋巴结异常最常规和最广泛运用的影像学手段。常规超声用于评估淋巴结的大小、形状和结构。淋巴结的血流信号特点是鉴别淋巴结良、恶性的特征之一。但是，CDI 和 PDI 对微小血管和低速血流的识别能力比较有限。有文献指出，超声造影评估淋巴结血流灌注有助于诊断淋巴结良、恶性，其敏感度、特异度和准确度分别达到 98%、99% 和 99%。

多普勒超声可以明确淋巴结的血管解剖，而超声造影可以更详细地评估淋巴结的灌注，尤其适用于淋巴结局部皮质增厚的情况。

淋巴结超声造影时，探头及扫查平面的选择和操作手法与常规超声检查大致相同。根据仪器和探头频率的不同，造影剂剂量为 2.4 mL 或 4.8 mL。探头频率越高，剂量要求越大。

正常淋巴结通常有一个单一的门状结构和血管蒂，包括动脉、静脉和输出淋巴管。动脉通过淋巴门进入，小动脉在小梁内通过，在接近包膜处形成分支。在皮质内，小动脉、毛细血管和小静脉在包膜下和小梁附近的边缘窦形成网络结构，静脉亦自淋巴门引流而出。常规超声检查时，对淋巴结血管的扫查依赖于仪器的性能。通常，可在淋巴结门处显示血流灌注。在大多数炎症过程中，典型的淋巴结血流灌注模式不会改变。

当淋巴结恶变时，血管形态的改变主要是由肿瘤坏死及周围纤维结缔组织增生产生的占位效应、肿瘤周围丰富血管的浸润，以及淋巴结包膜穿透血流等因素引起的。

然而，在恶变早期和高分化癌的转移灶中，由于局部炎症免疫反应，血流灌注模式可能保持正常偏丰富的状态。

超声造影可显示淋巴结内所有血管改变。微泡的造影模式和 CDI/PDI 模式有助于显示淋巴结血管形态，并能显示从淋巴门到包膜的规律性血流灌注模式，这也是反应性淋巴结的典型特征。

在超声造影中，不同类型的淋巴结有不同的增强模式。

正常和反应性淋巴结在动脉早期表现出正常的灌注模式（图 17.1），增强信号始于注射后 10 ~ 15 秒，随后从淋巴门区均匀性离心充填整个淋巴结。70% ~ 80% 组织结构正常的淋巴结会呈现这种增强模式。反应性增生可能表现为皮质均匀性高增强，需要注意与淋巴瘤加以鉴别。如果在肉芽肿性炎症背景下出现坏死区域，则不均匀增强。

超声造影诊断恶性淋巴结具有较高的敏感度、特异度、PPV，以及较低的 NPV。这一结论来自基于 16 项研究 1563 个淋巴结病变的荟萃分析。在临床工作中，超声造影是诊断恶性淋巴结强烈推荐的工具。

淋巴结经常是肿瘤转移的侵犯目标。在转移性淋巴结中，不明原发性肿瘤导致的占 3% ~ 8%；甲状腺癌导致的占 9% ~ 90%；乳腺癌导致的占 19% ~ 80%。在转移性淋巴结中的肿瘤细胞对正常血管有造成扭曲和破坏。淋巴结皮层的肿瘤浸润会合并新生血管生成和包膜血流增加，并导致淋巴结周围迂曲异常的血管增生，增加淋巴结周围和肿瘤灶的血供。

在超声造影检查中，大多数（82.5%）转移性淋巴结表现为不均匀的增强模式，造影剂由外周区向淋巴门弥漫性或向心性充盈。在注射后 10 ~ 15 秒，淋巴结包膜处血管开始增强，随后淋巴结内部异常及不规则的血管开始增强，而淋巴门区可保持不增强。在 15 ~ 25 秒，皮质层呈不均增强及局部低增强区，局部的增强区与转移灶或缺血性坏死区相关。在 40 ~ 60 秒开始消退，低增强灶开始显示不清。与良性淋巴结相反，这种不均匀向心性或混合性增强模式是转移性淋巴结的特征（图 17.2 ~ 图 17.4）。

对良性和转移性淋巴结增强的定量数据分析表明，良性淋巴结的峰值强度（derived-peak-intensity，DPI）（分别为 17.72% ± 5.43% vs. 11.76% ± 4.88%）高于转移性淋巴结，局部血容量（regional blood volume）（分别为 849.8 ± 467.1 vs. 458.3 ± 283.3）高于转移淋巴结。

淋巴结的第二常见恶性病变是淋巴瘤。其主要分型为非霍奇金淋巴瘤和霍奇金淋巴瘤。非霍奇金淋巴瘤最常见的组织学类型是弥漫性大 B 细胞淋巴瘤，最常见的惰性非霍奇金淋巴瘤是滤泡性淋巴瘤。

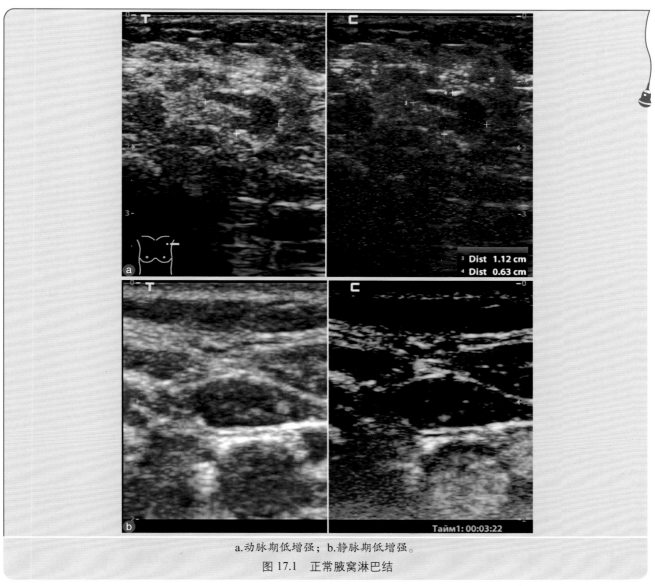

a.动脉期低增强；b.静脉期低增强。

图 17.1 正常腋窝淋巴结

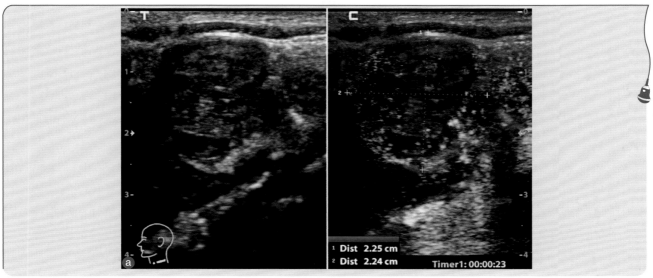

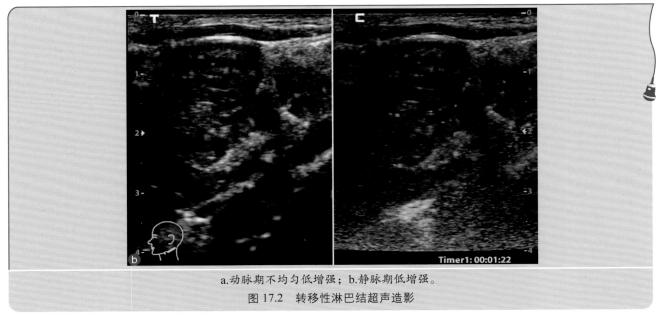

a.动脉期不均匀低增强；b.静脉期低增强。

图 17.2　转移性淋巴结超声造影

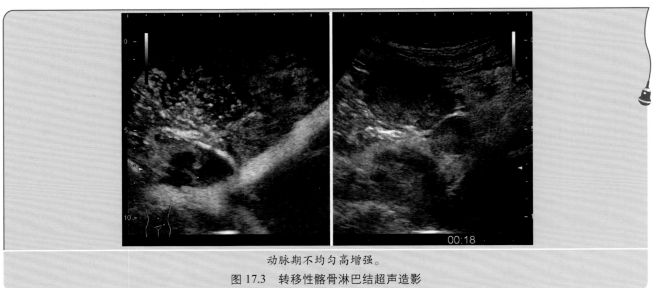

动脉期不均匀高增强。

图 17.3　转移性髂骨淋巴结超声造影

霍奇金淋巴瘤、大 B 细胞淋巴瘤和滤泡性淋巴瘤占成年人所有淋巴瘤的 80%。

由于增强模式的多样性，并且其中一部分增强模式还与反应性或转移性淋巴结有所重叠，所以超声造影对淋巴瘤的诊断仍有挑战。在大多数患者（70% ~ 83%）中，淋巴瘤的特点是快速均匀的高增强。不均匀增强比较少见，仅占 17%，可用于区分淋巴瘤和转移性淋巴结。此外，淋巴瘤常于动脉早期呈弥漫性点状增强，也称"暴风雪"型（图 17.5）。

超声造影对淋巴瘤的诊断准确度为 83.57%，高于增强 CT（80.71%），但低于 PET-CT（88.57%）。

据研究，淋巴瘤与转移性淋巴结的 TIC 参数有明显差异。淋巴瘤的峰值强度和曲线下面积（PI 为 8.78 dB ± 2.53 dB，AUC 为 652.62 dB·s ± 249.60 dB·s）小于转移性淋巴结（PI 为 10.51 dB ± 2.98 dB，AUC 为 784.09 dB·s ± 340.24 dB·s）。

超声造影的定量分析可以评估淋巴瘤和转移性淋巴结的疗效。据相关研究，在鼻咽癌颈部淋巴结转移患者中，颈部淋巴结放射治疗前后超声造影有所差异。完全缓解组的峰值强度明显高于部分缓解组（34.24% ± 3.78% vs. 25.62% ± 2.30%）。治疗前与治疗中峰值强度比值，完全缓解组明显高于部分缓解组（0.81 dB ± 0.01 dB vs. 0.66 dB ± 0.01 dB，

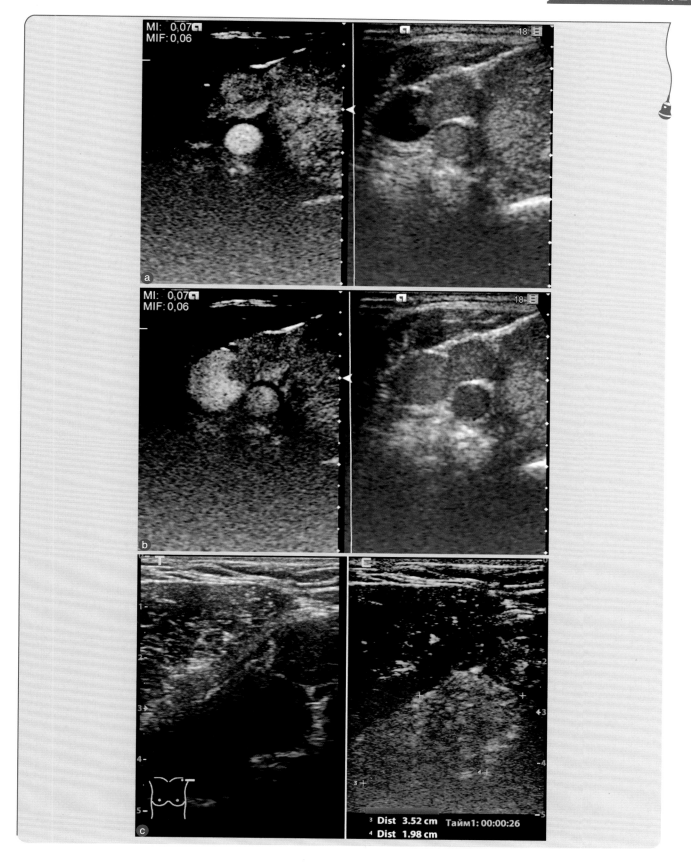

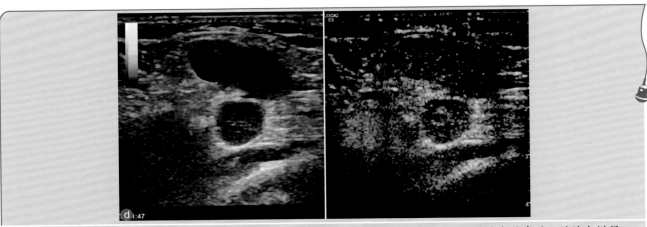

a.动脉早期右颈静脉淋巴结呈均匀性高强化；b.动脉晚期可见此淋巴结侵犯颈静脉；c.动脉期腋窝淋巴结均匀增强；
d.静脉期腋窝淋巴结不均匀低增强。

图 17.4　颈静脉和腋窝转移性淋巴结

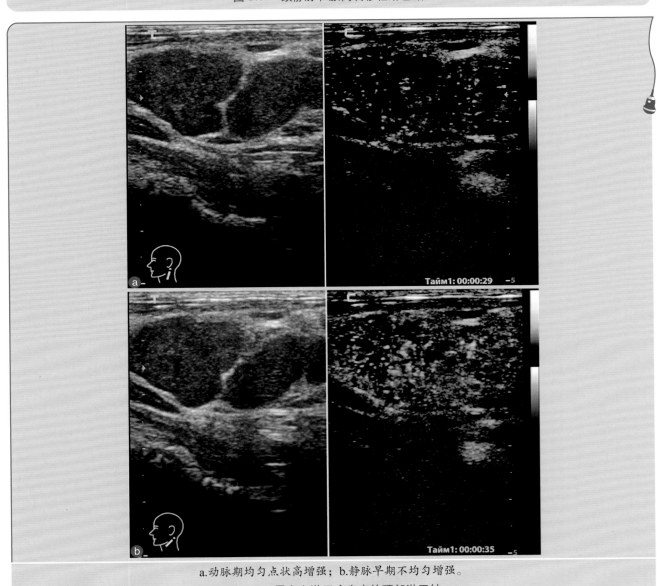

a.动脉期均匀点状高增强；b.静脉早期不均匀增强。

图 17.5　霍奇金淋巴瘤患者的颈部淋巴结

P=0.001）。治疗前峰值强度对疗效的敏感度和特异度分别为94.3%和88.2%，相应的PI比值分别为92.5%和83.8%。

淋巴瘤患者前3个周期化疗前后的定量超声造影显示了有效和无效之间曲线下面积、峰值强度、峰值强度变化的明显差异，这些差异总结在表17.1中。这证明治疗反应的有效性可以通过超声造影参数 ΔI（AUC-0.889）来预测。Δ AUC 和 Δ PI 的无效诊断率最高（AUC 分别为0.925和0.832）。

此外，对于局灶性皮质增厚的淋巴结，超声造影可用于引导穿刺针到异常灌注区，减少假阴性标本的数量。

对前哨淋巴结的检测是超声造影的一个重要功能。前哨淋巴结是第一个区域淋巴结，引流原发性肿瘤并滞留转移的肿瘤细胞。前哨淋巴结是否转移非常重要，因为它决定了肿瘤的分期和治疗。2004年首次在动物模型中报道了超声造影检测前哨淋巴结的可能性。到目前为止，所提出的方法被用于许多研究。

表17.1　淋巴瘤患者治疗前后 TIC 值在治疗完全缓解组和无缓解组研究中的价值

参数	有效组		无效组	
	治疗前	治疗后	治疗前	治疗后
AUC	574.5 ± 123.6	244.9 ± 120.8	484.9 ± 67.0	455.5 ± 135.1
Δ AUC	−329.5 ± 129.4		−29.4 ± 153.8	
PI（AIU）	−35.3 ± 3.4	−40.5 ± 5.2	−35.9 ± 3.6	−34.3 ± 2.7
Δ PI（%）	−5.38 ± 5.8		1.6 ± 3.9	
I	14.4 ± 4.2	7.7 ± 3.0	14.861 ± 6.213	13.1 ± 5.3
ΔI	6.6 ± 3.5		−1.7 ± 7.5	

注：AUC为曲线下面积，PI为峰值强度，I为峰值强度的变化，Δ标志着治疗前和前3个周期化疗后的变化。

该方法常用于乳腺癌患者。使用超声造影剂皮下注射。

该技术对乳腺癌前哨淋巴结转移敏感度高，但特异度低。前哨淋巴结检出率达71%～96%；超声造影预测前哨淋巴结转移的敏感度、特异度、PPV、NPV 和准确度分别为98%～100%、49%～52%、43%、100%和65%。

SonoVue® 微泡悬浮液用2 mL 无菌生理盐水预稀释。经乳晕周围局部浸润麻醉后，在乳晕周围皮下及皮内注射0.2～0.5 mL。之后在注射区域轻微按摩，避免过度加压，有助于微泡扩散到淋巴通道。在注射后，分布或积聚在淋巴管及淋巴结内的微泡可立即由低 MI 超声显示（图17.6、图17.7）。通常，微泡从注射部位到腋窝淋巴结的时间为5～70秒，在淋巴结停留时长约4分钟。沿增强的淋巴管移动探头可发现增强的淋巴结。第一个或第一组强化的淋巴结被认为是前哨淋巴结。按摩注射部位或再次增强显像。

在淋巴结中，造影剂的积聚表现出不同的增强模式，提示不同的预后。不均匀强化可能表明转移性，而均匀累积强化则表明正常淋巴结。然而，增强强度不能用于鉴别诊断。前哨淋巴结的识别旨在辅助有针对性的活检。在导管或淋巴结没有增强的情况下，可以再次注射。与术中蓝染相比，超声造影检测前哨淋巴结的敏感度为92%～98%。

超声造影能有效评估不同部位的区域淋巴引流状态，有助于确定肿瘤的转移情况、分期和治疗。

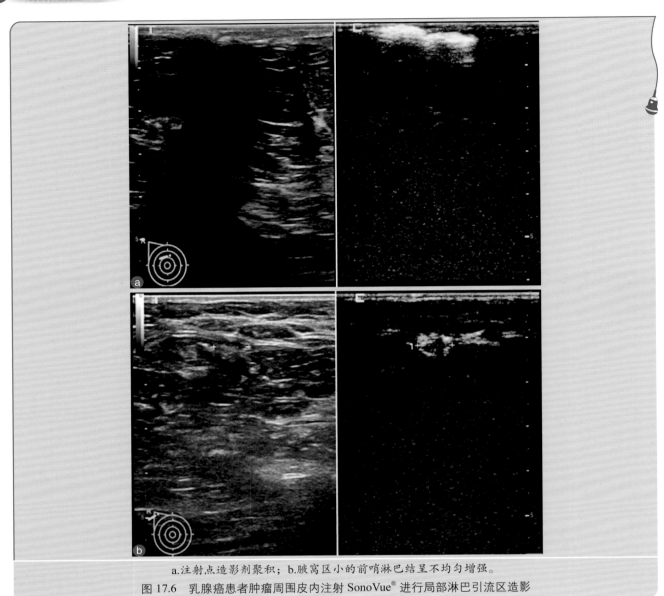

a.注射点造影剂聚积；b.腋窝区小的前哨淋巴结呈不均匀增强。

图 17.6　乳腺癌患者肿瘤周围皮内注射 SonoVue® 进行局部淋巴引流区造影

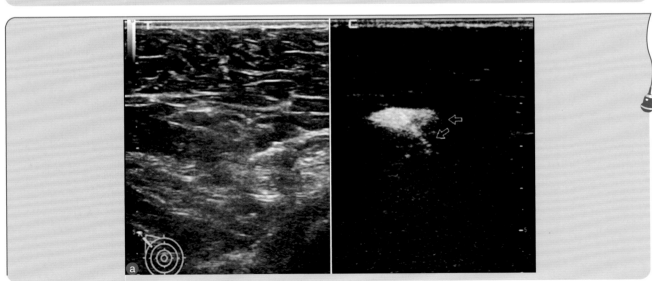

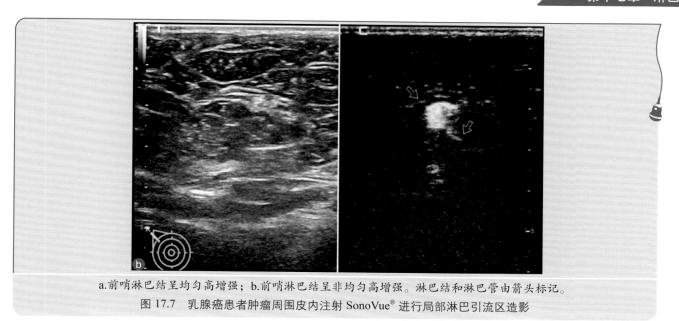

a.前哨淋巴结呈均匀高增强；b.前哨淋巴结呈非均匀高增强。淋巴结和淋巴管由箭头标记。

图 17.7 乳腺癌患者肿瘤周围皮内注射 SonoVue® 进行局部淋巴引流区造影

● 参考文献 ●

识别二维码查阅

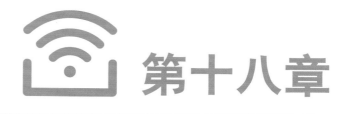

第十八章

主要血管

Munir G. Tukhbatullin , Elena E. Fomina,
Natalya I. Bayazova and Marat Z. Khasanov

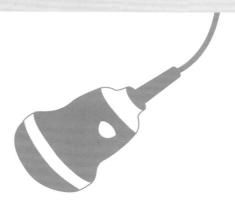

现代超声技术可以准确诊断各种血管病变，而多普勒成像对血流动力学实际情况的诊断有一定局限性。

超声造影没有 CDI 的诸多缺陷，不受扫查声束角度和狭窄程度的限制，能更好地显示血管内膜的轮廓和管腔内部的情况，对动脉瘤和小范围夹层的识别也是高效的。

腹主动脉瘤发病率为每年（10 ~ 40）/10 万，85% 以上的动脉瘤无症状。常规超声检查是腹主动脉瘤的一线筛查方法，也是鉴别诊断腹主动脉瘤的准确手段，其敏感度达 95% ~ 98%。然而，由于缺乏腹主动脉瘤破裂的直接征象，其诊断存在局限性。超声造影可以显示主动脉壁和动脉瘤外的微泡外渗。

超声造影是一种简单、无创的检查方法，可以对主动脉支架植入术后的患者进行准确监测，旨在检测内漏和其他局部并发症。内漏是在支架与动脉瘤囊壁间或支架修复后的瘤体与邻近血管节段间的持续血流。

下面列出了 5 种内漏类型，每种类型都有不同的原因和治疗选择（图 18.1 ~ 图 18.4）。

• Ⅰ 型内漏是指支架与血管壁之间的上缘或下缘"附着点"存在间隙，血液沿着支架的外侧面流入动脉瘤。

• Ⅱ 型内漏是由于主动脉旁支（如腰部的分支动脉、肠系膜下动脉、副肾动脉或其他动脉）内的压力增加，迫使血液漏回低压动脉瘤囊。

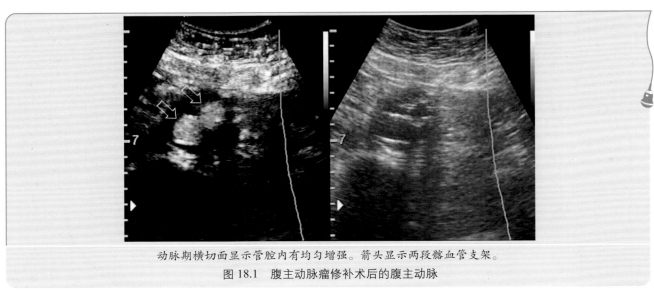

动脉期横切面显示管腔内有均匀增强。箭头显示两段髂血管支架。

图 18.1　腹主动脉瘤修补术后的腹主动脉

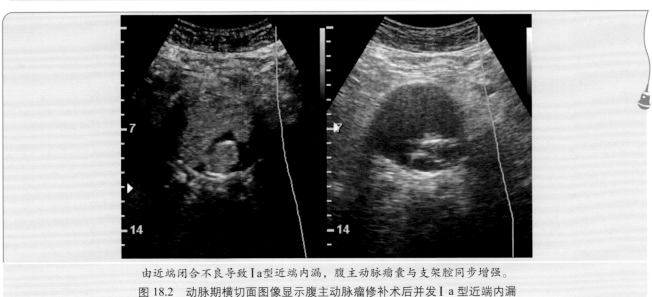

由近端闭合不良导致Ⅰa型近端内漏，腹主动脉瘤囊与支架腔同步增强。

图 18.2　动脉期横切面图像显示腹主动脉瘤修补术后并发Ⅰa型近端内漏

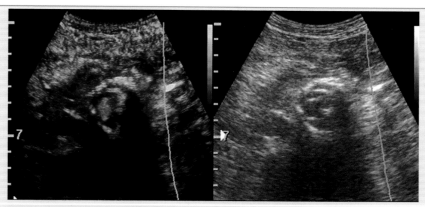

腰部分支动脉在植入支架背侧（Ⅱ型内漏）。位于髂支内的支架有增强。

图18.3　动脉期横切面图像显示腹主动脉瘤修补术后并发Ⅱ型内漏

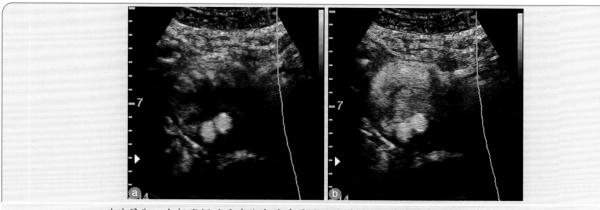

a.动脉早期，支架腹侧动脉瘤体内的外周区可见增强；b.动脉晚期，动脉瘤内逐渐增强。

图18.4　动脉期横切面图像显示腹主动脉瘤修补术后并发来源于肠系膜下动脉的Ⅱ型内漏

• Ⅲ型内漏是由支架的缺损或其组成部分排列不当所致。

• Ⅳ型内漏是由某些特殊支架的孔隙引起。

• Ⅴ型内漏称为内张力，没有明确的原因。

超声造影还可以对血管内介入治疗后（如髂动脉支架等）进行随诊复查。当常规超声及多普勒评估有困难或其他成像手段不适用时，使用超声造影能及时发现术后并发症（图18.5）。

超声造影有助于分辨腹膜后囊性病变与血管结构（图18.6）。

内脏器官的动脉瘤比较罕见。胃十二指肠动脉瘤是其中之一，占所有内脏动脉瘤的3.5%。假性动脉瘤与真性动脉瘤不同，可能由外伤或其他原因造成。然而，其中一部分患者出现在慢性胰腺炎患者中。慢性胰腺炎常发生囊肿，不能自行消退。体积大者（＞5 cm）可压迫周围结构并影响邻近动脉，进而导致动脉周围炎性改变、管壁坏死和动脉

与囊腔之间的瘘管形成（图18.7）。颈内动脉瘤伴动脉粥样硬化斑块可引起急性缺血性脑卒中。颈动脉颅外段动脉瘤则相当罕见，占所有异常的1%～2%（图18.8）。

颈动脉的动脉粥样硬化病变目前主要通过多普勒超声来诊断。它能明确狭窄的程度和长度，斑块结构及其表面形态。通过常规及多普勒超声对动脉粥样硬化斑块进行分类，对斑块的稳定性进行针对性评估。高度狭窄和特定的斑块特征（如溃疡或表面下大范围的低回声区）提示斑块向不稳定状态进展。不稳定的动脉粥样硬化斑块与血栓形成和远端分支栓塞的高风险相关，这可能导致脑卒中。

从病理学角度看，该进展是血管壁进行性炎症产生的结果，与血管壁滋养血管和斑块内新生血管的密度增加相关。而斑块的临床表现亦与新生血管相关。

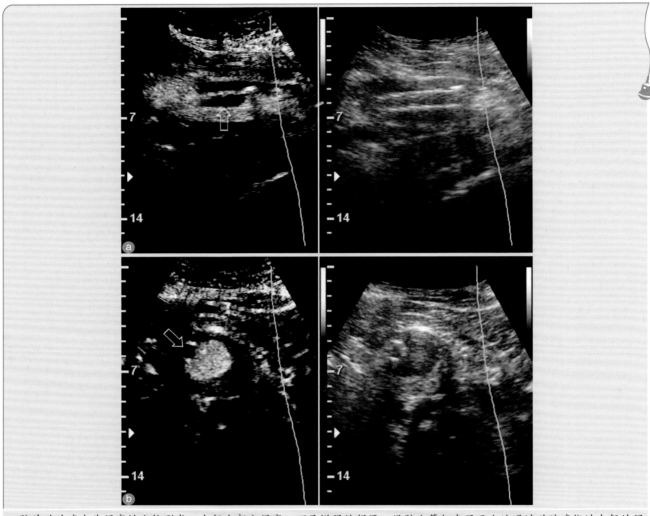

a.髂外动脉瘤内非闭塞性血栓形成，支架内部分闭塞，可见增强缺损区，沿髂血管扫查显示血流通过动脉瘤绕过支架的闭塞段；b.横切面扫查显示闭塞支架（箭头），动脉瘤伴向心性增厚的附壁血栓及中央增强区。

图 18.5　动脉期超声造影图像显示髂外动脉瘤内支架血栓形成

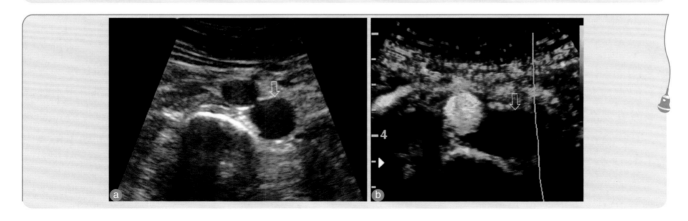

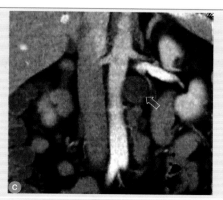

a.常规超声，腹主动脉（箭头）旁可见边界清晰的无回声区；b.超声造影动脉期，无回声区未增强（箭头）；c.增强CT发现腹膜后未增强的液性密度病灶（箭头）。

图 18.6　腹膜后间隙囊肿

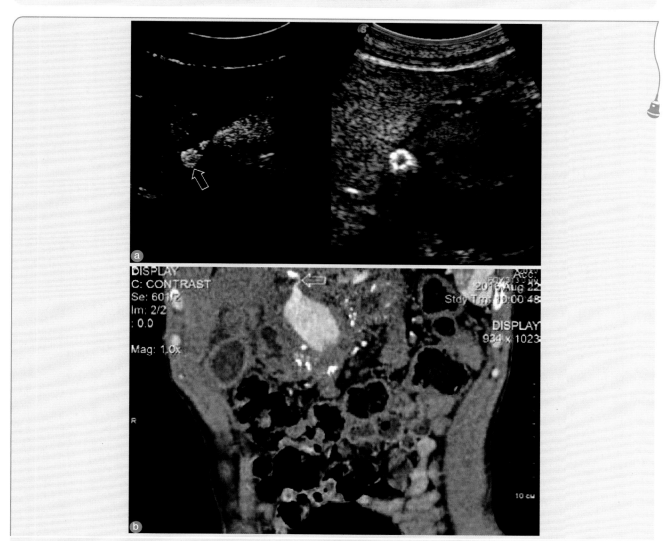

a.动脉期显示微泡逐渐流入位于未强化胰头囊肿内的假性动脉瘤，肝总动脉支架（箭头）增强；b.增强CT显示假性动脉瘤与胃十二指肠动脉相连接（箭头）。

图 18.7　肝总动脉支架植入后，胰头囊肿内胃十二指肠动脉假性动脉瘤

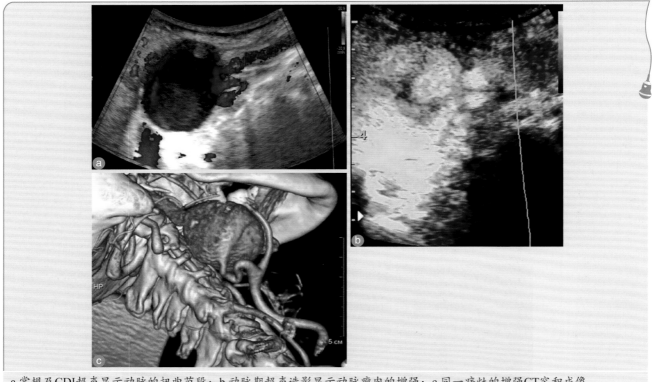

a.常规及CDI超声显示动脉的扭曲节段；b.动脉期超声造影显示动脉瘤内的增强；c.同一病灶的增强CT容积成像。

图18.8　右侧颈内动脉假性动脉瘤

　　目前，有一种观点认为斑块内新生血管的形成是出血和斑块破裂并导致栓塞的独立预测因子。因此，除狭窄程度、斑块结构特征和斑块表面形态外，在确定手术适应证和类型时，还应考虑新生血管。超声造影为动脉粥样硬化病变的诊断提供了新方法。相对于常规超声，超声造影不受扫查角度限制，明显提高了对血管管腔内的显示，可发现局部纤维帽溃疡和斑块内新生血管。此外，它对狭窄程度的评估能提供更准确、完整的信息。

　　为了评估斑块的新生血管，可进行以下分级。

• 0级：斑块内无新生血管出现（图18.9）。

• 1级：斑块内存在有限数量的新生血管。

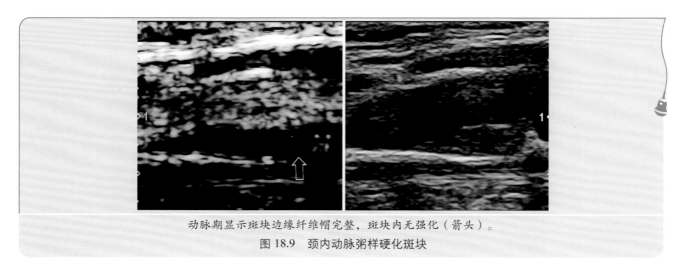

动脉期显示斑块边缘纤维帽完整，斑块内无强化（箭头）。

图18.9　颈内动脉粥样硬化斑块

•2级：中度增生的新生血管（图18.10、图18.11）。

•3级：斑块内存在搏动的动脉血管。

综上所述，超声造影是一种有发展前景的无创性血管病变诊断方法，有助于疾病风险的评估和治疗策略的选择。

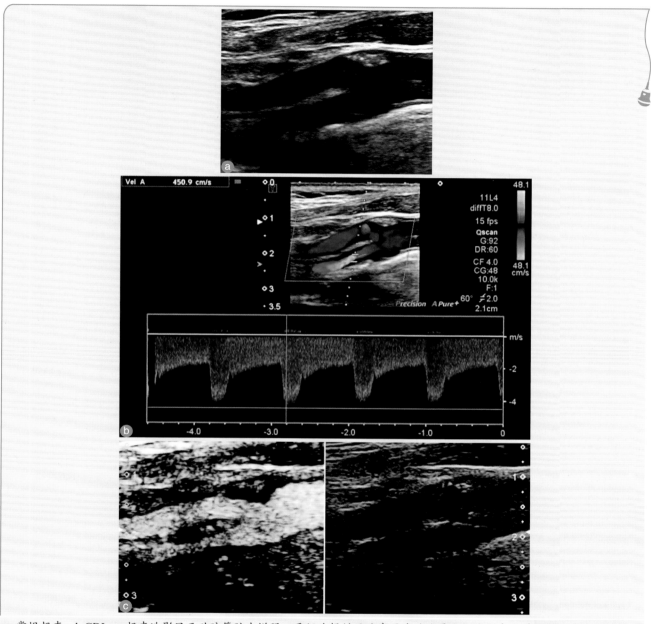

a.常规超声；b.CDI；c.超声造影显示动脉管腔内增强，更好地提供了狭窄区域的边界和斑块信息，并提示了斑块内微泡不对称聚集。

图18.10　颈动脉分叉处的动脉粥样硬化斑块，自颈动脉延续到颈内动脉近段

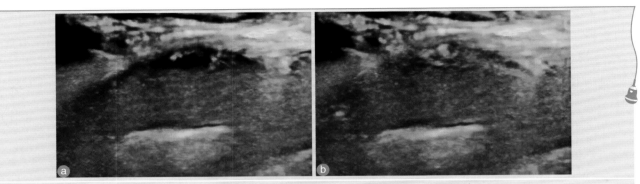

a.动脉期,由动脉壁向斑块内充盈,可见多条新生血管;b.静脉期斑块持续增强。

图 18.11　动脉粥样硬化斑块伴明显的新生血管化,造影显示造影剂逐渐流入斑块内

● 参考文献 ●

识别二维码查阅

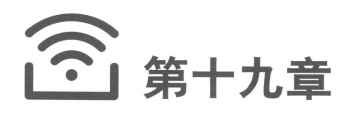

第十九章

微创手术中的超声造影：
腔内超声造影

Yury N. Patrunov, Inna A. Apolikhina,
Ella I. Peniaeva, Alexander N. Sencha
and Ayna S. Saidova

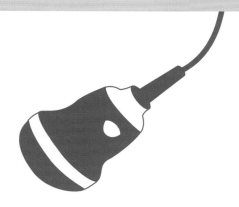

与常规超声、CT 或 MRI 相比，超声造影引导的介入手术具有许多优点，包括静脉内和腔内注射造影剂。可以将造影剂引入任何生理或病理体腔中，以评估病变的成分、潜在瘘管、引流管的位置、空腔脏器或管道的通畅度（如输卵管、胆道系统），或有无反流等。超声造影可用于识别有活性的肿瘤组织，以指导活检和监测射频等热消融技术。

对于超声造影在非肝脏临床实践中的应用，EFSUMB 的指南和推荐（2017）建议静脉注射超声造影剂以辅助介入手术并实现以下目标：

- 识别脓腔或坏死区，以便有效引流。
- 在肿瘤活检中避开坏死组织或识别活性组织。
- 识别常规超声下无法明确的活检目标。
- 对接受消融治疗患者的术后随访。

腔内超声造影可用于以下目的，并可选择性地辅以静脉超声造影：

- 识别穿刺针或导管位置。
- 显示目标体腔或导管。
- 提高瘘管检出率。

腔内超声造影可能有助于多种微创诊断或治疗模式，如以下所列：

- VUR 的诊断。
- 输卵管通畅度的检查（子宫输卵管超声造影检查）。
- 经皮经肝穿刺胆道造影，内镜下逆行胆道造影术。
- 检查腹膜 – 胸膜交通（肝硬化患者的胸腔积液）。
- 经皮肾造瘘术。
- 涎腺造影术。

- 瘘管的探查和分类。
- 脓肿引流。

腔内超声造影需要的造影剂量比静脉注射要少得多。平均而言，将 0.1 ～ 1 mL SonoVue® 溶液稀释在 40 ～ 50 mL 0.9% 生理盐水中就足够。浓度过高会导致后方声影，从而降低成像质量。腔内给药的一个显著特点是增强持续时间长，可达 20 ～ 30 分钟。

超声引导下的经皮穿刺引流目前是没有其他手术指征的脓肿或病理性积液患者的标准治疗方法。常规超声检查能够准确地识别液性无回声，而如果有类似于脓液或血液的等回声成分存在，则其敏感度会显著降低。静脉造影可有效显示脓肿中的无血流成分，并有助于选定最优引流路径（图 19.1）。

超声造影对液体和分隔的清晰显示，可以更精确地控制引流管的位置，区分活性组织与无血供成分，避免医源性损伤。

在预先置入引流管的患者中，腔内造影可以明确引流位置和引流通畅度，显示出交通腔的大小和潜在的瘘管。特别是复杂脓肿，多次造影有助于评估脓腔体积变化时的引流效果。腔内造影另一个具体应用是评估坏死性胰腺炎中的假性囊肿或脓肿（图 19.2）。而由于小肠遮挡，超声造影价值有限。所以，超声造影对于腹前外侧壁附近的大型假性囊肿或脓肿的引流更有效。

在使用实时便携式超声设备对患者的任何部位进行重复检查时，超声造影是引流治疗和引流后的重要监测手段。

经皮经肝胆道造影术可显示胆管引流管的位置，评估病情和胆道梗阻程度，或探查有无胆瘘。

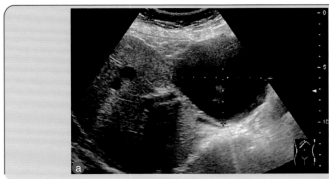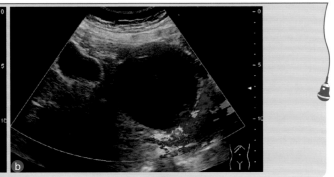

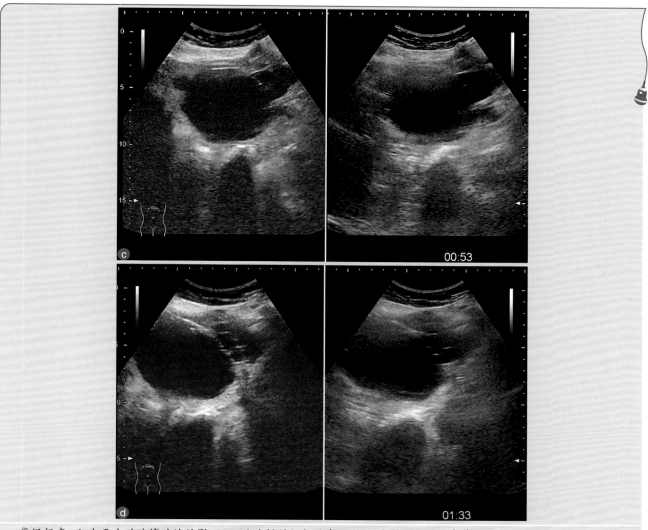

a.常规超声；b.由于主动脉搏动的伪影，CDI无法提供任何信息；c、d.造影显示周围有薄分隔的假性囊肿腔内无增强。因此排除了假性动脉瘤，并确定了经胃途径治疗的安全性。

图 19.1 胰腺炎假性囊肿

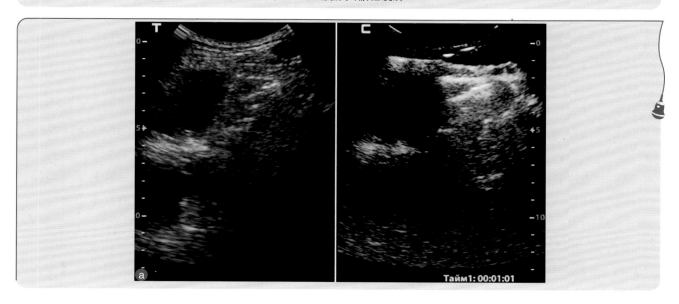

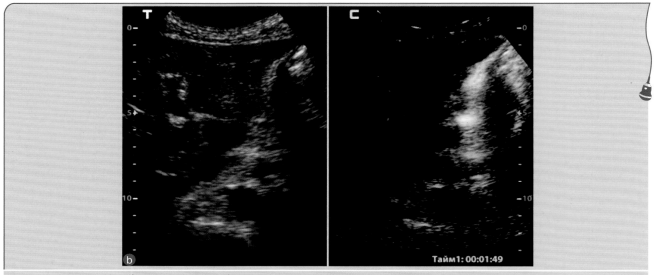

由于怀疑引流管脱位，通过引流管腔造影。a.脓肿腔外出现微泡，脓肿腔内无增强；b.微泡弥散入腹腔。

图 19.2 急性坏死性胰腺炎和多发性引流假性囊肿

使用预先放置的导管，超声胆道造影术可以明确经肝穿刺的并发症，如肝动脉胆道瘘，胆管分支显像后，微泡进入血池，肝实质回声增强。

　　肝硬化胸腔积液患者在胸腔穿刺后早期将造影剂注入腹腔，可以检测到腹腔、胸腔交通。微泡进入胸膜腔表明腹腔和胸腔之间存在直接联系。既往只有一篇文章报道了复杂性胸腔积液（包括脓胸）经皮引流管腔内注射造影剂的情况，造影显示胸膜腔及局部胸膜粘连和移位，有助于纤溶治疗。

　　经皮肾造瘘术也可辅以超声造影。由于肾集合系统透声差，如血块和脓液，常规超声引导不易成功。静脉造影在肾脏回声增强的背景下显示出了未增强的肾盏和肾盂回声。在肾造瘘术中，导丝置入前，可以通过穿刺针向集合系统注入造影剂，以确保正确的针尖位置，这可以替代放射造影剂的作用。肾盏、肾盂和输尿管的增强证实造影剂进入了集合系统。如果造影剂进入膀胱，还可以明确梗阻部位或确认输尿管通畅性。另一个优点是针尖脱位时仍可以破坏微泡并重新引导手术。与放射造影剂相比，超声造影剂使用不当，微泡破坏后不影响肾造瘘口的恢复。

　　还可以通过肾造瘘导管注入造影剂进行动态尿路超声造影（contrast-enhanced voiding urosonography，CEVUS），评估其位置和通畅性。

造影剂充盈输尿管后，可以显示得更好。这是卧床患者、儿童和含碘造影剂禁忌证患者传统 X 线尿路造影的替代方案。

　　涎腺超声造影有少量报道，超声造影剂注射到涎腺主管道可以显示阻塞部位。涎腺镜用于临床后，涎腺造影很少用于大涎腺阻塞性疾病的诊断。

　　胃肠道腔内超声造影有少量报道，以评价充盈缺损、憩室、IBD 并发症、十二指肠反流等。

　　HyCoSy 和 CEVUS 分别在第 12 章和第 20 章介绍。

　　超声造影引导的介入通常需要两次静脉注射标准剂量的造影剂。第一次注射全面显示靶器官，确定其组成和体积（用于消融），以及与周围组织的关系，然后选择穿刺入径。如有必要，再次注射，引导进针和明确针尖位置或评估消融是否完全。

　　有时，由于采样不足，会出现难以诊断、不满意或假阴性的病理报告。虽然病灶在 MRI 或增强 CT 中显示清晰，但常规超声难以显示病变和周围组织间的边界。病灶和周围组织微血管的灌注差异，有助于其显像和活检。超声造影有助于引导肝脏、胰腺、肾脏和其他腹部、腹膜后和浅表病变的活检。

　　超声造影引导从有血管滋养的肿瘤活组织中取样，并避开无血管坏死区域。在肾衰竭患者中，借助超声造影可以识别出薄的高回声肾实质背景下的病灶，而常规超声则难以识别。

射频、热消融、冷冻消融等间质消融技术被视为肝癌、肝转移、肾肿瘤等患者手术的替代方法。

治疗效果取决于消融针在病灶中的准确定位，以及消融后对肿瘤活性的充分评估。因此，需要在术前、术中和术后进行精确显像。评估组织灌注对于区分坏死区和残存活性区至关重要。

• 消融前，超声造影能够评估目标病灶，根据其数量、大小、增强程度、灌注的均匀性、供血血管，以制定最佳消融策略。

• 在手术过程中，如果常规超声无法识别目标病灶或定位，超声造影可根据灌注特征改善成像质量，以调整消融针位置。

• 消融后，超声造影能够即刻评估其疗效。消融完全显示为无增强（图 19.3）。或消融不完全时，

超声造影可识别残留活性区。如果存在灌注区，则应考虑重新消融这些区域。

然而，消融后即刻超声造影难以区分周围充血带、肿瘤残余活性区、消融区内残留的气泡。充血带的典型特征是消融边缘三期持续高增强，与残存活性组织的灌注不同。在注射造影剂之前，常规超声可以观察到消融区的高回声气化。HCC 消融后即刻造影，与消融后 2 周的增强 CT 相比，其敏感度为 88%，特异度仅为 40%，可能是由上述的难点所致。消融后 1 个月，超声造影的敏感度为 83% ~ 93%，特异度为 97% ~ 100%。在这些方面，超声造影是鉴别肿瘤局部复发的最有效方法。

超声造影的一个非常有趣的应用是评估刺激局部灌注以诱导修复过程的效果。与旨在灭活病灶的消融技术相反，许多物理治疗方法刺激并增强组织

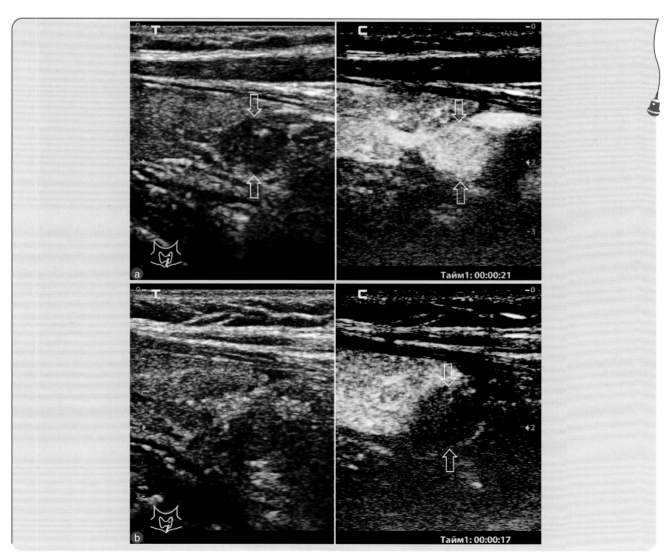

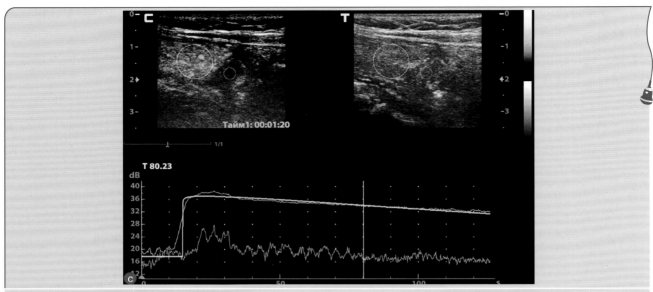

a.甲状旁腺腺瘤位于甲状腺左侧叶下段附近，在经皮激光消融之前，呈均匀高增强，这与甲状腺实质的强化模式相似，纵切面；b.消融后10分钟造影，甲状腺左侧叶下段附近灌注缺损，纵切面；c.TIC显示消融的甲状旁腺腺瘤（粉红色ROI）无增强。甲状腺实质为参考区（黄色ROI）。箭头：甲状旁腺腺瘤。

图 19.3　甲状旁腺腺瘤经皮激光消融

血供。其灌注增强评估存在主观性。然而，静脉超声造影可以进行客观评估。

例如，激光疗法和羧基疗法已成功应用于美容医学和女性更年期泌尿生殖系统综合征的治疗。超声造影可视化显像，可以客观评估感兴趣区软组织的微血管化。定性评估通常基于感兴趣区域内组织增强图像。在术前、术后1小时和治疗后5～7天对大阴唇、阴蒂和外阴邻近部位进行超声造影，通过增强强度、是否对称分布及消退特征来评估手术疗效（图19.4）。定量分析包括时间参数及相应增强强度的比值。

在治疗成功的患者中，超声造影显示相关区域的灌注增加。随着新生血管的增加和胶原蛋白的生成，使微循环供氧改善并刺激修复过程。

超声造影可以克服常规超声的局限性，提高微创介入质量，增加手术成功率，有效评估影响组织灌注的治疗方法。

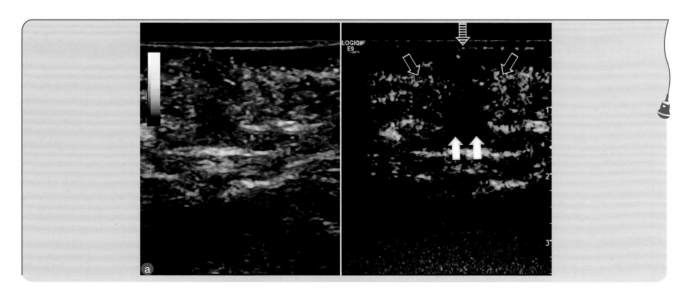

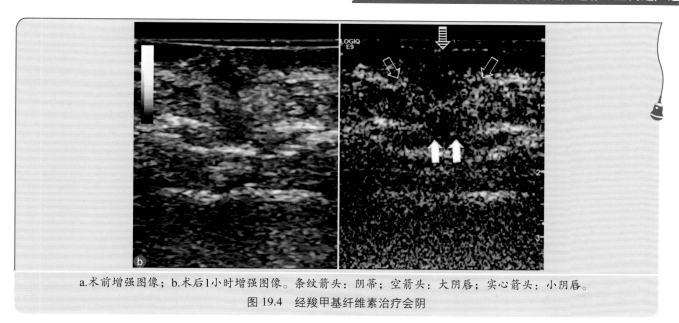

a.术前增强图像；b.术后1小时增强图像。条纹箭头：阴蒂；空箭头：大阴唇；实心箭头：小阴唇。

图 19.4　经羧甲基纤维素治疗会阴

● 参考文献 ●

识别二维码查阅

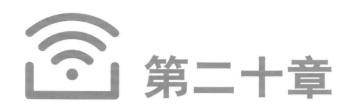

第二十章

儿科诊疗中的超声造影

Alexander N. Sencha and Elena A. Zubareva

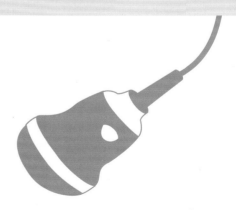

根据制造商的药品使用说明，SonoVue® 应禁用于 18 岁以下患者。在儿科诊疗中，SonoVue® 属于超适应证的范围。尽管如此，有研究还是获得了 18 岁以下患者接受超声造影的丰富经验。这表明其在诊断儿科器质性和损伤性疾病方面是安全、有效的。

如果使用药物的潜在获益超过不治疗的潜在风险，则有可能在适应证范围外使用。在大多数情况下，超声造影的结果将会影响后续诊疗策略。大量的超声造影使用经验使欧洲超声医学和生物学联合会发布了关于超声造影剂在儿科诊疗中应用可能性的正式声明。

2016 年，产品名为 Lumason 的 SonoVue® 在美国被获准用于儿科超声造影中的肝脏疾病和 VUR 疾病。最常见的是儿童静脉超声造影，用于评估肝脏局灶性病变、肿瘤疗效、盆腔和腹膜后器官，以及实质性器官创伤等。此外，如腔内造影检查 VUR 也是可行的。

与增强 CT 相比，儿童超声造影的主要优势是无电离辐射和肾毒性。儿童磁共振检查需要镇静或全身麻醉来维持固定体位，而超声造影则不需要。

儿童超声造影检查需获得父母或监护人的知情同意，在某些情况下还需要医学委员会或医师会议讨论决定。在评估造影检查的必要性时，需将重点放在超声造影剂的官方指南上，考虑到所有可能的禁忌证。

儿童超声造影的不良反应非常少见，主要表现为：口味改变、轻微头晕、耳鸣、头痛、恶心或皮肤瘙痒等。一项基于 29 项研究共 948 例关于儿童超声造影安全性的回顾报告中，有 5 例出现轻微反应，有 1 例出现严重的类过敏反应，但是经 2 小时治疗后完全消失。

腔内造影还可能伴随一些罕见的不良反应，如排尿困难、腹痛、血尿、会阴刺激和尿路感染，但这些反应更有可能与膀胱导尿术相关，而不是与超声造影剂应用相关。

儿童超声造影检查与成年人类似，已在相关章节中详细介绍。超声造影剂的剂量取决于患儿的年龄或体重。他可以根据每周岁使用 0.1 mL 的 SonoVue®，每增加 1 岁增加 0.1 mL SonoVue® 使用量或按照 FDA 建议的 0.03 mL/kg 计算，但总量不能超过 2.4 mL。SonoVue® 使用剂量也有以下选择：6 岁以下儿童 0.6 mL，6 ~ 12 岁儿童 1.2 mL，12 岁以上儿童 2.4 mL；每增加 1 岁增加 0.1 mL；24 kg 以下儿童为 0.1 mL/kg；超过 24 kg 的儿童标准剂量为 2.4 mL。在检查过程中进行母乳、奶瓶喂养安抚或让母亲怀抱患儿可使患儿保持安静状态。

多年来，成年人超声造影已成功地用于鉴别肝局灶性病变（见第四章），并有望在儿科诊疗中广泛应用。超声造影在儿童肝母细胞瘤和神经母细胞瘤的检查中有显著的优势，特别是对在重症监护室的患者，以及 CT 不能确定的病变上。

儿童肝肿瘤既涉及成年人的肿瘤，也涉及儿童特有的肿瘤。儿童 2/3 的肝脏肿瘤是恶性的，其中 2/3 是肝母细胞瘤，其他肝脏恶性肿瘤包括肉瘤、生殖细胞肿瘤、横纹肌肉瘤和 HCC。儿童肝脏良性肿瘤包括血管瘤、错构瘤、腺瘤和 FNH。

儿科患者的肝脏超声造影检查采用造影剂个体化剂量的标准方法。第 4 章讨论了儿童和成年人肝脏良性肿瘤和恶性肿瘤的增强特点。这一章节还提供了儿童病理学的具体数据。恶性肝脏病变的主要鉴别诊断标志是造影消退，而良性病变表现为持续的造影增强。

婴儿血管内皮瘤（婴儿肝血管瘤）是一种血管肿瘤，是婴儿肝脏最常见的良性肿瘤；有 1/3 的患儿是在出生后的第一个月内确诊的，约 90% 是在出生后的前 6 个月内确诊的。尽管其属于良性肿瘤，但仍会导致严重的并发症，如充血性心力衰竭、卡萨巴赫 – 梅里特综合征 (Kasabach-Merritt syndrome)、出血和黄疸等。

婴儿肝血管瘤分为 3 种亚型：局灶性、多灶性和弥漫性。常表现为门静脉期周围结节状增强，向心性充盈，无造影消退（图 20.1）。

肝母细胞瘤是一种发生在平均年龄约 18 个月的患儿中的恶性肝脏肿瘤。据报道，其造影动脉期呈高增强，门静脉期和延迟期消退，这也是其他类型的恶性肿瘤、转移瘤和 HCC 的特征（图 20.2）。

儿童肾脏超声造影的适应证与成年人相同，克服了由含碘放射造影剂引起肾病的风险。超声造影

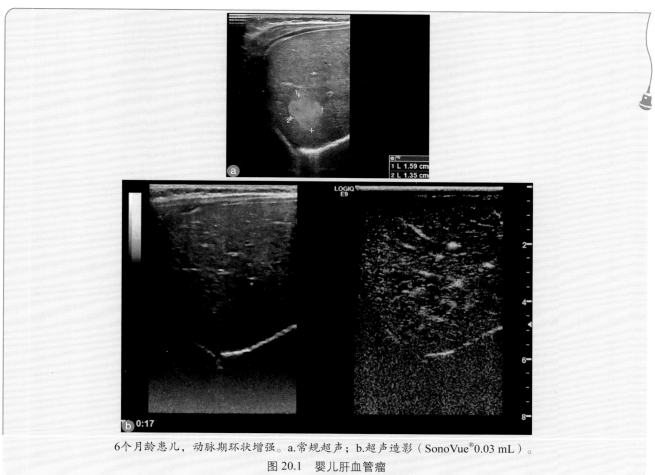

6个月龄患儿，动脉期环状增强。a.常规超声；b.超声造影（SonoVue®0.03 mL）。

图20.1　婴儿肝血管瘤

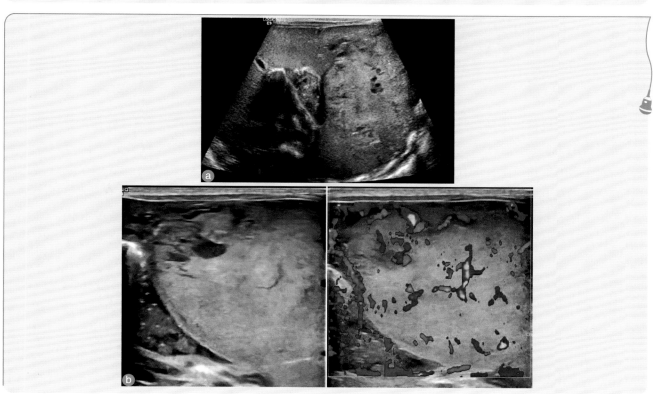

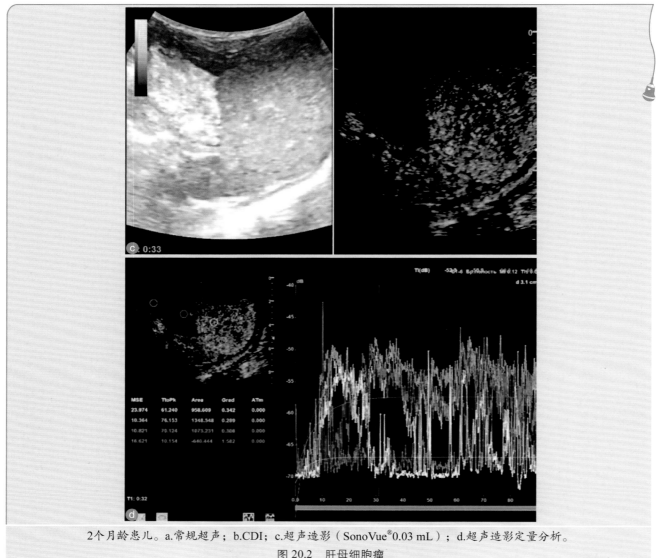

2个月龄患儿。a.常规超声；b.CDI；c.超声造影（SonoVue®0.03 mL）；d.超声造影定量分析。

图20.2　肝母细胞瘤

剂在儿科泌尿系统检查中最广泛的应用是VUR。虽然使用超声造影的指南推荐是为成年人诊疗而制定的，但同样适用于儿童。对于有放射造影剂、CT或MRI禁忌证的患儿尤其有价值。

超声造影在不同肾脏肿瘤鉴别诊断中的价值是目前关注的重点。肾母细胞瘤在儿童中最常见，其准确的鉴别要点尚未见报道。超声造影未纳入儿童肿瘤的常规检查方法中。

肾上腺、肾脏和其他器官的液性病变表现为持续性灌注缺损（图20.3）。

VUR是儿童最常见的尿路异常之一，可能与反流性肾病有关，而这些疾病之间的相关性仍存在争议。

对于有产前肾积水、反复或复杂的尿路感染和肾硬化症的儿童，VUR筛查很重要，CEVUS已被广泛应用于临床诊疗；其他方法，如X射线逆行尿路膀胱造影术和放射性核素膀胱造影术，因为具有辐射暴露和间歇成像的缺点逐渐被取代。CEVUS已成为怀疑有输尿管反流患儿的主要筛查方法，其诊断准确度（敏感度为80%～100%，特异度为77%～97%）高于传统的CEVUS检查。CEVUS可通过容积成像进行三维扫查，与内镜治疗同步，便于立即评估其疗效。

患儿取仰卧位，通过导尿管将少量造影剂注入膀胱，在膀胱充盈和排尿期间对肾脏和膀胱后间隙进行实时扫查。另一种检查方法是在生理盐水中稀

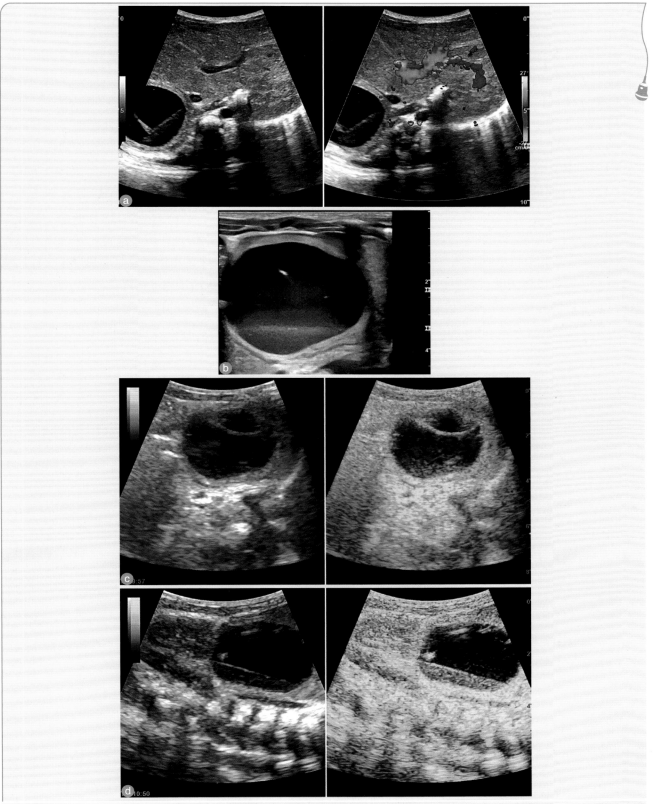

4个月龄患儿。a.常规超声和CDI；b.线阵探头的超声图像；c.造影图像显示病灶内有灌注缺损（SonoVue®0.03 mL），横切面；d.纵切面。

图 20.3　右侧肾上腺囊肿

释超声造影剂，并通过输液管将其注入膀胱腔。在输尿管、肾盂或肾盏检出造影剂提示存在输尿管反流。其分级与 X 线尿路造影相似。造影结束，排尿时经会阴或经腹扫查尿路。

反流分级如下（图 20.4）：

• 1 级：仅限于输尿管的反流。

• 2 级：逆流至肾盂。

• 3 级：输尿管和盆腔系统轻度扩张。

• 4 级：迂曲输尿管中度扩张，穹窿钝化，但保留乳头状压迹。

• 5 级：迂曲输尿管伴输尿管和盆腔系统严重扩张，穹窿消失和乳头状压迹消失。

超声造影可以作为儿科脾脏创伤疾病诊断的适应证，对于检测脾破裂和活动性出血较常规超声和多普勒成像的敏感度更高，其诊断准确度与 CT 相当。

鉴于其他影像方法诊断脾脏疾病存在困难，超声造影可以作为对脾脏局灶性病变（如淋巴瘤、血管瘤、复杂囊性病变或脓肿）鉴别诊断的补充检查。儿童局灶性脾脏病变的特征是先天性异常较多，如错构瘤或淋巴管瘤，因此扩大了鉴别诊断的范围。

儿科内脏损伤有许多特点，儿童的身体并不是成年人的缩小版，其具有易导致创伤性损伤的解剖学和生理基础，如腹壁较薄，内脏器官更接近腹壁，腹部器官的位置低于成年人。FAST 方案常用于内脏损伤，在检测游离腹腔积液时敏感度高，但在直接识别实质器官损伤方面敏感度低，与成年人患者类似，超声造影对于儿童来说是 CT 的有效替代或补充成像方法，可用于以下情况：

• 血流动力学稳定的孤立性腹部创伤患者。

• CT 不明确或阴性且实验室检查可疑的患者。

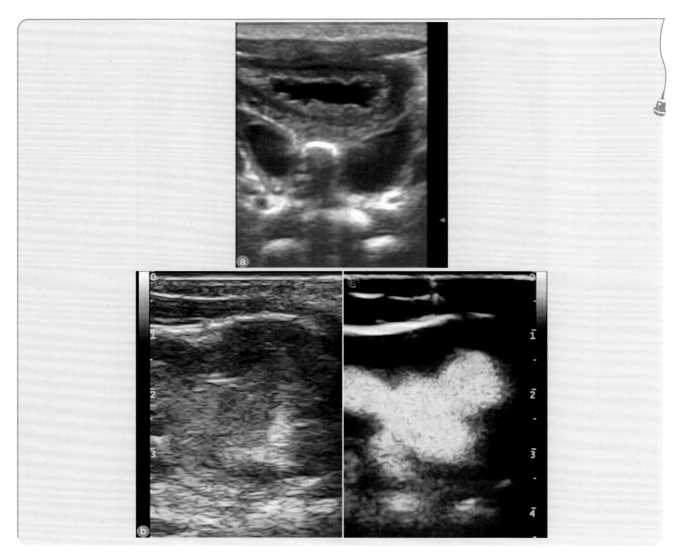

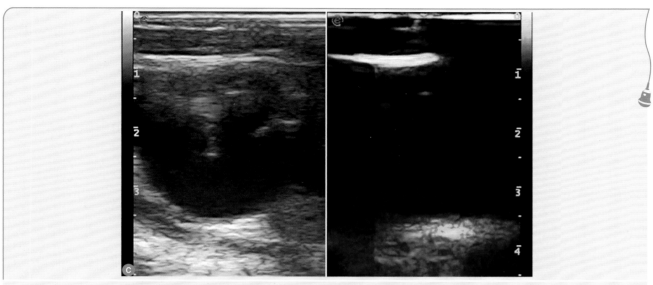

6天龄患儿。a.开始向膀胱注射超声造影剂，两个输尿管的末端部分均已扩张；b.VUR和一个肾盂及肾盏的增强；c.对侧无VUR，对侧肾脏集合系统无增强。

图20.4　CEVUS，SonoVue®1.0 mL 稀释于 10.0 mL 的生理盐水中，通过尿道注入膀胱

• 用于监测创伤的保守治疗。

超声造影在创伤患者诊断中的优势是双重造影，对腹腔两侧的器官及腹膜后器官进行扫查，扫查顺序是右肾、右肾上腺腺体、肝脏和胰腺，其次是左肾、左肾上腺和脾脏。有研究表明，最好在动脉期开始扫查肾脏，在门静脉期和延迟期扫查肝脏和脾脏。对于腹部钝性创伤患者的诊断，超声造影准确度不低于CT，并且能够诊断活动性出血。以CT为对照，超声造影的敏感度为92.2%，特异度为100%。超声造影通过显示血流灌注来确定脏器的活性（图20.5、图20.6）。

成年人IBD患者可以通过超声造影检查受益（见第9章）。在儿科诊疗中，超声造影可以确定疾病活动性，鉴别诊断活动性炎症过程和慢性纤维化改变，以评估疗效。关于儿童患者肠道超声造影的研究有限，通常以病例报道或混合研究发表。

在儿科诊疗中，超声造影不仅可以用于诊断发生在肝、脾、肾部位病变、内脏器官创伤后改变、VUR，而且在评估移植排斥反应，明确胸腔、阴囊、肠道的状态，以及在术中监测、介入应用等方面均有明确的价值；同时在肿瘤学和新生儿检查中展现出了良好的应用前景。

鉴于儿童超声造影缺乏官方指南，根据既往的经验，我们应遵循以下原则：

• 对说明书中未列出的适应证（超适应证）使用超声造影剂的决定由医学委员会或医师会议讨论决定。

• 父母应签署医疗干预和未列入说明的适应证（超适应证）使用超声造影剂的合法书面自愿知情同意书。

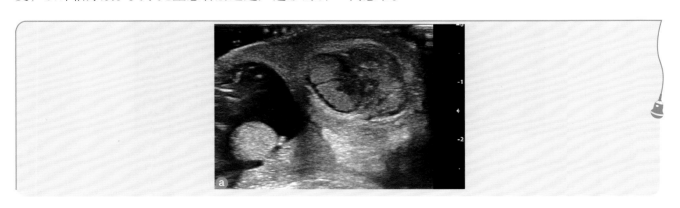

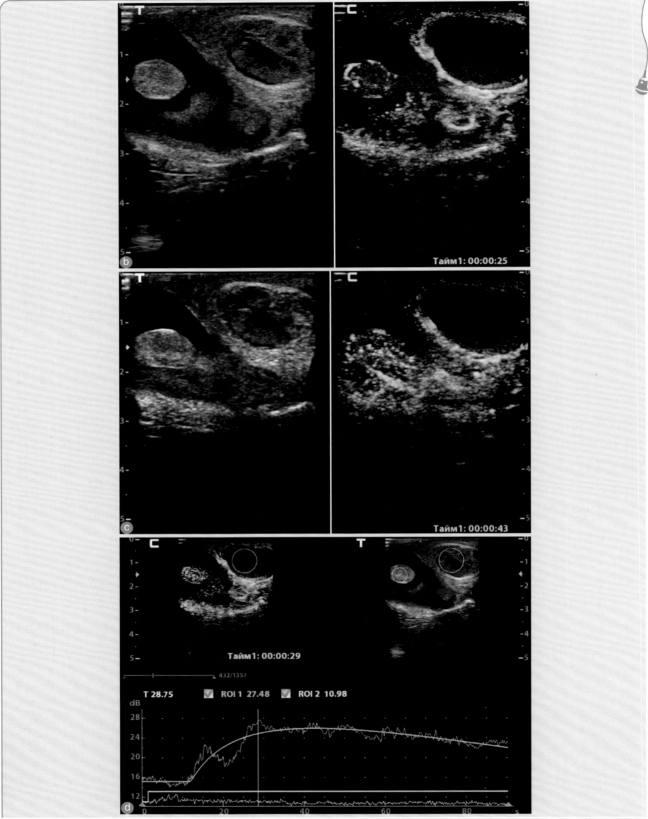

2天龄患儿。a.常规超声；b.超声造影（SonoVue®，0.03 mL）动脉期睾丸无增强；c.静脉期灌注缺损；d.TIC定量分析显示睾丸无增强（黄色ROI）。

图 20.5 睾丸扭转

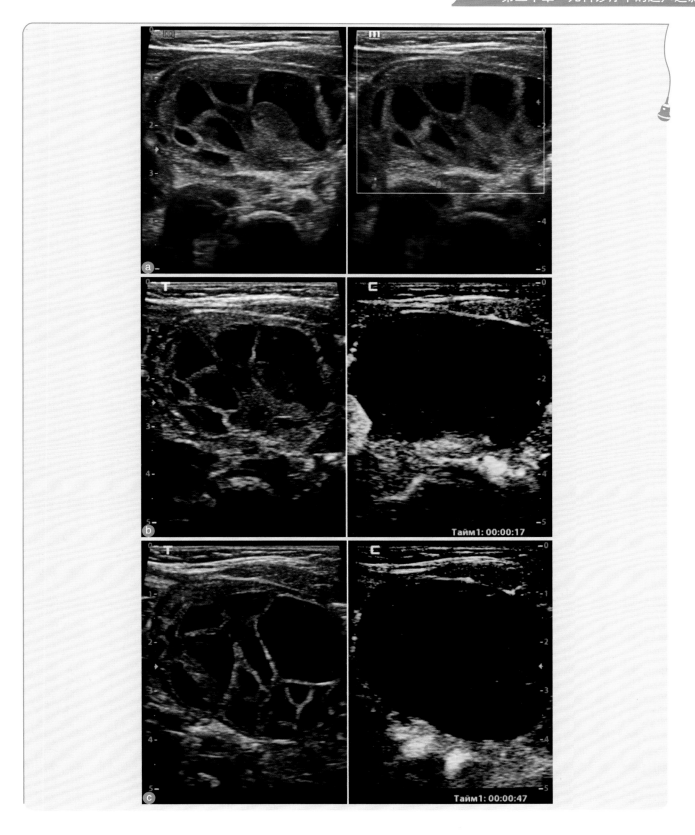

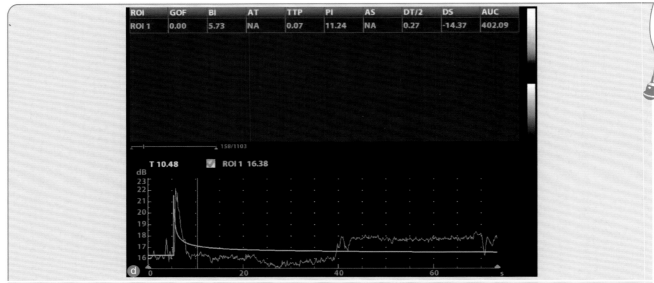

3个月龄患儿。a.常规超声和CDI；b.超声造影（SonoVue®，0.03 mL）动脉期卵巢无增强；c.静脉期灌注缺损；d.TIC定量分析显示卵巢未增强。

图20.6　卵巢扭转

・检查需在包括孩子的父母或监护人、一名主治医师和一名重症监护医师在场的情况下进行。

在我们的研究中，当常规超声和其他影像学诊断的结果不足或相互矛盾时，我们推荐超声造影作为儿科患者的补充影像学方法来诊断局灶性病变、缺血和VUR分级。

超声造影在儿科超声检查中的优势如下：

・造影剂耐受性良好。

・能够以高于常规超声的时间和空间分辨率评估器官、受累区域及周围结构的宏观及微观循环。

・识别肿瘤灌注特征，有利于鉴别诊断。

・诊断价值与CT和MRI相当。

・无电离辐射、肾毒性和镇静要求。

现代超声造影检查在许多方面显著提升了儿科诊疗水平，仍需要进一步研究，并改进现有的方法，以提供更准确的诊断依据。

● 参考文献 ●

识别二维码查阅